Peter Bründl / Carl E. Scheidt (Hrsg.)
Spätadoleszenz:
Identitätsprozesse und kultureller Wandel

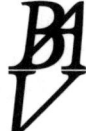

Jahrbuch der Kinder- und Jugendlichen-Psychoanalyse
Bd. 4

Die Reihe *Jahrbuch für Kinder- und Jugendlichen-Psychoanalyse* möchte der Anwendung psychoanalytischer Theorie, Forschung und klinischer Erfahrung in der Arbeit mit Kindern, Jugendlichen und jungen Erwachsenen zwischen 0 und 25 Jahren einen besonderen Raum geben, von dem neue Impulse ausgehen sollen.

Historisch angewachsenes psychoanalytisches Wissen prägt in vielen Schattierungen Theorie und Praxis der psychoanalytischen und tiefenpsychologisch fundierten Einzelpsychotherapie von Kleinkindern, Kindern, Jugendlichen und jungen Erwachsenen samt begleitender Elternarbeit, ist häufig der Bezugsrahmen von Säuglings-Eltern-Psychotherapien, Gruppenpsychotherapien und Erziehungsberatung.

Die Kinder- und Jugendlichen-Psychoanalyse treibt die Psychoanalyse als Wissenschaft und Kunst mit voran, wirkt als kritisches Regulativ für die Psychoanalyse des Erwachsenenalters und trägt interdisziplinär zur Weiterentwicklung und zu neuen Konzeptbildungen in der Entwicklungspsychologie, in der Erziehungswissenschaft, in Pädiatrie, Kinder- und Jugendpsychiatrie, in der Soziologie, in den Neuro-, Rechts- und Kulturwissenschaften bei.

Das *Jahrbuch* soll deshalb als Forum KlinikerInnen, ForscherInnen und am Wissenszuwachs Beteiligten und Interessierten behilflich sein, die Zukunft einer lebendigen, effektiven, kulturkritischen und übernationalen Psychoanalyse offen zu halten.

Peter Bründl / Carl E. Scheidt (Hrsg.)

Spätadoleszenz: Identitätsprozesse und kultureller Wandel

Beiträge von
Paula G. Atkeson, Mareike Bircheneder,
Peter Bründl, Mario Erdheim, James M. Herzog,
Jack Novick, Kerry K. Novick, Aydan Özdaglar,
Barbara Saegesser, Carl E. Scheidt,
Anita G. Schmuckler, Angelika Staehle,
Karin Trübel, Elisabeth Vogel-Urban

Brandes & Apsel

Auf Wunsch informieren wir Sie regelmäßig über Neuerscheinungen in dem Bereich Psychoanalyse/Psychotherapie.

Bitte senden Sie uns dafür eine E-Mail an info@brandes-apsel.de mit Ihrem entsprechenden Interessenschwerpunkt.

Gerne können Sie uns auch Ihre Postadresse übermitteln, wenn Sie die Zusendung unserer Prospekte wünschen.

Außerdem finden Sie unser Gesamtverzeichnis mit aktuellen Informationen im Internet unter: www.brandes-apsel.de

1. Auflage 2015
© Brandes & Apsel Verlag GmbH, Frankfurt a. M.
Alle Rechte vorbehalten, insbesondere das Recht der Vervielfältigung und Verbreitung sowie der Übersetzung, Mikroverfilmung, Einspeicherung und Verarbeitung in elektronischen oder optischen Systemen, der öffentlichen Wiedergabe durch Hörfunk-, Fernsehsendungen und Multimedia sowie der Bereithaltung in einer Online-Datenbank oder im Internet zur Nutzung durch Dritte.
Umschlag: Felicitas Müller, Brandes & Apsel Verlag, Frankfurt a. M. unter Verwendung eines Bildes von Jean-Michel Basquiat: *Dustheads*, 1982 (Acryl und Ölkreide auf Leinwand, 183 x 211 cm). Der Verlag bittet Tiqui Atencio um Kontaktaufnahme.
Korrektorat: Caroline Ebinger, Brandes & Apsel Verlag, Frankfurt a. M.
DTP: Felicitas Müller, Brandes & Apsel Verlag, Frankfurt a. M.
Druck: STEGA TISAK, d.o.o., Printed in Croatia
Gedruckt auf säurefreiem, alterungsbeständigem und chlorfrei gebleichtem Papier.

Bibliografische Information Der Deutschen Nationalbibliothek:
Die Deutsche Nationalbibliothek verzeichnet diese Publikation in der Deutschen Nationalbibliografie; detaillierte bibliografische Daten sind im Internet über www.ddb.de abrufbar.

ISBN 978-3-95558-154-1

Inhalt

Vera King

Vorwort
Dynamik der Spätadoleszenz – intergenerationale, soziale und psychische Veränderungen im Übergang zum Erwachsensein

Die Beschäftigung mit der Phase des Übergangs ins Erwachsenenleben, häufig als »Spätadoleszenz« bezeichnet, wirft typische Fragen auf, die unterschiedliche Aspekte des Erwachsenwerdens betreffen: *Erstens* die Frage, was das Erwachsenwerden oder Erwachsensein kennzeichnet, wie das Ende der Adoleszenz – bezogen auf die individuelle psychische und psychosoziale Entwicklung – bestimmt werden kann und welche spezifischen psychischen Herausforderungen sich im Übergang zum Erwachsenwerden stellen. Zum *zweiten* die Frage, wie diese Phase gesellschaftlich und kulturell gestaltet wird, welchen Wandlungen dieser Übergang in den Erwachsenenstatus unterliegt. Zum *dritten*, damit zusammenhängend, ist zu klären, wie sich Generationenverhältnisse und die Beziehungen zwischen Erwachsenen und (Spät-)Adoleszenten dynamisch bestimmen lassen. Zugleich sind diese Aspekte eng miteinander verwoben. Lebensphasen unterliegen gesellschaftlichen Veränderungen, entsprechend wandeln sich auch die Bedingungen des Aufwachsens in Generationenverhältnissen sowie die kulturellen und individuellen Bedeutungen des Erwachsenseins.

Adoleszente Entwicklung
und der Übergang ins Erwachsenenalter

Wer bin ich? Woher komme ich? Wohin gehe ich? – so lauten die Fragen menschlicher Selbstvergewisserung. Zugleich handelt es sich um die zentralen Themen adoleszenter Identitätssuche. Die Auseinandersetzung mit der eigenen Geschichte (Bründl, 1994), eine neue »Zeiterfahrung« (Erdheim in diesem Band), neue Sicht- und Erlebnisweisen bezogen auf Familie und Kultur und die damit verbundene Identitätssuche finden lebensgeschichtlich folgenreich insbesondere in der Phase zwischen Kindheit und Erwachsensein statt. Erikson (1968) hatte in diesem Sinne herausgestellt, dass Identitätsbildung aus der adoleszenten Verarbeitung kindlicher Erfahrungen resultiere. Erdheim (1982) verwies – mit Bezug etwa auf Blos (1962) – auf die »zweite Chance«, die mit Ablösung und psychischen Umgestaltungen in der Adoleszenz verbunden ist. Die weichenstellende Bedeutung der Adoleszenz, die adoleszenten Potenziale für die »Entstehung des Neuen« (King, 2002) werden auch in verschiedenen entwicklungstheoretischen Ansätzen betont, die den spezifischen Qualitätssprung der mentalen oder kognitiven, der emotionalen und psychophysischen, sozialen, bindungsbezogenen und moralischen Kompetenzen in der Adoleszenz akzentuieren. Die Entwicklung einer »erwachsenen« Identität gründet demnach zentral in den Fähigkeiten, sich selbst aus der Sicht von anderen zu sehen (im Sinne der in der Adoleszenz sich zeigenden Fähigkeit zur Perspektivenübernahme vgl. Piaget/Inhelder, 1980; Kohlberg, 1986; Selman, 1980) sowie in der Fähigkeit, über eigene Gefühle und Gedanken und diejenigen von anderen nachzudenken und sie zu integrieren (Fonagy et al., 2002). Aus einer eher soziologischen Sichtweise konturieren sich in der Spätadoleszenz über Identifizierungen mit sozialen Rollen zunehmend die Facetten einer sozialen Identität (z. B. die Geschlechtsrolle), über diejenige mit personalen Rollen (etwa Beruf oder Elternschaft) die personale Identität (vgl. Krappmann, 2005). Allerdings erzeugen die fortschreitende Modernisierung und Individualisierung von Gesellschaften, in denen sich Traditionen und soziale Bindungen stärker aufgelöst haben, neue Formen der Ungewissheit, Unübersichtlichkeit und Risiken in den Übergängen ins Erwachsenenleben. Spätadoleszente Hemmungen der Identitätsbildung (Bohleber, 1987) werden auch als Resultate dieser Veränderungen verstanden (Bohleber, 2009). Gehören doch eindeutige Übergänge zwischen Adoleszenz und Erwachsenenalter, wie sie in der Nachkriegszeit noch durch Heirat und Beginn der Berufstätigkeit markiert schienen (und dabei zumeist mit traditionellen Geschlechterbeziehungen und einer eingeschränkten Adoleszenz junger Frauen einhergingen, vgl. Flaake/King, 1992), in vielen Teilen der Welt der Vergangenheit an.

Der Sozialpsychologe Arnett spricht in Bezug auf die Phase am Ende der Adoleszenz auch von sich entwickelndem Erwachsensein oder »*emerging adulthood*« (2010). Für die Definition von Erwachsensein legt Arnett wiederum die Selbstwahrnehmung von Jugendlichen und jungen Erwachsenen zugrunde. Diese gäben als Kriterien des Erwachsenseins im Kern drei Kriterien an, die unterschiedliche Facetten von Autonomie berühren – nämlich eigenverantwortliches Handeln, unabhängiges Entscheiden und ökonomische Selbstständigkeit (ebd.: 210). Allerdings hat diese Definition – bei aller lebenspraktischen Plausibilität – offenkundige Nachteile. Zum einen stellt sich die Frage, in welchem Maße diese Kriterien sich vor allem auf westliche Kulturen oder auch auf bestimmte Milieus oder Teile der Bevölkerung beziehen. Zwangsläufig bliebe ein großer Anteil von Menschen somit ausgeschlossen aus der Definition des Erwachsenenlebens. Zum anderen stellt sich auch die

Frage, ob die eigene Wahrnehmung der Jugendlichen, aber auch die damit verbundene, teilweise Orientierung an äußeren Kriterien (wie ökonomische Autarkie) ausreichend tragfähig für eine analytische Betrachtung erscheinen.

Ein anderer Vorschlag, der die innere Realität und psychische Entwicklung der Adoleszenz – bzw. die Verbindungen von »innen« und »außen« – stärker mit einbezieht, ist das heuristische Modell adoleszenter Entwicklung, bei dem Individuation und Generativität als aufeinander bezogene und intergenerational bedingte Entwicklungsaspekte verstanden werden (King, 2002/2013, 2011a).

Ein Modell intergenerationaler Dynamik der Adoleszenz und Spätadoleszenz

Im Zentrum dieses Modells steht die These, dass psychische und psychosoziale Entwicklung in der Adoleszenz als ein dynamischer und insbesondere auch als dynamischer intergenerationaler Prozess zu verstehen ist (ebd.). Denn in den Ablösungs- und Umgestaltungsprozessen der Adoleszenz entstehen potenziell neue Selbst- und Weltverhältnisse an der Bruchstelle der Generationenabfolge. Zugleich muss sich das Neue auch an dieser Bruchstelle bewähren, in der *Auseinandersetzung der Herangewachsenen mit den generational bedeutsamen Anderen*. Entwicklung in der Adoleszenz kann als ein (nicht linearer) Dreischritt von Trennung, Umgestaltung und Neuschöpfung beschrieben werden, bei dem phasenweise Progression oder Regression vorherrschen können. Auf immer neuen Ebenen werden Trennungsfähigkeiten relevant, während z. B. Trennungsängste auch Umgestaltungen und Neuschöpfungen hemmen können. Die psychische Arbeit, die in den drei – in Wechselwirkung stehenden – Schritten geleistet werden muss, liegt in Abschied und Trauer, aber auch in der Fähigkeit, Bestehendes infrage zu stellen und die damit verbundenen Ängste und Schuldgefühle auszuhalten – und schließlich darin, aus den vorhandenen Ressourcen Vergangenes und Gegenwärtiges zu einem neuen Lebensentwurf zu verknüpfen und selbst generativ zu werden. Ablösung *von* der erwachsenen Generation läuft in verschiedener Hinsicht auch auf eine Ablösung *der* erwachsenen Generation hinaus. Die Fähigkeit, selbst generativ zu werden (also selbst produktiv, wirkmächtig und schöpferisch zu werden, im Zuge dessen Verantwortung und Fürsorge für etwas oder andere zu übernehmen), und damit dynamisch auch schrittweise die vorausgehende Generation abzulösen, kann als zentrale Herausforderung und als spezifisches Krisenpotenzial der Spätadoleszenz erachtet werden. Die inneren Eltern oder äußeren Elternfiguren werden insofern entmachtet, als der oder die Herangewachsene beginnt, im realen oder übertragenen Sinne elterliche und erwachsene Positionen selbst einzunehmen – was häufig zugleich eine erneute und realitätsnahe Zuspitzung und Reaktivierung von bewussten oder unbewussten Trennungs-, Schuld- und Rivalitätskonflikten beinhalten kann.

Komplementär stellen die Adoleszenz und das spätadoleszente Erwachsenwerden der Kinder auch für die ältere Generation im Allgemeinen und die Eltern im Besonderen eine Entwicklungsaufgabe und Anforderung an psychische Bewältigung der Endlichkeit und der damit verbundenen Generationenspannung dar. Die unhintergehbare Vergänglichkeit und Begrenztheit der Macht und Wirkmächtigkeit jeder Generation schafft strukturelle Ambivalenzen im Verhältnis zur Nachfolgegeneration. Eine generative Haltung der Erwachsenen bedeutet insofern im Kern, verbundene Ambivalenzen nicht in Destruktivität abgleiten zu lassen. Nur dann kann es gelingen, den Jüngeren ausreichend Entwicklungsspielräume zu lassen und nicht störend in die adoleszenten Selbstfindungsprozesse einzugreifen. Sorge für die nachwachsende Generation heißt weiterhin, genügend Freiraum zu lassen, zugleich jedoch noch zur Verfügung zu stehen, sie nicht allein zu lassen – und schließlich, die generationale Differenz zu wahren und die adoleszenten Spielräume nicht selbst zu okkupieren. Diese Facetten der Generationendynamik lassen sich als psychosoziale und psychische »Innenseite« der kulturellen Generationenabfolge und Fortführung der Generationenlinie verstehen. Sie ist geprägt von den aufgeführten ambivalenten Spannungen: Denn so sehr etwa Eltern Autonomisierung und kreative Potenzen der »herangewachsenen« Kinder begrüßen mögen, sind sie durch diese Konfrontation nicht nur mit Trennung, sondern mit dem das Eigene potenziell relativierenden Neuen der Generationsabfolge doch immer auch schmerzlich berührt. Für die außerfamilialen Zusammenhänge gilt ebenfalls, dass die Erwachsenen dadurch mit der Vergänglichkeit ihrer historischen Wirkungen und mit der Frage, welche ihrer kulturellen Praktiken, welche Errungenschaften, Werte und Wissensbestände die eigene Generation überdauern werden, konfrontiert werden. Das heißt auch: Indem Erwachsene adoleszente Entwicklungen und das Erwachsenwerden der Nachkommen konstruktiv begleiten, fördern sie damit auch eine Relativierung ihrer eigenen sozialen Position im Generationengefüge. Die Gratifikation liegt für die erwachsene Generation darin, in ihrem Beitrag zur Fortführung der Generationenlinie ihre individuelle Endlichkeit symbolisch zu überschreiten.

Zusammengefasst ergibt sich daraus ein spezifischer »dialektischer« Zusammenhang von Individuation und Generativität: Die generative Sorge für die Nachkommen seitens der Erwachsenengeneration ist Bedingung für Individuation der Adoleszenten, für Ablösung *von* den Eltern. Diese wiederum ermöglicht die Ablösung *der* Elterngeneration, die eigene Generativität der neuen, herangewachsenen Generation.

Veränderungen gesellschaftlicher Bedingungen für spätadoleszente Entwicklungen

Betrachtet man die gesellschaftlichen Bedingungen für spätadoleszente Entwicklungen, so zeigt sich weiterhin, dass beschleunigte Modernisierung und Flexibilisierung auf der einen Seite erhöhte Anforderungen an die Subjekte, eigenverantwortlich ihre Wege durch Ungewissheit zu finden, geschaffen haben. Auf der anderen Seite sind die Bedingungen erschwert, unter denen innere Sicherheit gewonnen werden kann. Gerade die Suchbewegungen selbst, Identitätssuche im Sinne eines Ringens um die Bewältigung zentraler biographischer Themen, können in zunehmendem Maße als Merkmale von Entwicklungsprozessen in modernisierten Gesellschaften angesehen werden. Allerdings bedeutet dies nicht, wie es mitunter aufgefasst wird, dass es beliebige Wahlmöglichkeiten gäbe: so, als könnte eine Identität nach eigenem Gutdünken zusammengesetzt und verändert werden. Das Verhältnis von Festgelegtheit oder Determiniertheit einerseits und von der Möglichkeit der Neuschöpfung andererseits ist sehr viel komplexer. So schält sich in jeder Biographie heraus, welche zentralen Themen jemand auf seinen Weg mitnimmt, welche offenen Fragen, Bürden oder Rätsel, hinter denen sich oft familial Unbewältigtes, auch kulturell Ungelöstes und mitunter Traumatisierungen verbergen. Diese zentralen Themen können auch als »Identitätsthemen« bezeichnet werden. Doch mindestens ebenso entscheidend wie die Themen selbst sind oft die Ressourcen, über die jemand verfügt, um biographische Themen produktiv gestalten zu können. Erst psychisches Arbeiten, das immer auch eine explizite oder implizite Auseinandersetzung mit Ursprung und eigener Geschichte bedeutet, schafft innere Beweglichkeit, Umwandlung und größere Freiheit – während umgekehrt Negation, Verdrängung oder Ausblendung von Geschichte und Gewordensein die Fesselung an den eigenen Ursprung verstärken, so eine der zentralen Einsichten der Psychoanalyse.

Soziale Wandlungen wirken sich überdies *auf die Generationenbeziehungen der Spätadoleszenz aus.* So entstehen für die Möglichkeiten der Bewältigung der Generationenspannung, aber auch für die Abwehr intergenerationaler Ambivalenzen neue Voraussetzungen. Eine generativ-großzügige Haltung der Erwachsenengeneration im Verhältnis zu den (Spät-)Adoleszenten, die zunehmend die Plätze der Erwachsenen einnehmen, beinhaltet die Anerkennung von Grenzen und Differenz – nicht alles und nicht für immer sein zu können –, sich, wie erwähnt, im günstigen Fall über eine Identifizierung mit der Generationenlinie mit der eigenen Begrenztheit versöhnen zu können. Solche Verzichts- und Integrationsleistungen stehen jedoch in einer widersprüchlichen Spannung zu gesellschaftlichen Idealen fortwährend zwangsinnovativer Flexibilität. Konform und kulturell gefordert ist eher die Verschleierung eigener Grenzen. In den zeitgenössischen gesellschaftlichen Wandlungen, wie sie mit Beschleunigung und Flexibilisierung umschrieben werden, führen etwa zunehmende Anforderungen an Flexibilität, Mobilität, an fortwährende Selbstverbesserung und Innovationsbereitschaft auch der Erwachsenen dazu, dass das Leitbild der Jugendlichkeit an Bedeutung gewinnt (vgl. Schreiber et al., 2015). Entsprechend neigen die zu Flexibilität, Zeitgewinn und (Selbst-)Optimierung innerlich und äußerlich getriebenen Erwachsenen dazu, eigenen Aufbruch auf Dauer zu stellen. Die intergenerationelle Ambivalenz wird durch permanente Innovationen innerhalb einer Generation gesteigert, wenn die Konfrontation und Konkurrenz mit den je Jüngeren vom fortwährenden Ringen um Anpassung an kulturelle oder soziale Neuerungen begleitet ist. Gesellschaftliche Wandlungen und adoleszente Generationenspannung überlagern sich in charakteristischer Weise. Welche neuen Formen von Generationsbeziehungen und verschiedenen Bedingungen der Adoleszenz sich im Zuge gegenwärtiger sozialer und kultureller Veränderungen herausbilden, ist dabei im Detail noch genauer zu untersuchen. Die Aufsätze dieses Bandes bieten dazu aus unterschiedlichen Perspektiven sowie zu vielen anderen Aspekten psychischer Entwicklungsprozesse in der Spätadoleszenz weiterführende Beiträge.

Literatur

Arnett, J. (2010): *Adolescence and Emerging Adulthood. A Cultural Approach.* Boston (Pearson Education).

Blos, P. (1983 [1962]): *Adoleszenz.* Stuttgart (Klett-Cotta).

Bohleber, W. (1987): Die verlängerte Adoleszenz. Identitätsbildung und Identitätsstörungen im jungen Erwachsenenalter. *Jahrbuch der Psychoanalyse*, 21: 58–84.

Bohleber, W. (2009): Das Problem der Identität in der Spätmoderne. Psychoanalytische Perspektiven. In: King, V./Gerisch, B. (Hrsg.): *Zeitgewinn und Selbstverlust. Folgen und Grenzen der Beschleunigung.* Frankfurt a. M. (Campus): 202–222.

Bründl, P. (1994): Überlegungen zur Entwicklung des Geschichtsempfindens in der Adoleszenz. In: Pedrina, F. et al. (Hrsg): *Spielräume. Begegnungen zwischen Kinder- und Erwachsenenanalyse.* Tübingen (edition diskord): 113–141.

Bründl, P./King, V. (Hrsg.) (2012): *Adoleszenz: gelingende und misslingende Transformationen.* Jahrbuch der Kinder- und Jugendlichen-Psychoanalyse, Bd. 1. Frankfurt a. M. (Brandes & Apsel).

Erdheim, M. (1982): *Die gesellschaftliche Produktion von Unbewusstheit.* Frankfurt a. M. (Suhrkamp).

Erikson, E. (1998): *Jugend und Krise. Die Psychodynamik im sozialen Wandel.* Stuttgart (Klett-Cotta).

Flaake, K./King, V. (Hrsg.) (1992): *Weibliche Adoleszenz.* Frankfurt a. M. (Campus).

Fonagy, P. et al. (2002): *Affektregulierung, Mentalisierung und die Entwicklung des Selbst.* Stuttgart (Klett-Cotta).

King, V. (2013 [2002]): *Die Entstehung des Neuen in der Adoleszenz. Individuation, Generativität und Geschlecht in modernisierten Gesellschaften.* Wiesbaden (VS Verlag für Sozialwissenschaften).

King, V. (2011a): Kultur, Familie und Adoleszenz – generationale und individuelle Wandlungen. In: Uhlhaas, P. J./Konrad, K. (Hrsg.): *Das adoleszente Gehirn.* Stuttgart (Kohlhammer): 76–88.

King, V. (2011b): Beschleunigte Lebensführung – ewiger Aufbruch: Neue Muster der Verarbeitung und Abwehr von Vergänglichkeit. *Psyche – Z Psychoanal,* 65: 1061–1088.

Kohlberg, L. (1986): Das moralische Urteil. Der kognitionszentrierte entwicklungspsychologische Ansatz. In: Kohlberg, L./Colby, A./Bertram, H. (Hrsg.): *Gesellschaftlicher Zwang und moralische Autonomie.* Frankfurt a. M. (Suhrkamp): 130–162.

Krappmann, L. (2005): *Soziologische Dimensionen der Identität.* Stuttgart (Klett-Cotta).

Piaget, J./Inhelder, B. (1980): *Von der Logik des Kindes zur Logik des Heranwachsenden.* Stuttgart (Klett-Cotta).

Schreiber, J./Uhlendorf, N./Lindner, D./Gerisch, B./King, V./Rosa, H. (2015): Optimierung zwischen Zwang und Zustimmung. In: Perfektionierung und Destruktivität. *Psychosozial,* 3, Schwerpunktheft »Perfektionierung und Destruktivität«.

Selman, R. L. (1980): *The growth of interpersonal understanding: Developmental and clinical analyses.* New York (Academic Press).

Zur Psychoanalyse der Erfahrung von Zeitlichkeit und Entwicklung

Mario Erdheim

Vergangenheit, die als Gegenwart erscheint
Zur Erfahrung der Anachronizität[1] in der Adoleszenz

Zum Begriff der Anachronizität

Während »Anachronismus« verwendet wird, um etwas als offensichtlich veraltet oder überholt zu bezeichnen, etwa die Monarchie oder die Kutsche bei romantischen Hochzeiten, meint »Anachronizität« etwas unbewusst Vergangenes. Man erkennt also nicht auf den ersten Blick, dass es einer anderen Epoche zugehört. Das Interessante an der Anachronizität ist die Gegenwärtigkeit des Vergangenen. Das Vergangene erscheint aber nicht als etwas Vergangenes, sondern als etwas höchst Gegenwärtiges, ja Modernes. Man stößt darauf, wenn man die zeitliche Wertigkeit eines Phänomens zusammen mit seinem synchronen, also gleichzeitigen Verhältnis zu anderen Phänomen analysiert.

Anachronizität bezeichnet also eine Zeitdifferenz zwischen Phänomenen, die gleichzeitig existieren. Die Ethnologie des 19. Jahrhunderts sprach von »survivals«, von Überbleibseln, die der Geschichte getrotzt haben. Edward Taylor definierte die »survivals« 1871 folgendermaßen:

> Das sind allerhand Vorgänge, Sitten, Anschauungen und so fort, welche durch Gewohnheit in einen neuen Zustand der Gesellschaft hinübergetragen sind […] und so bleiben sie als Beweis und Beispiel eines älteren Kulturzustandes, aus dem sich ein neuer entwickelt hat. (Taylor, 1871: 16)

Als fortschrittsbewusster Europäer, der seine Kultur als Gipfel der Entwicklung betrachtete, vermied es Taylor, »survivals« im Zentrum seiner Gesellschaft zu suchen und fand sie folglich nur am Rand, auf dem Land, etwa in merkwürdigen bäuerlichen Heiratszeremonien, aber nicht im Mittelpunkt der Macht, z. B. in der Aristokratie oder im Militär. Sonst wäre ihm die Lieblingsuniform von Kaiser Wilhelm II aufgefallen, auf die ich später noch zu sprechen komme.

Etwas, was am Phänomen der Anachronizität auffallend, aber schwer zu fassen ist, ist die Modernität, in der sich Anachrones verkleidet. Die Zeitdif-

---

[1] Der Begriff der Anachronizität ist kein geläufiger. Er entstammt der strukturalistischen Kulturwissenschaft (Lévi-Strauss, 1967) und ist verwandt mit den Begriffen der Synchronizität und Diachronizität. Ich schlage vor, ihn in die Psychoanalyse einzuführen, um zu verstehen, wie es überhaupt zur Gegenwärtigkeit der Vergangenheit kommt.

ferenz wird auf wundersame Weise nicht wahrgenommen. Die psychischen Mechanismen, die dahinter stecken, erinnern an das Märchen von »Des Kaisers neue Kleider«, wobei es nicht sinnvoll ist anzunehmen, dass am Ursprung des Anachronen wie im Märchen ein schlauer Betrüger steht, der dem Kaiser weismacht, nur die illoyalen Untertanen würden die wunderbaren Kleider nicht sehen, und damit jeden, der nicht in den Verdacht fallen will, illoyal zu sein, dazu zwingt, die Kleider zu preisen. Beim Anachronen ist es anders. Es fällt als Anachrones gar nicht auf. Als Psychoanalytiker würde ich sagen: Das Anachrone ist immer unbewusst und erst mit der Zeit, also nachträglich, wird die Anachronizität und damit auch das, was sie verbergen sollte, fassbar. Dazu wähle ich ein Beispiel, das nur am Rand mit der Adoleszenz zu tun hat, nämlich das Automobil.

Das Auto gilt gemeinhin als Inbegriff des Modernen und als Indikator für Wohlstand und Wachstum. Das Auto ist jedoch mehr als nur ein Transportmittel. Ihm haften eine ganze Reihe von bewussten und unbewussten Bedeutungen an.

In seinen *Mythen des Alltags* ordnete Roland Barthes 1957 das Auto dem religiösen Bereich zu, wenn er den damals neuen Citroen D. S. (gesprochen: déesse, »Göttin«) beschrieb:

> Ich glaube, dass das Auto heute das genaue Aequivalent der grossen gotischen Kathedralen ist. Ich meine damit eine grosse Schöpfung der Epoche, die mit Leidenschaft von unbekannten Künstlern erdacht wurde und die in ihrem Bild, wenn nicht überhaupt im Gebrauch von einem ganzen Volk benutzt wird, das sich in ihr ein magisches Objekt zurüstet und aneignet. (Barthes, 1957: 75)

Das Automobil mit religiösen Phänomenen zu vergleichen, drängt sich zu Recht auf. Das Auto ist zu einem »Kultobjekt« unserer Zeit geworden, und die Diskussionen um den Sicherheitsgurt oder um Geschwindigkeitsbeschränkungen können einen tatsächlich an theologische Diskussionen erinnern. Peter Weidkuhn hat unser Verhalten gegenüber dem Auto mit religiösen Praktiken in australischen Kulturen verglichen, und es sehr zutreffend beschrieben:

> Über die Bedeutung der Automobilproduktion für die wirtschaftliche und politische Stabilität des Abendlandes braucht wenigstens mit dem Volkswirtschafter nicht gestritten zu werden. Darüberhinaus genügt das Automobil weitgehend allen religionswissenschaftlichen Kriterien, die hier erarbeitet worden sind. Es ist ungeheuer leistungsfähig; Entwicklung ist geradezu das Synonym für Motorisierung. Es verschlingt ungeheure Gegenleistungen in Form finanzieller und baulicher Aufwendungen – Autobahnen, Raffinerien, Pipelines –, die das Gesicht der Landschaft und der Städte umprägen oder gar verzerren. [...]
> Zwei- oder Viertakter, Luft- oder Wasserkühlung? Das sind unter Umständen Fragen der Wertordnung. Man fährt einen unterpferdigen Wagen, der nicht als vollwertig gilt; denn man hat Charakter. Man fährt einen hochpferdigen Wagen,

17

den man sich eigentlich nicht leisten kann; denn man hat Rasse. Das Automobil verscheucht »das Unbehagen« des Kulturträgers, es garantiert seinem Fahrer das gute Gewissen. Deshalb erfüllt dieser freudig seine kultischen Pflichten oder lässt sie durch »kirchliche« Vermittlung besorgen: das Kultbild wird regelmässig gebadet und gesalbt. Es wird periodisch an Feiertagen über die Felder geführt, damit seine Zauberkraft wirksam wird. Der Höhepunkt kultischer Aktivität fällt wie in Australien in die warme Jahreszeit, wenn die Möglichkeit des Müssiggangs das Zelebrieren monatelanger Kultfeiern gestattet. Dann rollen endlose Prozessionen von Kultbildern in den rituellen Kanälen dahin, welche die soziale Gruppe errichtet hat, um die aggressive Flut einigermassen zu kontrollieren.

Denn der Bewegungsraum der Kultteilnehmer ist in hohem Masse ritualisiert. Als vollwertiger Gläubiger gilt nur, wer sich in der ständig anschwellenden Fülle ritueller Vorschriften und Symbole auskennt, ja mehr als das: gewisse Fähigkeiten bei der Eingeweideschau geben ihm sogar einen leicht numinosen Anstrich. Deshalb werden die Zulassungsbedingungen zur Initiation, zur Führerprüfung, fortwährend verschärft. Die Zulassung von Frauen nimmt man dabei hin; aber wehe der Frau, die sich einer Fehlleistung schuldig macht: sie beweist wieder einmal mehr, dass ihr die Natur Vollwertigkeit versagt hat, dass es ihre natürliche Bestimmung ist, fehlzutreten, zu fallen. Der vollwertige Kulturträger ist der Mann, auch in der Motor-Kultur; denn nur der Mann vermag seinen hochgefährlichen religiösen Instinkt absolut zu beherrschen. Beherrschung ist überlebensnotwendig, und jede Notwendigkeit fordert ihr Opfer. Auch der Motor fordert Opfer, Menschenopfer, deren Zahl von Jahr zu Jahr ansteigt. Doch die Kultur bringt diese Opfer gern, wenn auch hie und da nur unter murrendem Protest. Empfängt sie doch für dieses Opfer im sonntäglich oder jahreszeitlich periodisch wiederkehrenden Kult die kostbare Gegenleistung: einige Stunden des Vergessens, des Nicht-Habens von Geschichte, Stunden der Teilhabe an der ältesten Form des Heiligen: Teilhabe an der Aggressivität. (Weidkuhn, 1965: 106f.)

Der normale Autoverkehr kanalisiert die Aggression: das Rasen auf der Autobahn, der Ärger über die anderen Fahrer, über die Fußgänger und Radfahrer stellen erlaubte Formen der Aggression dar. Zuweilen geht aber die Kontrolle verloren, und man liest:

Ingenieur Albert H. (Mercedes-Benz) verabreicht Studentin Claudia F. (Ford-Taunus) Handkantenschlag durch herabgekurbeltes Fenster. Grund: unerwartetes Bremsen.
Maschinenschlosser Josef L., Wuppertal, sticht Urlaubsreisenden Werner K., Berlin, Taschenmesser in die Lunge, nachdem dieser ihm die Lippe blutig geschlagen hatte. Grund: Behinderung infolge Schleudern auf nasser Fahrbahn. (Krämer-Badoni, 1971: 80)

Doch nun zurück zur quasi religiösen Bedeutung des Autos: Einen sakralen Schein erhält das Auto auch dadurch, dass es als sinngebend erlebt werden kann. So erklärte z. B. ein amerikanischer Landwirt in einem Interview:

Ich habe so verflucht viele Wagen gehabt; wenn ich anfangen wollte, über sie zu erzählen, könnte ich wahrscheinlich den ganzen Tag damit ausfüllen. Es ist, wie wenn einer vier oder fünfmal verheiratet war. Dann kann er auch den ganzen Tag von seinen verschiedenen Weibern berichten. (Dichter, 1961: 335)

Wenn man solche Aussagen hört, überrascht es auch nicht, dass der erste Wagen eine ebenso einschneidende Bedeutung erhält wie in anderen Kulturen religiöse Initiationsriten:»Der erste Wagen ist ein Symbol neuer Unabhängigkeit, des Erwachsenseins, der Lösung familiärer Bande, neuer Lebensgefühle und Erfahrungen.« (ebd.: 328)

Das Konzept der Anachronizität umfasst also ganz verschiedene Bereiche: funktionelle (wozu braucht man das Objekt?), symbolische (in welche Sinngebungsstrukturen wird es gesellschaftliche eingeordnet?), dazu kommen rechtliche (Stellung im Rechtssystem), ökonomische, ästhetische individuelle (psychische Bedeutung) Aspekte. Und es ist sinnvoll anzunehmen, dass all diese Bereiche auch interagieren und so die Komplexität des Phänomens steigern. Das charakteristische Merkmal der Anachronizität ist jedoch die Zeitdifferenz zwischen Gegenwart und Vergangenheit. Das Objekt gehört zur Vergangenheit – es passt nicht in die Gegenwart. Das Objekt ist eigentlich kein gegenwärtiges, sondern ein vergangenes. Das Entscheidende ist jedoch, dass das Zeitzeichen der Vergangenheit nicht bewusst und erkannt wird, im Gegenteil, das Objekt scheint etwas ganz und gar Gegenwärtiges zu sein. Das Objekt scheint zwar im Jetzt präsent zu sein, aber in Wirklichkeit gehört es einer ganz andren vergangenen Zeit an, ein »Geist«, den man als solchen nicht erkennt, sondern meint, er sei tatsächlich aus Fleisch und Blut.

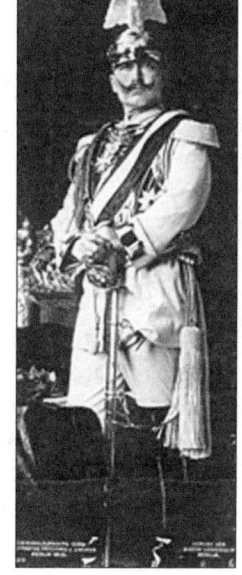

Bei einem Besuch im Münchner Museum für Technik und Wissenschaft fiel mir das Gemälde am Eingang auf, das die Zeremonie der Eröffnung im Jahre 1906 festhielt. Dabei stehen Kaiser Wilhelm II und der Prinzregent Luitpold von Bayern im Mittelpunkt. Der Kaiser trägt, wie bei solchen Anlässen offenbar üblich, die Uniform des Regiments »Garde du Corps« und ist umgeben von lauter schwarz gekleideten Unternehmern und Professoren. Ein solcher Kaiser, eine solche Herrschaftsform, war außerstande, mit Wissenschaft und Technik umzugehen, aber das wagte niemand laut zu sagen und vielleicht nicht einmal zu denken. Vermutlich wunderte sich kaum jemand über die kaiserliche Aufmachung, und alle fühlten sich durch die Gegenwart des Kaisers geehrt. Der Kaiser in seiner lächerlichen Uniform war ein Symptom, das die Übermacht anachroner Privilegien aus der Vergangenheit symbolisierte und damit auch die Unfähigkeit, sich mit der Gegenwart auseinanderzusetzen, anzeigte. Das Gemälde veranschaulicht eindrücklich und doch unbewusst, wie mächtig der Schein von Realität ist, der der Anachronizität anhaftet.

Dass die Vergangenheit nicht einfach vergangen ist, sondern Gegenwart sein kann, ist eine Grundthese der Psychoanalyse. Dieser These haftet aber auch etwas Paradoxes an: Wie kann Vergangenheit gegenwärtig sein? Wenn sie es ist, dann ist sie eben keine Vergangenheit, sondern Gegenwart. Woran erkennt man überhaupt, dass es sich um Vergangenes handelt, wenn etwas in der Gegenwart weiter wirkt?

Freuds bekannter Satz aus den 1895 erschienenen *Studien über Hysterie*: »Der Hysterische leide grösstenteils an Reminiszenzen« (Freud, 1895: 86) hätte ohne weiteres auch lauten können, der Hysterische leide an Überbleibsel, an Survivals, an Resten aus der Vergangenheit. Freud hielt auch an diesem Gedanken fest als er in seinem Aufsatz »Konstruktionen in der Analyse« von 1937 schrieb, der Wahn sei ebenfalls ein Leiden an Reminiszenzen; in ihm sei ein Kern »historischer Wahrheit« verborgen. Freud behauptete,

> [...] dass der Wahn nicht nur Methode hat, wie schon der Dichter erkannte, sondern dass auch ein Stück h i s t o r i s c h e r W a h r h e i t in ihm enthalten ist, und es liegt uns nahe anzunehmen, dass der zwanghafte Glaube, den der Wahn findet, gerade aus solch infantiler Quelle seine Stärke bezieht. [...] Man würde die vergebliche Bemühung aufgeben, den Kranken von dem Irrsinn seines Wahns, von seinem Widerspruch zur Realität, zu überzeugen, und vielmehr in der Anerkennung des Wahrheitskerns einen gemeinsamen Boden finden, auf dem sich die therapeutische Arbeit entwickeln kann. Diese Arbeit bestünde darin, das Stück historischer Wahrheit von seinen Entstellungen und Anlehnungen an die reale Gegenwart zu befreien und es zurechtzurücken an die Stelle der Vergangenheit, der es zugehört. (ebd.: 55)

Der gegenwärtige Wahn bezieht seine Kraft also aus der Vergangenheit. Aufgabe des psychoanalytischen Prozesses ist es, die Vergangenheit von ihrem Schein von Gegenwart zu *befreien*, um sie dorthin zu versetzen, wo sie hingehört, nämlich in die Erinnerung. Erinnern wird so zum wesentlichen Hilfsmittel, um den Wiederholungszwang zu brechen, der der Vergangenheit den Schein von Gegenwart und damit von Wirklichkeit vermittelt.

Der Begriff der »historischen Wahrheit« ist jedoch ein problematischer. Damit meinte Freud so etwas wie die realen Erfahrungen, die das Individuum einst gemacht hatte. Aber um welche Erfahrungen soll es sich dabei handeln? Mit diesem Problem rang Freud immer wieder. In seiner ersten Hysterietheorie hatte Freud angenommen, dass seine Patientinnen als Kinder tatsächlich sexuell verführt worden waren, musste aber später einsehen, dass diese Annahme so nicht stimmte. Er korrigierte seine Theorie und führte den Ödipuskomplex ein:

Freud ging nun davon aus, dass es sich um Phantasien handelte, die sich aus der ödipalen Phase strukturell entwickelt hatten, also nichts Reales, sondern etwas Phantastisches waren. Den Ansatz der historischen Wahrheit gab Freud indessen nicht auf, sondern rettete ihn durch die Annahme des Vatermordes in einer fernen Urzeit (Freud, 1912–13, 1939). Freud griff auf Lamarcks Thesen der Vererbung erworbener Eigenschaften zurück: Die ödipalen Phantasien setzen sich deshalb durch, weil sie biologisch vererbt seien. In seiner »Geschichte einer infantilen Neurose« bezeichnete Freud den Ödipuskomplex als eine der »phylogenetisch mitgebrachten Schemata, die wie philosophische ›Kategorien‹ die Unterbringung der Lebenseindrücke besorgen« (Freud, 1918). Und in *Der Mann Moses und die monotheistische Religion* fuhr er fort, von der »archaischen Erbschaft« (Freud, 1939: 204f.) zu sprechen, und zog die Sprachsymbolik als Beweis hinzu. Für Freud bestand kein Zweifel an der »Vererbung von Erinnerungsspuren an das von Vorfahren Erlebte, unabhängig von direkter Mitteilung und von dem Einfluss der Erziehung durch Beispiel« (ebd.: 206). In diesem der rassistischen Denkweise seiner Zeit verpflichteten Erklärungsmodell lässt sich auch Freuds These von der »konservativen Natur der Triebe« (Freud, 1921: 38) einordnen: »Ein Trieb wäre also ein dem belebten Organischen innewohnender Drang zur Wiederherstellung eines früheren Zustandes« (ebd.). Die archaischen Strukturen – wir könnten jetzt auch sagen: das Anachrone – erscheinen in diesen Überlegungen von Freud als anthropologische, d. h. biologisch vermittelte Notwendigkeiten: Das archaische Erbe setzt sich gegenüber dem kulturell Erworbenen durch.

Die Suche nach den Ursprüngen und die oft damit einhergehende Biologisierung der Probleme (die Suche nach dem Ursprung endet meistens im Körper) versperrte letztlich den Zugang zur historischen Wahrheit. Es lohnt sich aber durchaus, Freuds Ideen aufzunehmen und das Augenmerk auf die Erfahrungen des Subjekts zu richten, um auf diese Weise die »historische Wahrheit« zu rekonstruieren. In Freuds Modell tauchen diese Reminiszenzen nicht unmittelbar als Erinnerung auf, sondern als hysterische Symptome und Inszenierungen, die man mit Hilfe der Psychoanalyse aufschlüsseln kann. Ähnliches gilt vom Wahn. In seiner Analyse von Schrebers *Denkwürdigkeiten* (1911) interpretierte Freud dessen paranoiden Wahn auch als Verarbeitung von Erfahrungen, die Schreber widerfahren waren (Erdheim, 1997). Sowohl die hysterischen Symptome als auch die Wahnvorstellungen treten nicht als Erinnerungen sondern als Anachrones in Erscheinung, d. h. als Gegenwärtiges. Anachronizität ist die Eigenschaft der Reminiszenzen, bzw. des Wahnes, dank der der Zeitablauf, die Zugehörigkeit zur erfahrenen Vergangenheit verleugnet werden kann und so der Schein von Gegenwärtigkeit geschaffen wird.

Zur Funktion der Adoleszenz
im menschlichen Lebenslauf

Die Weltoffenheit der Neugeborenen ist etwas vom Berührendsten, was ich kenne. Wie schnell sie sich der extrauterinen Situation anpassen und Kontakt zu den Wesen, die sie umgeben, aufnehmen. In diesem Anfang sind sie fähig, sich irgendeine der auf der Welt vorhandenen Kulturen mit ihren Sprachen und Symbolen, Ritualen und Weltbildern anzueignen, aber sie werden dem Zufall folgen, der sie an einem bestimmten Ort, zu einer bestimmten Zeit auf die Welt kommen ließ und dort heranwachsen, wo man sie heranwachsen lassen wird. Wer fähig sein soll, so Vieles auf sich einwirken zu lassen, der verfügt noch nicht über große Schutzvorrichtungen. Seine Weltoffenheit birgt deshalb auch mächtige Risiken. Nicht geschützt und gepanzert sein, heißt in diesem ersten Lebensabschnitt auch unerfahren, unvorbereitet, hilflos ausgeliefert und verletzbar sein. Allerdings kann die Umwelt dafür sorgen, dass eine gewisse Sicherheit vorhanden ist, aber sie ist immer prekär. Verletzungen sind nicht zu vermeiden.

Die Folgen solcher früher Verletzungen sind schwer abzuschätzen. Sie hängen nicht zuletzt von den weiteren Erfahrungen ab, die das Kleinkind machen wird, ob sie ein Einzelfall bleiben oder sich wiederholen. Was aber passiert psychisch mit diesen Verletzungen, wenn das Individuum in die Pubertät und Adoleszenz kommt? Der Eintritt in die Adoleszenz ist ein Ereignis, das mit komplexen psychischen und körperlichen Prozessen verbunden ist, die – was ihre Intensität und Bedeutsamkeit betrifft – nur mit den körperlichen und geistigen Entwicklungen in den ersten drei Lebensjahren verglichen werden können. Die Frage stellt sich, was in diesen adoleszenten Umwälzungen mit den frühen Verletzungen geschieht, und meine Untersuchungen führten mich dazu, die Annahme K. R. Eisslers (1957) wieder aufzunehmen, wonach die Adoleszenz eine zweite Chance bietet, Schäden, Defizite, Wunden aufzuheben, die in der frühen Kindheit und danach entstanden sind. Die entscheidende Frage, die eine Theorie der Adoleszenz klären muss, ist die, worauf die Möglichkeit der Adoleszenz beruht, dem Individuum eine solche zweite Chance zu bieten.

Kindheit und Adoleszenz weisen eine Reihe verwandter Strukturen, Prozesse, sowie zu bewältgende Aufgaben auf. Z. B. bezogen auf körperliche Veränderungen: Wachstum, aufrechter Gang, Spracherwerb in der Kindheit, und in der Adoleszenz: körperliche und physiologische Veränderungen. Dem aufrechten Gang und der dadurch ermöglichten Eroberung des Raumes entspricht in der Adoleszenz die geistige und körperliche Beweglichkeit, die dem Individuum erlauben, neue geistige und soziale Räume zu besetzen. Dem Erwerb der Sprache durch das Kleinkind entspricht der Erwerb neuer symbolischer Formen durch den Heranwachsenden: Musik, Wissenschaft, Geld. Er muss lernen, damit umzugehen. Die adoleszente Ablösung von der Familie kann die Problematik der früheren Ablösung von der Mutter wieder aufnehmen. Auf diese Weise schaffen Kindheit und Adoleszenz je spezifische Formen der Weltoffenheit, auf Grund derer erstens neue Erfahrungen gemacht werden können und zweitens Erfahrungen aus der Kindheit in einem neuen, nämlich adoleszenten Kontext für das Subjekt zugänglich werden, und das heißt nicht mehr in der für das Kind charakteristischen Abhängigkeit von der Familie, sondern in einem neuen, vom Adoleszenten selbst geschaffenen Rahmen. Dieser Rahmen ist die wichtigste Referenz, um Adoleszente zu verstehen, und in ihm kommt es zu einer speziellen Mischung zwischen Frühkindlichem und Aktuellem, in welcher das Anachrone zur Wirkung kommt: Trennungsängste des Kleinkindes, das nicht ertrug, nachts allein gelassen zu werden, oder das mehr Pflege und Zuwendung gebraucht hätte, als es tatsächlich bekam, können im Verlauf der Kindheit verschwunden sein, aber nun in der Adoleszenz tauchen sie in anderer, auf das Jetzt bezogener Gestalt wieder auf. Vielleicht sind es nun die Eltern, die solche Ängste aushalten müssen, während die Heranwachsenden souverän »ihr« Leben führen und sich an keine Regeln halten wollen. Was einst passiv erlitten wurde, kann jetzt in der Adoleszenz aktiv angegangen werden. Auch in der Faszination, die Jugendliche für Horrorfilme verspüren, wirkt das Anachrone. Die kindlichen Ängste vor unheimlichen Geräuschen, Schreien in der Nacht und sonstigen unkontrollierbaren Ereignissen verwandeln sich in die subjektiven Projektionen auf den Film und können als Film sogar genossen werden. Oder die Welt draußen hat sich so mit angsterregenden Projektionen, die eigentlich der eigenen familiären Welt entspringen, aufgefüllt, dass sich die Jugendlichen gar nicht von zu Hause trennen können. Es sind nicht so sehr die familiären Bequemlichkeiten, die sie fesseln, sondern etwas, das sich durchaus zur Panik auswachsen kann. Die familiären Verhältnisse, in denen das Kind heranwuchs, konnten kein Sicherheitsgefühl und Vertrauen vermitteln. Dieses kindliche Grundgefühl von Angst fand jedoch nie einen Ausdruck, es wurde von der Familie weg auf die Schule, die Gleichaltrigen, die Leistungen, die erbracht werden sollen, zunehmend auf die Gesellschaft im Allgemeinen verlagert. Von überall drohen Missverständnisse, Gefahren und Angriffe. Vertrauen erscheint gar nicht am Platz. Die Anachronizität der Ängste, d. h. deren Verkleidung mit Hilfe der Projektionen auf die Gesellschaft, bringt deren eigentlichen familiären Ursprung zum Verschwinden und verhindert die Ablösung von der Familie. Befindet sich die Gesellschaft allerdings in einem realen Ausnahmezustand und in einer schweren Krise, so sind die familiären Ursprünge dieses Misstrauens nicht mehr auszumachen; die Gefahr ist dann sozusagen objektiv. Aber wir dürfen annehmen, dass das Individuum durch dieses Gemisch von Innen und Außen, von Familie und Gesellschaft, gelähmt und kaum imstande sein wird, sich gegen die drohenden Gefahren zu wehren.

Die alten Verletzungen haben Spuren hinterlassen: Verlassenheitsängste, Schüchternheit, Konzentrationsschwächen, Lernschwierigkeiten, Wutanfälle, Einnässen, Essstörungen. Sie alle haben immer auch den Charakter von Einschränkungen individueller Entwicklungen. Diese Einschränkungen sind Auswirkungen psychischer Verletzungen, und ihr Auftauchen ist ein Verweis auf Anachrones: Etwas Frühes mischt sich mit etwas Aktuellem und erzeugt die Verlassenheitsängste, Lernschwierigkeiten, Essstörungen, etc. Das Aktuelle mag eine alltägliche Trennungssituation (Eltern müssen zur Arbeit) oder spannungsgeladene Streitigkeiten im familiären Kreis, Prüfungssituationen in der Schule sein. Dabei ist das Frühere zwar immer unbewusst, liefert aber die emotionale Energie, die den gegenwärtigen Moment beherrscht. So kommt eine Inszenierung zustande, die in dem Sinn krisenhaft ist, als sie entweder eine Wiederholung in Gang bringt und damit die Gefahr einer Chronifizierung der Symptome gegeben ist, oder aber einen Neubeginn ermöglicht: wenn neue Erfahrungen gemacht werden, die dazu führen, dass frühe Verletzungen verarbeitet werden können.

Die Adoleszenz bietet sich für solche Inszenierungen, in denen sich Früheres und Aktuelles auf undurchdringliche Art und Weise vermischen, besonders an, weil in dieser Lebensphase das Individuum unter einem starken Druck steht, neue Erfahrungen machen zu müssen. Zwar ist es möglich, sich diesem Druck zu entziehen, aber nur für den hohen Preis einer Entwicklungshemmung, die den Druck jedoch nur weiter anwachsen lässt. Es sind vor allem drei psychische Prozesse, die das Individuum in der Adoleszenz antreiben, seine Erfahrungswelt zu erweitern: 1. Sexualität und Aggression, 2. Größen- und Allmachtsphantasien und 3. Generationskonflikt.

1. Sexualität und Aggression schaffen den Druck, der das Individuum antreibt, neue Objekte suchen zu müssen. Die Welt wird neu erfahren, weil in ihr Liebes- und Hassobjekte aufscheinen, die alles in ein neues Licht tauchen. Das Inzestverbot nötigt das Individuum, die bisherigen Liebensobjekte aufzugeben und das Fremde begehrens- und liebenswert zu finden. Damit aber eröffnet das Inzestverbot dem Individuum ein völlig neues Erfahrungsfeld: Es soll jene intensiven und intimen Erfahrungen, die mit der Sexualität zusammenhängen, nicht mit Individuen aus dem bisherigen vertrauten Lebenskreis, sondern mit Fremden erleben. Auf diese Weise kann das Individuum zwar alte Verhaltensweisen aus der Kindheit inszenieren und wiederholen, aber sozusagen mit einem neuen Ensemble, und das gibt ihm die Chance, neue Erfahrungen zu machen und den Wiederholungszwang zu durchbrechen. Anachrones tritt hier z. B. dann in Erscheinung, wenn das Individuum das Inzestverbot nicht einhalten kann und an den alten Liebesobjekten festhält. Laufer und Laufer (1984)

24

berichten von Jugendlichen, die in ihrer zentralen Onaniephantasie auf die elterlichen Objekte ebenso wenig wie auf prägenitale Befriedigungen verzichten können. Diesen Adoleszenten gelingt es nicht, das Inzestverbot aus der ödipalen Phase in die adoleszente zu übertragen und mit dem Ablösungsprozess von der Familie zu verbinden. Das Anachrone hindert sie, neue Erfahrungen zu machen. Die Krise mündet in die ödipale Wiederholung statt in die Liebe zum Fremden.

2. Größen- und Allmachtsphantasien. Es geht mir hier nicht zuletzt auch darum, ihre meistens negative Beurteilung zu korrigieren und ihnen eine gleichberechtigte Bedeutung wie der Sexualität in Hinblick auf den Druck und die Chance, neue Erfahrungen zu machen, zuzuschreiben. Wir wissen, dass Omnipotenzphantasien schon früher auftreten (vgl. Erdheim, 2010), aber in der Adoleszenz werden sie besonders virulent. Die daraus entspringenden Wünsche, stärker, gescheiter, sportlicher, schöner als die anderen zu sein, lassen dem Individuum keine andere Wahl: Es muss sich dem Wettbewerb stellen. Es geht um die Überschreitung der bisherigen Grenzen und um die Lustangst, die die Umsetzung der Größen- und Allmachtsphantasien antreibt. Dazu gehört auch der Rausch, der die Größe und Allmacht des Individuums bestätigen soll. Weil die Größenphantasien zur Grenzüberschreitung verlocken, ist die Adoleszenz auch eine Lebensepoche, in der die Faszination von Drogen und von starken religiösen oder politischen Strebungen eine wichtige Rolle spielt. Anachrone Strukturen verbergen ihr Veralten durch Aktualisierung mittels Omnipotenzsymbolen. Das Alte gibt sich als Inbegriff des Modernen, Dynamischen, Mächtigen aus. Die Identifikation mit dem Aggressor ist ein wichtiger Abwehrmechanismus. Durch solche Angebote kann die Gesellschaft eine Masse von Adoleszenten an sich binden. Dabei können alle möglichen Ideologien zum Einsatz kommen; ihnen allen gemeinsam ist die Behauptung, sie, die Adoleszenten und ihre Institutionen, seien allen anderen, die natürlich nicht dazu gehören, überlegen. Ob Burschenschaften (Friebertshäuser, 1992), Kadetten, Schlägertrupps, Philosophen – das Gefühl, zu einer Elite zu gehören, die in der Zukunft die Macht erobern wird, bezieht seine Überzeugungskraft aus den Omnipotenzgefühlen der Jugend. Auch hier kommt es in der Regel nicht zu neuen Erfahrungen, sondern zu Wiederholungen der Ohnmachtserfahrungen aus der Kindheit.

3. Auch der Generationskonflikt eröffnet dem heranwachsenden Individuum neue Erfahrungsräume. Der Übergang von einer Generation zur anderen stellt immer auch eine Bruchstelle in der Kultur dar. Das gilt schon von den Institutionen: Wenn eine neue Generation deren Leitung übernehmen soll, taucht immer die Frage auf, ob sie sich an die bisherigen Spielregeln – man kann auch »Rituale« sagen – halten wird oder nicht oder ob sie für sich andere Erfahrungsräume beanspruchen will. Traditionelle Gesellschaften versuchten,

durch Initiationsrituale die kulturelle Kontinuität zu gewährleisten; moderne Gesellschaften konnten auf Grund des sich beschleunigenden Kulturwandels nicht mehr auf diese bewährte Methode der intergenerationellen Anpassung zurückgreifen. Im Gegenteil: Sie elaborierten immer mehr den Generationskonflikt. Der Zürcher Germanist Peter von Matt hat 1995 eindrücklich den Reflex des Generationskampfes im Spiegel der Literatur beschrieben, und zwar wie dieser Konflikt vom 12. Jahrhundert an immer weiter intensiviert wird, bis er im 19. Jahrhundert vor allem das Verhältnis Vater-Sohn betrifft, um im 20. Jahrhundert auch die Beziehung Mutter – Tochter zu erfassen.

Während in traditionellen Gesellschaften von den Jugendlichen erwartet wird, dass sie genau dieselben Erfahrungen wie ihre Eltern und Großeltern machen, sollen in der modernen Gesellschaft die Heranwachsenden innovative, also ganz neue Erfahrungen machen. Aber der Generationskonflikt ist eine schmerzliche Erfahrung, sowohl für Eltern als auch für Kinder. Konflikt bedeutet ja Kampf, Auseinandersetzung, bedeutet also auch eine Entgegensetzung der Interessen und das Einnehmen widerstreitender Positionen. Für die Eltern ist der Generationskonflikt zudem mit dem Altern und dem Nachlassen der Kräfte verbunden. Es ist daher nicht überraschend, dass sich der Wunsch einstellt, der Generationskonflikt möge sich als unnötig erweisen. Warum sollte man sich nicht in Harmonie und Einverständnis trennen können? Einsichtige Eltern wissen doch, dass sich die Kinder ablösen müssen und dass sie sich über die zunehmende Autonomie ihres Nachwuchses freuen sollten. Und die Kinder müssten doch auch nicht gegen ihre wohlmeinenden Eltern ankämpfen. Warum sollte der Generationskonflikt also eine Notwendigkeit sein? In seinem Aufsatz »Der Familienroman der Neurotiker« schreibt Freud zu diesem Konflikt:

> Die Ablösung des heranwachsenden Individuums von der Autorität der Eltern ist eine der notwendigsten, aber auch schmerzlichsten Leistungen der Entwicklung. Es ist durchaus notwendig, dass sie sich vollziehe, und man darf annehmen, jeder normal gewordene Mensch habe sie in einem gewissen Mass zustande gebracht. Ja der Fortschritt der Gesellschaft beruht überhaupt auf dieser Gegensätzlichkeit der beiden Generationen. Andererseits gibt es eine Klasse von Neurotikern, in deren Zustand man die Bedingtheit erkennt, dass sie an dieser Aufgabe gescheitert sind. (Freud, 1909: 227)

Freud beharrt auf der Notwendigkeit der Ablösung, die er als eine der schmerzlichsten Leistungen der Entwicklung des Individuums bezeichnet. Wer diese Leistung nicht erbringe, d. h., den Schmerz scheue und deshalb die Bindung an die Familie aufrechterhalte, der werde neurotisch. Aber es sei nicht nur das Individuum, das einen wesentlichen Entwicklungsschritt versäume, sondern auch die Gesellschaft, denn der Fortschritt beruhe auf der Gegensätzlichkeit der Generationen. Die Art und Weise, wie das Verhältnis zwischen den Generationen definiert wird, bestimmt auch, wie die Alters- und Generationsgruppen und damit auch Kindheit und Adoleszenz definiert werden. Wird das Verhältnis zwischen den Generationen als Machtverhältnis definiert, dann erscheint das Kind als machtloses Wesen, als eines, dem man seine Machtlosigkeit klar machen muss. Und entsprechend heißt Erwachsensein: Macht haben. Wird das Generationsverhältnis als Machtverhältnis definiert, dann sind es z. B. die Autoritäten, die bestimmen, was als Wahrheit zu gelten hat. In dieser Bestimmung zeigte sich auch schon das Anachrone, und es war Descartes, der sich in seinem *Discours sur la Méthode* auf das eigene Denken berief und damit die Macht der Autoritäten infrage stellte. In der Wissenschaft, den bildenden Künsten sowie der Literatur war der Fortschritt ein Produkt des Generationskonflikts.

Gegeben ist zwar der Erfahrungsdruck, aber das ist bekanntlich keine Garantie dafür, dass das Individuum auch neue Erfahrungen machen wird, die den Neubeginn gestatten würden. Ebenso möglich ist die Wiederholung und damit auch die Bestätigung alter Erfahrungen, die keine Veränderungen in Gang bringen. Wovon hängt es ab, welche der Möglichkeiten sich durchsetzen werden? Ob es zu einer Wiederholung der alten, schädigenden Erfahrung kommt oder nicht, hängt nicht zuletzt auch von den Individuen ab, die zur Umwelt des Jugendlichen gehören, mit ihm leben und mit ihm zu tun haben. Betrachtet man die Handlungsabläufe, in die Jugendliche verwickelt werden, so fällt es auf, dass es den Jugendlichen in einer geradezu verblüffenden Art und Weise gelingt, alte Erfahrungen zu wiederholen, und zwar indem sie die anderen unbewusst dazu bringen, genau das zu tun, was zu »ihrer« Inszenierung gehört. Sie bringen es zustande, dass die Umwelt sich, ohne es zu wissen, genau so verhält, wie sich früher die Eltern, Geschwister, Verwandten, Lehrer, etc. verhalten haben. Im Rahmen der Psychoanalyse hat dieses Phänomen auch Namen: »Übertragung« und »Agieren« (acting in, acting out).

Dass Jugendliche so Vieles tun, um Traumatisches, Verletzendes aus ihrem bisherigen Leben unbewusst zu wiederholen, hat mit der Funktion der Adoleszenz zu tun. Die Wiederholung ist eine Voraussetzung dafür, dass die Vergangenheit Gegenwart, und die daraus entstehende Problematik angegangen werden kann. Es ist also der Jugendliche, der den Prozess der Wiederholung auslöst. Mehr ist von ihm auch nicht zu erwarten, vor allem nicht, dass er die Möglichkeiten eines Neubeginns ausloten könnte. Was man vom Jugendlichen nicht erwarten sollte, wäre aber sehr wohl von den Erwachsenen zu erhoffen. Pädagogen, Psychologen und Psychiater müssten von der Macht des Wiederholungszwanges wissen, und auch wissen, dass man mit Verboten nicht weiterkommt. Der Ansatz des Jugendlichen zur Wiederholung wäre nicht zu unterbinden, zu verhindern ist lediglich, dass es eine 1:1, also eine vollständige Wiederholung werde. Es ist eine wichtige Frage, herauszufinden, wieviel Wiederholung für den Heilungsprozess von Nöten ist, und wann die Wiederholung nur noch schädigend, gar retraumatisierend ist. Aber die Wiederholung an sich ist nicht zu vermeiden.

Die Adoleszenz als eine Phase von Umbrüchen, Krisen, Gefahren und kreativen Lösungen weist eine Reihe von Ähnlichkeiten mit Therapien auf, besonders solchen, die sich am psychoanalytischen Modell orientieren. So aussichtsreich und bedrohlich wie die Adoleszenz können auch therapeutische Prozesse wirken. Beide sind unruhige Phasen des Übergangs, welche die Chance bieten, die Vergangenheit zu hinterfragen und neue Perspektiven für die Zukunft zu gewinnen. Bei beiden besteht aber auch die Gefahr der Stagnation und des Scheiterns. Aufgrund solcher Gemeinsamkeiten können Therapien und Adoleszenz miteinander verglichen werden, sodass sie sich gegenseitig erhellen und ihre innere Dynamik besser sichtbar wird.

Meine These lautet, dass es während der Adoleszenz zu einem Wandel der bedeutungsgebenden Struktur kommt, auf Grund derer das Individuum seine (Um-)Welt mit Bedeutungen besetzt. Für ein Kind hat die Welt andere Bedeutungen als für den Erwachsenen, und die Adoleszenz ist diejenige Lebensphase, in der ein radikaler Bedeutungswandel vollzogen werden muss: Sexualität, Beziehungen, Arbeit müssen mit neuen Bedeutungen belegt werden. Jeder spätere Bedeutungswandel – erzwungen durch äußere Verhältnisse wie etwa Kriege, Emigration oder von inneren, vom Altern z. B. – wird in der Regel zu Neuauflagen der adoleszenten Umbrüche führen. Der adoleszente Wandel der bedeutungsgebenden Struktur scheint mir für das Verständnis therapeutischer Prozesse von besonderem Interesse zu sein, denn er bietet ein Modell für das, was von einer Therapie erwartet werden kann. Die Therapie soll nämlich, ähnlich wie es schon einmal während der Adoleszenz passierte, einen Strukturwandel zustande bringen, der dem Individuum ermöglicht, neue Bedeutungen zu schaffen und somit auch die Konflikte, vor denen es steht, aus einer neuen Perspektive zu betrachten und anzugehen. Solche Leistungen kommen nur zustande, indem man es wagt, sich auf Fremdes, auf Beziehungen einzulassen, in welchen man noch gar keine Erfahrungen gemacht hat. Man muss also auf die ursprüngliche Weltoffenheit rekurrieren, man muss sie neu reaktivieren.

Zeitverhältnisse und das Anachrone in der Adoleszenz

Zeit versteckt sich in der Adoleszenz auf vielfältige Art und Weise. Die drängende Kraft der Triebe führt zu verschiedenen Zeiterfahrungen: Das Warten lässt die Ungeduld wachsen, die Zeit fließt unendlich langsam dahin. Die Erfüllung macht die Zeit zum Blitz, der einschlägt, und was danach kommt, ist gleichgültig. Auch die Größen- und Allmachtsgefühle wirken sich auf die Zeiterfahrung aus: Der Augenblick scheint unendlich dehnbar zu sein und Platz für die Realisierung aller möglichen Wünsche zu bieten. Und umgekehrt offenbart die Zeit das Illusionäre der Allmacht, langsam und rasend zugleich bringt es die Zeit zutage, dass alles früher oder später ein Ende findet. In Hofmannsthals *Rosenkavalier* sagt die Marschallin nach der Liebesnacht mit ihrem 17-jährigen Geliebten:

> Die Zeit ist ein sonderbar Ding.
> Wenn man so hinlebt, ist sie rein gar nichts.
> Aber dann auf einmal, da spürt man nichts als sie.
> Sie ist um uns herum, sie ist auch in uns drinnen.
> in den Gesichtern rieselt sie,
> im Spiegel da rieselt sie,
> in meinen Schläfen fliesst sie.
> Und zwischen mir und dir
> da fliesst sie wieder, lautlos, wie eine Sanduhr.

So denkt natürlich kein Adoleszenter über sein Zeiterleben; die Marschallin, die doppelt so alt ist wie ihr Geliebter, sagt das voller Wehmut und im Wissen, dass sie ihn bald an eine jüngere Frau verlieren wird. Was die Marschallin über die Zeit sagt, ergibt sich aus der Begegnung mit einem Adoleszenten, ist die Erkenntnis, die entsteht, wenn sich eine erwachsene Person auf einen Heranwachsenden einlässt. »Zwischen dir und mir« fließt die Zeit lautlos wie eine Sanduhr, man spürt das Alter und den Tod.

Sagt man von der Adoleszenz, dass die in ihr gemachten Erfahrungen wesentlich zur Herausbildung der Identität beitragen, so impliziert man ebenfalls ein Zeitverhältnis: Identität ist ja Dauer im Wandel: Das Kind, das ich einmal war, und der Erwachsene, der ich jetzt bin, sind ein und dieselbe Person. Wie sich diese Dauer aber konstituiert, hat etwas Unfassbares an sich, denn sie ist das Produkt einer Krise. In der Adoleszenz bildet sich die Identität im Verlauf von Trauerprozessen, von Hinwendungen zum Fremden, von den Allmachtsphantasien abgetrotzten Leistungen, also als Ergebnis von Konflikten und weniger von fraglos sich durchsetzenden Kontinuitäten. Zeit als Erfahrung ist voller Spannungen und Konflikte. Es ist kein Zufall, dass das Symbol der Zeit, die Sanduhr, mit dem Tod assoziiert wird. Zum Verlauf der Adoleszenz gehören weiter Regressionen, d. h. das Individuum verhält sich so, wie es sich früher einmal verhalten hat. Es verspürt Ängste und Lüste, die zu vergangenen Phasen seiner Entwicklung gehören. Man kann sie dann als anachron bezeichnen, wenn sie dem Individuum als regressive Positionen nicht bewusst sind, sondern als völlig adäquat zum gegenwärtigen Zustand erlebt werden. Regressionen bringen die Zeiterfahrung völlig durcheinander und sind ein charakteristisches Krisensymptom.

Anachronizität gehört zum Kern der adoleszenten Erfahrung, Sie entsteht hier dadurch, dass Erfahrungen aus der Kindheit in der Adoleszenz wiederbelebt werden und eine Art Zeitverdoppelung einführen. Dabei wird aber das Zeitzeichen »Kindheit« gelöscht, und die Erfahrungen erscheinen im Modus »Gegenwart«.

Freuds Annahme von der Zweizeitigkeit der sexuellen Entwicklung ist ein Schlüssel zum Verständnis der Anachronizität in der Adoleszenz. In seinen *Drei Abhandlungen zur Sexualtheorie* (1905) hatte er auf die zwei Schübe verwiesen, in denen die Sexualität sich entwickelt: ein erster Schub in der ersten drei bis vier Lebensjahren, mit der oralen, analen und genitalen Phase, die nach dem Untergang des Ödipuskomplexes in die Latenzphase einmünden, und mit der Pubertät setzt der zweite Schub ein. An diesem Ansatz ist Vieles kritisiert und bemängelt worden, nicht aber die grundsätzliche Annahme der zwei Schübe. Nun ist es ja nicht so, dass diese beiden Schübe lediglich in einer chronologischen Abfolge zueinander stehen, vielmehr ist es so, dass der erste Schub der sexuellen Entwicklung, trotz der Unterbrechung durch die Latenzphase, im zweiten Schub weiterwirkt, und dass der zweite Schub rückwirkend eine Art Auslese von dem, was aus dem ersten Schub relevant bleiben soll, trifft.

Über das Verhältnis zwischen Kindheit und Adoleszenz ist immer wieder neu nachgedacht worden. Ernest Jones (1922) vertrat als erster die These, die Adoleszenz wiederhole die frühe Kindheit, und zwar die ersten fünf Lebensjahre »auf einem neuen Niveau« (ebd.: 153): »Das Individuum rekapituliert und erweitert also im zweiten Dezennium seines Lebens den Entwicklungsgang seiner fünf ersten Lebensjahre, ebenso wie es während dieser fünf ersten Lebensjahre Jahrtausende aus dem Leben seiner Vorfahren und während seines intrauterinen Lebens Jahrmillionen rekapituliert« (ebd.). Jones berief sich also auf das schon Freud faszinierende Haeckel'sche biogenetische Grundgesetz, wonach die Ontogenese die Phylogenese wiederhole. Vielleicht war es aber dieses Hinüberziehen des Haeckel'schen Modells auf das Verhältnis zwischen Kindheit und Adoleszenz, das bei Jones gar nicht die Frage aufkommen ließ, weshalb es überhaupt zu solchen Wiederholungen kommt. Weshalb muss etwas »rekapituliert« werden, wie Schulstoff? Und vor allem, was für eine Rekapitulation soll das sein, in der so Vieles weggelassen werden musste? Neben diesem Wiederholungskonzept, das noch in anderen Varianten auftaucht (P. Blos, L. Kaplan) entwickelte sich ein anderes Modell, in welchem Kindheit und Adoleszenz deterministisch miteinander verbunden wurden. Peter Fonagy z. B. versuchte in Anlehnung an John Bowlbys Arbeiten einen direkten Link zwischen den beiden Lebensphasen herzustellen und deutete adoleszente Gewalttaten und Verbrechen als Folgen von Störungen früher Bindungen (Fonagy, 1998). So postulierten die meisten psychoanalytischen Untersuchungen eine Kontinuität zwischen der frühkindlichen Sozialisation und jugendlichen Rauscherfahrungen sowie Kriminalität (Moser,

1972). In der Regel nahm man einen deterministischen Zusammenhang an: *Weil* die frühe Kindheit defizient war (zu wenig Bindung, Überstimulierung, Gewalterfahrung etc.), wird der Adoleszente drogensüchtig, dissozial und gewalttätig; er wiederholt dann alte Erfahrungen, und daran sollte man ihn hindern.

Mehr als die These einer deterministischen Beziehung zwischen Kindheit und Adoleszenz überzeugt mich Freuds Konzept der Nachträglichkeit, das von der französischen Schule (Lacan, Laplanche) wiederentdeckt worden ist. Nachträglichkeit erweist sich als ein wichtiges Instrument, um das Verhältnis zwischen Kindheit und Adoleszenz besser zu verstehen (vgl. Erdheim, 1990; Kirchhoff, 2009; Aichhorn, 2011). Die lebensgeschichtlich entscheidende Bedeutung der Adoleszenz besteht darin, dass es die Erfahrungen sind, die das Individuum während der Adoleszenz macht, welche nachträglich bestimmen, was aus der Kindheit wirkungsmächtig bleibt und was nicht.

Als Beispiel wähle ich den Fall eines jugendlichen Rechtsradikalen, von dem Streeck-Fischer berichtet:

> Bernd war bis zu seinem 6. Lebensjahr verschiedenen Traumatisierungen ausgesetzt: In den ersten drei Lebensjahren wurde er durch eine emotional unzuverlässige und lebensunfähige Mutter und einem zu Alkohol und Gewalttätigkeit neigenden Vater versorgt. Danach kam er – durch das Jugendamt veranlasst – in ein Heim, das wegen verwahrloster und pädagogisch fragwürdiger Bedingungen geschlossen wurde, als er sechs Jahre alt war. Zu dieser Zeit wurde er von seinen jetzigen Eltern adoptiert. Seine Entwicklungsrückstände konnte er bei ihnen schnell überwinden. Als gefälliges und freundliches Kind konnte er sich in der Familie einigermassen gut zurechfinden. In der Schule zeigte er gewisse Probleme der Einordnung und schien gelegentlich zu klauen. Verhaltensweisen, die seine Eltern auf dem Hintergrund seiner früheren Probleme nicht sonderlich beunruhigten. Mit 13 Jahren hatte er erstmals einen Freund, mit dem zusammen er sich an Gewaltvideos berauschte. Über diesen Freund entwickelte er eine Faszination für rechtsextreme Einstellungen, Ausländerhass und Gewalttätigkeit. Bernd hatte eine von vordergründiger Anpassung bestimmte Persönlichkeit entwickelt. Die von Mangel und Traumatisierungen gekennzeichnete frühe Mutter-Kind-Beziehung hatte zu einer vorzeitigen Ich-Reifung mit vorzeitiger Besetzung der äusseren Realität geführt. (Streeck-Fischer, 1998: 167)

Wie Streeck-Fischer hervorhebt, taucht das Thema der Gewalt aus der frühen Kindheit in der Adoleszenz wieder auf, und ist ein eindrückliches Beispiel für individuell Anachrones, das sich in gesellschaftlich Anachrones, in rechtsextremistisches Verhalten, »verkleidet«. Streeck-Fischer schreibt:

> Die Anziehungskraft, die für Bernd von den rechtsextremen Gruppierungen ausging, die von Gewalt und antisozialen Einstellungen geprägt waren, hatte einerseits mit der inneren Vertrautheit dieses Gewalt- und Demütigungsmilieu durch frühe Kindheitserfahrungen zu tun, zum anderen fand er hier eine äussere Lösung für seinen inneren Notstand. (Streeck-Fischer, 1998: 171)

In gewisser Hinsicht könnte man von einem unbewussten Selbstheilungsversuch Bernds sprechen, der darin bestand, einst passiv Erlittenes nun in aktiv anderen Zugefügtes umzuwandeln. Wenn wir davon ausgehen, dass die frühen Gewalterfahrungen Verletzungen und Narben hinterließen, die sich später als Beziehungsstörungen, Misstrauen und Ängsten äußerten, dann kann man sich vorstellen, dass die rechtsextreme Gruppe Bernd tatsächlich den Anschein von Gemeinschaft, Vertrauen und Sicherheit vermittelte: Die Probleme aus der Kindheit schienen gelöst. Der Rechtsextremismus ist aber auch in einem doppelten Sinn anachron: Sozio-historisch knüpft er – bewusst – an einer Vergangenheit an, deren katastrophischen Auswirkungen aber verleugnet und so unbewusst gemacht werden, und individuell knüpft er regressv an frühkindliche, im Rahmen der Familie gemachte Erfahrungen an. Auf diese Weise gehen bei den vom Rechtsextremismus erfassten Individuen auch kulturell wichtige psychische Erwerbungen verloren. »Innen« und »Außen«, »Phantasie« und »Realität«, »Traum« und »Wachheit« sowie »Vergangenheit«, »Gegenwart«, »Zukunft« sind in unserer Gesellschaft wichtige Kategorien, um seine Identität zu behaupten und sich zu orientieren. Es braucht nicht wenig Energie, um diese Kategorien zu entwickeln und – besonders in Krisensituationen – aufrechtzuerhalten, und wir nehmen es in der Regel als eine wesentliche Entlastung auf, wenn es gelingt, die inneren Spannungen, nach außen zu verlagern. Bekannt ist uns ja die Erleichterung, wenn wir das, was uns im Inneren plagt, auf Fremde projizieren. Das gilt sowohl auf der Ebene des Individuums als auch auf der Gruppenebene. Wir können aber auch z. B. das Phänomen der Dissozialität als eine solche Verlagerung von Innen nach Außen interpretieren: Weil wir die Spannung, die unsere Wünsche in uns erzeugen, nicht aushalten, müssen wir umgehend etwas tun, was den Druck vermindert: Wir stehlen, betrinken uns, nehmen Drogen oder greifen jemanden an. Die Verfolgung, die wir dann zu vergegenwärtigen haben, hat etwas Erleichterndes verglichen mit der inneren Spannung, der wir nicht entfliehen können.

Mit der Externalisierung der inneren Spannungen gehen auch die vorhin genannten Gegensätze »Innen« und »Außen«, »Phantasie« und »Realität« etc. verloren. »Innen« und »Außen« sind nicht mehr recht unterscheidbar: Was Erinnerung ist, kann vom Aktuellen nicht auseinandergehalten werden. Ebenso vermischen sich auf undurchdringliche Art und Weise »Phantasie« und »Realität«: Gewaltvideos und die Möglichkeit, Ausländer oder Invalide zu quälen, vermischen sich, »Traum« und »Wachen« sind Zustände. die nicht mehr klar unterschieden werden können. Und das gilt nicht nur für das Individuum, sondern für die ganze Gruppe. Und schließlich kommen hier auch die Zeiten durcheinander: Die frükindlichen Ängste determinieren das Verhalten des 17-Jährigen und bringen die Zeit mit den in ihr gemachten Erfahrungen zum Verschwinden. Das gilt aber auch von der Tendenz der Gruppe, die die

Zeit zwischen 1933 und der Gegenwart löschen möchte. Beide Anachronien stützen einander.

Dieses Ineinandergreifen von Individuellem und Gesellschaftlichen ebenso wie das Überlappen von verschiedenen Zeitschichten in Bernds Fallgeschichte treffen wir allgemein in Jugendkulturen, in Kulturen also, die den Übergang von der Kindheit ins Erwachsenenalter regeln. In Bezug auf Jugendliche zeigt sich »Kultur« als das Dritte, das die Ablösung des Individuums von der Familie ermöglicht, und zwar indem sie dem Individuum den Raum für Erfahrungen zur Verfügung stellt, der ihm neue Entwicklungschancen bieten kann. Wenn Kultur nach Max Weber »ein mit Sinn und Bedeutung bedachter Ausschnitt aus der Sinnlosigkeit Unendlichkeit des Weltgeschehens« (Weber, 1904: 180) darstellt, und wir diese Auffassung auf Jugendkulturen übertragen, so werden in der Adoleszenz Sinn und Bedeutung, wie wir gesehen haben, vor allem durch Sexualität, Größen- und Allmachtsphantasien sowie den Drang nach außerordentlichen Zuständen und im Ablösungsprozeß von der Familie geschaffen. Kultur ist also nicht einfach das, was überliefert worden ist, sondern auch und vor allem das Ergebnis der Auseinandersetzung mit Fremden: mit der Natur, mit anderen Kulturen etc. Auch jede Jugendkultur kann demnach als ein Prozeß aufgefaßt werden, in welchem eine ständige Auseinandersetzung mit dem Fremden in Hinblick auf neue Formen von Sinn und Bedeutung stattfindet. Was ist dem Heranwachsenden fremd? Alles, was mit dem Erwachsensein zu tun hat (»Trau keinem über dreißig«). Der Jugendliche hat noch keine Erfahrungen im Berufsleben gemacht, ihm fehlt die nötige Praxis. Ein wichtiger Aspekt der adoleszenten Kultur betrifft die Leerstelle im Übergang, in dem er nicht mehr Kind und noch nicht Erwachsener ist; er muss sie mit Phantasien zu füllen versuchen. Heute spielen hierbei der Computer und all seine Spielangebote eine wichtige Rolle. Aber der Heranwachsende muss auch lernen, mit seinen Trieben und Wünschen umzugehen. Auch sie sind ihm fremd, müssen ständig in das in Bildung begriffene Eigene übersetzt werden, um mit ihnen vertraut zu werden. Je vertrauter dem Jugendlichen dieses Fremde der Erwachsenenwelt wird, desto fremder wird ihm das, was ihm bisher vertraut war: seine Kindheit und seine Familie. In dem Maße aber, in dem dem Individuum seine Kindheit fremd wird, wird sie auch relevant für die Jugendkultur, nämlich als das Fremde, das in die Jugendkultur hereingeholt werden muss. Diesen Aspekt möchte ich mit Zitaten von drei Jugendlichen aus der ethnographischen Recherche von Gabriela Muri in Zürcher Technoszenen illustrieren.

Ein DJ namens Styro 2000 erzählt:

Ecstasy ist eine sehr soziale Droge: der Mitteilungsdrang wirkt wie Klebstoff innerhalb einer Gruppe. Die Karawanen, die von Afterhour zu Afterhour ziehen, lassen sich auch auf diese Weise erklären. Als ich das erste Mal ein E genommen habe, hat mich das sehr irritiert, weil ich normalerweise nach einer Party nach Hause gehe. Plötzlich habe ich Lust auf soziale Kontakte gehabt. Ich habe auf dem Heimweg noch zwei Raver gesehen, die ich nicht kannte, und habe angefangen, mit ihnen zu quasseln, etwas, das sonst undenkbar wäre für mich. (Muri, 1999: 149)

Dieses Bedürfnis nach Gemeinschaft wird zwar chemisch induziert, führt aber auch zur Etablierung sozialer Netze, die nicht zufälligerweise als »family« bezeichnet werden.

»»Family‹ steht bestimmt für eine Art Ersatzfamilie, an der aus einem Defizit heraus gebastelt wird«, berichtet eine andere Jugendliche, Chantal, und fährt fort:

> »Ecstasy verstärkt zusätzlich die Kontaktfreudigkeit und das Gemeinschaftsgefühl. Wenn ich in meiner Umgebung schaue, dann kommen 80% aus Familien mit geschiedenen Eltern. Aber es muß nicht unbedingt ein Ersatz für die eigne Familie sein, […]. Die Beziehungen innerhalb der Family spielen bei mir auch im Alltag eine wichtige Rolle. Wir haben teilweise bis zu dreimal täglich telefoniert. Wenn es jemandem schlecht geht, dann laufen die anderen Amok. (ebd.: 118)

Laura, die ebenfalls in der Technoszene mitmacht, berichtet auch von der neuen Familie:

> Ich mache mit der Zeit in diesem Technoclub mit, das nennt sich ja die Family. Es sind Leute, mit denen ich mittlerweile auch sonst zu tun habe, mit denen ich mich pudelwohl fühle und auch außerhalb der Partyzeit Ausflüge mache. […] Mir ist das jetzt sehr wichtig. (ebd.)

Der Erfahrungshunger führt zur Droge Ecstasy, dabei tauchen aber auch alte Sehnsüchte nach familiärer Zusammengehörigkeit wieder auf. In der neuen Umgebung ergeben sich neue Möglichkeiten zur Kommunikation und gegenseitigen Unterstützung, dank denen alte Defizite wieder zugänglich, bearbeitbar und korrigierbar werden können. Zwei Tendenzen stehen im Widerstreit zueinander, einerseits die Suche nach Wohlbefinden, Sicherheit und Geborgenheit und andererseits das Streben nach Spannung, nach dem Neuen und Fremden. Unsere Kultur hat dieser zweiten Tendenz zusehends zum Durchbruch verholfen. Man kann sagen, dass die Kindheit im Zeichen der Suche nach Geborgenheit und Wohlbefinden steht, während die Adoleszenz zunehmend die zweite Tendenz fördert. Wer sich auf die Suche nach intensiven Erfahrungen begibt, riskiert aber, traumatisiert zu werden. Zwischen dem Wunsch nach Intensität und der Gefahr gibt es nur fließende Grenzen, und Gestalten wie James Dean, Kurt Cobain, Janis Joplin, Michael Jackson oder Britney Spears verkörpern für Jugendliche diese gefährliche aber intensive Lebensweise.

Was der (elterlichen, pädagogischen oder therapeutischen) Umwelt der Jugendlichen oft besondere Mühe bereitet, ist die Auseinandersetzung mit der Notwendigkeit der Wiederholung jener Situationen, die sich einst schädlich auf dessen psychische Verfassung ausgewirkt haben. Aber ohne Wiederholung kommt das Individuum gar nicht an das Problem heran, das es an seiner Weiterentwicklung hindert. Natürlich sind der Griff zur Droge und die durch sie ausgelöste Regressionen nichts Harmloses, sondern Ausdruck der Krise, in der sich das Individuum befindet. »Krise« verwendete ich im Sinn einer beschleunigten Wendung, sei es zum Besseren, sei es zum Schlechteren.[2] Was aber heißt in diesem Zusammenhang das Bessere oder das Schlechtere? Das Bessere wäre die Weiterentwicklung, die Bildung neuer innerer Räume und Objekte und damit auch der Beziehungsfähigkeit; das Schlechtere wäre die Stagnation, die Fixierung auf die familiären Objekte und auf die verstellten inneren Räume der Kindheit. Was dem Umfeld an den Jugendkulturen auffällt, ist aber oft statt der Spannung, die die Krise ausmacht, nur das Ärgerliche, Negative, Gefährliche: nur Infantilismus (etwa der neuaufgewerteten Schnuller oder Teddybär), Regression (in der Musik sowie im Dogenrausch) und Unordnung (der Jugendliche wäscht sich nicht und räumt sein Zimmer nicht auf) sowie Störung »gesitteten« Verhaltens. Das Umfeld erkennt oft nicht, dass sich in diesen Verhaltensweisen auch der fremdgewordene Stoff befindet, der für die weitere Entwicklung neu angeeignet werden soll. Diese Erkenntnis wäre aber eine wichtige Voraussetzung, um eine fruchtbare Auseinandersetzung mit den Jugendlichen führen zu können. Stattdessen entscheidet man sich, »Grenzen zu setzen«, »Strenge und Konsequenz walten zu lassen« und alle Bemühungen, die Situation verstehen zu wollen, als eine Form von Angst und Schwäche zu disqualifizieren.

Inwiefern vermag nun das Konzept der Anachronizität, das Verstehen zu begünstigen? Dass die Kindheit sich auf die Adoleszenz auswirkt, ist ja ein bekanntes Faktum. Was soll durch den Begriff der Anachronie nun besser verstanden werden? Was gewinne ich, wenn ich die unbewussten Nachwirkung der Kindheit in der Adoleszenz betrachte und diese als Anachronie bezeichne? Ich möchte dies nochmals am Beispiel von Bernd erläutern. Wir hörten von dessen verwahrloster und gewaltvoller Kindheit, können uns das Leiden des Babys und Kleinkindes vorstellen. Auch die bis ins sechste Lebensjahr reichende »sequentielle Traumatisierung« (H. Keilson) durch das

---

[2] Ich beziehe mich auf das Bedeutungsfeld des lateinischen Begriffs Krise. Er bezeichnet die kritische Phase im Verlauf einer Krankheit, in welcher der Entscheid über Leben oder Tod fallen wird. Im Unterschied zu Laufer und Laufer (1984: 42ff.), für die Entwicklugnsstörung und Krise gleichbedeutend sind, ist der lateinische Begriff neutraler, beinhaltet den Kampf zwischen Tod und Leben, der aber in der Krise noch nicht entschieden ist.

Kinderheim ist bekannt, ebenso wie Adoption und die Stabilisierung Bernds, der zum »gefälligen und freundlichen Kind« wird, das zwar »Rückfälle« erleidet, aber sich ganz normal entwickelt. Das eigentliche Problem fängt erst mit der Freundschaft zu einem Jugendlichen an, mit dem Bernd Gewaltvideos ansieht und »Sympathisant« rechtsextremer Jugendgruppen wird. Bernd beteiligt sich an Gewalttaten gegen Fremde und Behinderte. Werner Bohleber schreibt in seinem Aufsatz »Gewalt in der Adoleszenz – Sackgassen in der Entwicklung« vom doppelten Gesicht der Adoleszenz. Diese habe sowohl eine progressive, entwicklungsfördernde und stabilisierende Funktion als auch eine regressive, die Entwicklung fixierende Wirkung: »Dieselbe seelische Erscheinung trägt zumeist Züge von beiden, was ihren spezifischen Charakter von Gefährdung ausmacht. Das gilt insbesondere für den adoleszenten Narzissmus und für die adoleszente Gruppenbildung« (Bohleber, 2002: 558).

Was mich auch interessiert, ist die Wechselwirkung zwischen Individuum und Gruppe und gerade dafür eignet sich das Konzept der Anachronie. In Bernds Fall kann man von einer zweifachen Anachronie sprechen, nämlich von der des Individuums, bei der die traumatische Erfahrung des Kindes durchbricht und von der Anachronie der rechtsradikalen Gruppe aufgefangen wird. Beide Anachronien stützen einander: die gesellschaftliche entlastet die individuelle Problematik, übersetzt diese ins kulturell-gesellschaftliche und vermittelt dieser eine allgemeinere Bedeutung. Die Gruppe ihrerseits beutet die Bedürftigkeit des Individuums aus, gewinnt so einen neuen Anhänger, vergrößert damit ihr politisches Gewicht und kann weitere Ziele anvisieren. Man kann sich hier die Frage stellen, was passieren würde, wenn es keine rechtsextremistischen Gruppen gäbe – was wäre mit Bernd passiert? Alternativen wären Jugendbanden, die sich in den Quartieren gegenseitige Schlachten liefern und ihre Sexualität sowie ihre Omnipotenzphantasien jenseits der gesetzlichen Schranken ausleben, oder auch religiöse Gruppen, die sich strengen asketischen Regeln unterwerfen. Aber es gibt heute eine unglaubliche Vielfalt von Jugendkulturen. 2010 schreibt Klaus Farin:

> Etwa 20 Prozent der Jugendlichen in Deutschland gehören aktiv und engagiert Jugendkulturen an; sie sind also Punks, Gothics, Emos, Skinheads, Fußballfans, Skateboarder, Rollenspieler, Cosplayer, Jesus Freaks usw. und identifizieren sich mit ihrer Szene. Minderheiten, sicherlich, die allerdings - am deutlichsten sichtbar im Musik- und Modegeschmack - die große Mehrheit der Gleichaltrigen beeinflussen. Rund 70 Prozent der übrigen Jugendlichen orientieren sich an Jugendkulturen. Sie gehören zwar nicht persönlich einer Jugendkultur an, sympathisieren aber mit mindestens einer jugendkulturellen Szene, besuchen am Wochenende entsprechende Szenepartys, Konzerte oder andere Events, hören bevorzugt die Musik einer bestimmten Szene, wollen sich aber nicht verbindlich festlegen. Jeder Szene-Kern wird so von einem mehr oder weniger

großen Mitläuferschwarm umkreist, der zum Beispiel im Falle von Techno bzw. elektronischer Musik und Hip-Hop mehrere Millionen Jugendliche umfassen kann. So sind die Aktiven der Jugendkulturen wichtige opinion leader oder role models ihrer Generation. (Farin, 2010)

Und jede dieser Jugendkulturen weist das Phänomen der Zweiwertigkeit auf, versucht also Kindheit und gegenwärtige Adoleszenz bewusst oder unbewusst in Bezug zueinander zu bringen.

Man kann diese vielfältigen Jugendkulturen auch als eine Vielfalt von Experimentierfeldern betrachten, die deshalb notwendig sind, weil die Zukunft unserer Gesellschaft auch keine sicheren Voraussagen ermöglicht. Zum Schluss möchte ich an die Freideutsche Jugend erinnern, die sich 1913, am Vorabend des Ersten Weltkrieges, auf dem Hohen Meißner traf. Dort deklarierte sie: »Die Freideutsche Jugend will aus eigener Bestimmung, vor eigener Verantwortung, mit innerer Wahrhaftigkeit ihr Leben gestalten. Für diese innere Freiheit tritt sie unter allen Umständen geschlossen ein.« (Heer, 1973: 68) Die Teilnehmer der Versammlung am Hohen Meißner vertraten ganz widersprüchliche Positionen der damaligen Zeitströmungen wie Marxismus, Sozialismus, Militarismus, Rassismus, Nationalismus. Wer hätte 1914 sagen können, welche Richtungen sich in Zukunft durchsetzen würden? Die Versammlung war ein eindrückliches Zeugnis für das, was damals gedacht, projektiert und als »Jugendkultur« definiert wurde: Walter Benjamin, Siegfried Bernfeld, Rudolf Carnap, Ernst Jünger, Johannes R. Becher, späterer Kulturminister der DDR, Franz Rust, späterer NS-Reichserziehungsminister, Rudolf Höss, späterer Kommandant von Auschwitz – sie alle waren dort. Damals waren sie alle unbekannt, aber in den kommenden Jahren waren sie es, die das Gedankenmaterial zu den sozialen Auseinandersetzungen lieferten, die diese katastrophische Zeit prägen sollten.

Literatur

Aichhorn, T. (2011): Über die Nachträglichkeit der Adoleszenz. Vortrag anlässlich der 4. Mainzer Kinderanalytische Konferenz am 12. November 2011.

Bohleber, W. (2002): Gewalt in der Adoleszenz – Sackgassen in der Entwicklung. In: Schlösser, A.-M.; Gerlach, A. (Hrsg.): *Gewalt und Zivilisation. Erklärungsversuche und Deutungen.* Gießen (Psychosozial): 557–572.

Barthes, R. (1957): *Mythen des Alltags.* Frankfurt a. M. (Suhrkamp), 1964.

Dichter, E. (1961): *Strategie im Reich der Wünsche.* München (dtv).

Erdheim, M. (1993): Psychoanalyse, Adoleszenz und Nachträglichkeit. *Psyche – Z Psychoanal.*, 47. Jg., 10/1993: 934–950.

Erdheim, M. (1997): Freuds Erkundungen an den Grenzen zwischen Theorie und Wahn. Einleitung zu: Freud, S.: *Zwei Fallberichte*. Frankfurt a. M. (Fischer): 7–95.

Erdheim, M. (2001): Omnipotenz als Möglichkeitssinn. *Freie Assoziation*, 4. Jg., 1: 7–22.

Erdheim, M. (2002): Die Veränderung der bedeutungsgebenden Struktur des Individuums durch Adoleszenz und Therapie. *Psychotheraie in Psychiatrie, psychotherapeutische Medizin und Klinische Psychologie*, 7. Jg., 7, 1: 89–90.

Fonagy, P. (1998): Frühe Bindung und die Bereitschaft zu Gewaltverbrechen. In: Streeck-Fischer, A. (Hrsg.): *Adoleszenz und Trauma*. Göttingen (Vandenhoeck & Ruprecht): 91–127.

Farin, K. (2010): Jugendkulturen in Deutschland. http://www.bpb.de/apuz/32643/jugendkulturen-heute-essay?p=all (25. Mai 2015).

Freud, S. (1895): Studien über Hysterie. *GW* I. Frankfurt a. M. (S. Fischer): 75–312.

Freud, S. (1905): Drei Abhandlungen zur Sexualtheorie. *GW* V. Frankfurt a. M. (S. Fischer): 27–159.

Freud, S. (1909): Der Familienroman der Neurotiker. *GW* VII. Frankfurt a. M. (S. Fischer): 225–231.

Freud, S. (1911): Psychoanalytische Bemerkungen über einen autobiographisch beschriebenen Fall von Paranoia (Dementia paranoides). *GW* VIII. Frankfurt a. M. (S. Fischer).

Freud, S. (1912–13): Totem und Tabu. Einige Übereinstimmungen im Seelenleben der Wilden und Neurotiker. *GW* IX. Frankfurt a. M. (S. Fischer).

Freud, S. (1918): Aus der Geschichte einer infantilen Neurose. *GW* XII. Frankfurt a. M. (S. Fischer): 27–157.

Freud, S. (1921a): Jenseits des Lustprinzips. *GW* XIII. Frankfurt a. M. (S. Fischer): 1–69.

Freud, S. (1921b): Massenpsychologie und Ich-Analyse. *GW* XIII. Frankfurt a. M. (S. Fischer): 71–161.

Freud, S. (1937): Konstruktionen in der Analyse. *GW* XIV. Frankfurt a. M. (S. Fischer): 41–56.

Freud, S. (1939): Der Mann Moses und die monotheistische Religion. *GW* XIV. Frankfurt a. M. (S. Fischer): 100–246.

Friebertshäuser, B. (1992): *Übergangsphase Studienbeginn. Eine Feldstudie über Riten der Initiation in eine Studentische Fachkultur*. Weinheim/München (Juventa).

Heer, F. (1973): *Werthers Weg in den Untergrund. Die Geschichte der Jugendbewegung*. München/Gütersloh/Wien (Bertelsmann).

Hofmannsthal, H. v. (1911): *Der Rosenkavalier*. Textbuch zur CBS Plattenaufnahme von Leonard Bernstein mit den Wiener Philharmoniker, 1968.

Jones, E. (1922): Einige Probleme des jugendlichen Alters. In: Jones, E.: *Die Theorie der Symbolik und andere Aufsätze*. Frankfurt a. M./Berlin/Wien (Ullstein.), 1978: 143–162.

Kirchhoff, C. (2009): *Das psychoanalytische Konzept der Nachträglichkeit. Zeit, Bedeutung und die Anfänge des Psychischen*. Gießen (Psychosozial).

Krämer-Badoni, T. et al. (1971): *Zur sozio-ökonomischen Bedeutung des Automobils*. Frankfurt a. M. (Suhrkamp).

Laufer, M./Laufer, E. (1984): *Adoleszenz und Entwicklungskrise*. Stuttgart (Klett-Cotta), 1989.

Lévi-Strauss, C. (1967): *Strukturale Anthropologie*. Frankfurt a. M. (Suhrkamp), 1969.

Matt, P. v. (1995): *Verkommene Söhne, missratene Töchter, Familiendesaster in der Literatur*. München (Hanser).

Moser, T. (1972): *Jugendkriminalität und Gesellschaftsstruktur. Zum Verhältnis von soziologischen, psychologischen und psychoanalytischen Theorien des Verbrechens*. Frankfurt a. M. (Fischer), 1978.

Muri, G. (1999): »Aufbruch ins Wunderland. Ethnographische Recherchen in Zürcher Technoszenen 1988–1998«. *Zürcher Beiträge zur Alltagskultur*, Bd. 8. Zürich.

Streeck-Fischer, A. (1998): Über die Mimikryentwicklung am Beispiel eines jugendlichen Skinheads mit frühen Erfahrungen von Vernachlässigung und Misshandlung. In: Streeck-Fischer, A. (Hrsg.): *Adoleszenz und Trauma*. Göttingen/Zürich (Vandenhoeck & Ruprecht).

Taylor, E. B. (1871): *Die Anfänge der Cultur. Untersuchungen über die Entwicklung der Mythologie, Philosophie, Religion, Kunst und Sitte*. Leipzig, 1873.

Weber, M. (1904): Die Objektivität sozialwissenschaftlicher und sozialpolitischer Erkenntnis. In: *Gesammelte Aufsätze zur Wissenschaftslehre*. Tübingen (Mohr und Siebeck), 1922: 146–214.

Weidkuhn, P. (1965): *Aggressivität Ritus Säkularisierung*. Basler Beiträge zur Geographie und Ethnologie. Ethnologische Reihe, Bd. 3.

Psychoanalytische Psychotherapie von Migranten in der ersten und zweiten Generation

James M. Herzog

Ressentiment – Brünnhilde und Wotan

»Ich allein besitze den Schlüssel zu diesem Spiel,
diesem närrischen Possenspiel.«
Arthur Rimbaud

»Von diesen Städten wird bleiben:
der durch sie hindurchging, der Wind.«
Bertolt Brecht

In diesem Beitrag beschäftige ich mich mit der interessanten Frage, wie
Komponenten der väterlichen Psyche, die nur partiell oder überhaupt nicht
integriert wurden, in der heranreifenden Psyche einer Tochter, an die sie weitergegeben wurden, aufgedeckt werden können. Von mir selbst und anderen
Autoren wurde Vieles darüber geschrieben, auf welch mannigfaltige Weise die
Beziehung zum Vater, genauer: das Bevatert-Werden, Söhne wie auch Töchter
strukturiert und hält. Hier untersuche ich insbesondere, wie die bewussten und
die unbewussten Aspekte des sexuellen und aggressiven väterlichen Phantasie-
lebens sowohl das Verhalten der Tochter in diesen Bereichen als auch ihre
Fähigkeit, den Anderen zu lesen und sich selbst kennenzulernen, beeinflussen.
Das Augenmerk gilt insbesondere der Art und Weise, wie bestimmte Aspekte
der väterlichen Psyche, zu denen Amandas Mutter allzu wenig Abstand hatte
und die allzu roh waren, als dass sie sie hätte tolerieren und integrieren können,
von Amanda agiert wurden, obwohl ihr eigener Vater deren Härte abzuschwä-
chen versuchte. Als Amanda den analytischen Spielraum betrat, konnten wir
beobachten, dass sich dieses Phänomen durch mehrere Generationen zog und
dass es genauso wie alle anderen Aspekte der intrapsychischen Entwicklung
nicht nur die Selbst-mit-Vater-Repräsentationen, sondern auch die Selbst-mit-
Mutter- sowie die Selbst-mit-Vater-und-Mutter-als-Paar-Repräsentationen
beeinflusste. Das eigentliche Material dieser Untersuchung stammt aus der
Analyse einer jungen Frau; von entscheidender Bedeutung sind jedoch auch
die psychische und die ganz reale Mitbeteiligung ihrer Eltern und Großeltern.
Amandas Psyche spiegelt zum einen das Bestreben ihrer Mutter wider, die
Phantasien und Fetische ihres Vaters, Amandas Großvaters, zu verstoffwech-
seln, und zum anderen die modulierenden und formgebenden Aspekte der
intrapsychischen Organisation und des Spielrepertoires ihres eigenen Vaters.

Celine, Amandas Mutter, suchte mich auf, nachdem sie mit ihrem Vater,
einem sehr erfolgreichen, in Buenos Aires lebenden und arbeitenden Indus-

triellen, ein zutiefst verstörendes Gespräch geführt hatte. Celine war nach Buenos Aires, ihrer Geburtsstadt, in der sie auch aufgewachsen war, geflogen, um an der dortigen Universität einen Vortrag über Schuberts *Winterreise* zu halten. Die Reise war in vielerlei Hinsicht Routine, wenn man einmal von der Entdeckung, die sie gemacht hatte, und dem daran anschließenden Gespräch absieht.

Sie sagte: »Es war, als teile sich ein Vorhang. Plötzlich fiel Licht auf etwas, das zuvor im Dunkeln lag.« Als ich sie verwundert ansah (also mit meinem mehr oder weniger habituellen Gesichtsausdruck), erklärte sie mir, sie hoffe, dass ich mich ihrer Tochter Amanda annehmen könne, die mit ihren 21 Jahren gerade ein Video produziert habe, das im Internet mittlerweile ein Riesenhit sei. Der Titel des Videos lautete: *Weshalb Frauen Schläge brauchen.* Celine glaubte, dass Amanda lesbisch sei: »Sie kleidet sich grundsätzlich wie ein Mann und hat nun offenbar einen deutschen Freund, Hans, der so gut wie nichts sagt. Ich glaube, sie hat ihn im letzten Sommer in Berlin kennengelernt.« Ich fragte Celine, ob sie glaube, dass Amanda mit jemandem sprechen wolle. »Sie hat mich gebeten, Sie zu fragen«, antwortete sie. Ich hatte Celine in einem interdisziplinären Seminar, in dem die Psyche unter verschiedenen wissenschaftlichen Blickwinkeln beleuchtet wurde, kennengelernt. Sie war mit einem einflussreichen Neurochirurgen verheiratet, der meines Wissens ebenfalls Deutscher war. Nun sagte ich zu ihr, dass ich mich freuen würde, Amanda kennenzulernen und ihr zu helfen, für sich zu klären, was sie von der analytischen Arbeit erwarte und mit wem sie arbeiten wolle. Erst nachdem die Mutter gegangen war, fiel mir auf, dass sie mir nicht verraten hatte, was sie in Buenos Aires entdeckt hatte.

Amanda rief mich an, und wir vereinbarten einen Termin. Anhand der Beschreibung ihrer Mutter hätte ich sie nicht erkannt. Sicher, sie trug Hosen und ein Hemd, doch beides wirkte sehr feminin, geschmackvoll und elegant. Und genauso trat sie auch auf. »Guten Tag, Dr. Herzog«, sagte sie lächelnd und streckte mir die Hand entgegen. »Vielen Dank, dass Sie sich Zeit für mich nehmen. Ich habe Ihr Buch *Father Hunger* gelesen und hatte das Gefühl, dass ich gern zu Ihnen in Analyse gehen würde. Ich habe so viele Schwierigkeiten in meinen Beziehungen zu Männern und vermute, dass dies mit meinem Vater zusammenhängt. Jetzt habe ich einen Freund, Hans, und ich würde ihn gern viel intensiver kennenlernen. Ich denke, es wäre möglich, aber ich brauche Hilfe. Bitte sagen Sie mir, wann wir mit der Arbeit beginnen können.«

Wir trafen die notwendigen Vereinbarungen und nahmen unsere Arbeit auf. Amanda erzählte mir von ihrem Leben an der Harvard University und berichtete, dass es ihr nicht leicht gefallen sei, sich für eine Universität zu entscheiden, an der sowohl ihre Mutter als auch ihr Vater lehrten. Sie wäre auch gern nach Kalifornien gegangen, habe aber »gespürt«, dass ihre Eltern sie in ihrer Nähe brauchten. Drei ihrer engen Freundinnen hätten sich für Stanford entschieden und fühlten sich in Palo Alto ausgesprochen wohl. Sie fügte hinzu: »Aber eigentlich glaube ich, dass Harvard intellektuell aufregender ist.« Amanda studierte Geschichte und Literatur, überlegte aber, auf die Medical School zu wechseln.

Diese ersten Bemerkungen schienen ihr als eine Art Einleitung zu dienen. Direkt danach erklärte sie nämlich: »Der eigentliche Grund, weshalb ich nicht nach Kalifornien gegangen bin, ist der, dass ich von der Beziehung meiner Eltern fasziniert, vielleicht regelrecht paralysiert bin, seit ich denken kann. Sie ist völlig anders als jede andere Beziehung und zumindest für mich geradezu hypnotisierend.«

Sitzung für Sitzung schilderte Amanda fortan die Faszination, die ihre Eltern auf sie ausübten. Ihre Mutter nannte ihren Mann, Amandas Vater, grundsätzlich »Mein Herr« [im Original deutsch], während er sie »Mädchen« [im Original deutsch] nannte. Amanda übersetzte die Worte mit »my Sir« bzw. »girl«. Diese Anreden seien kennzeichnend für ihr »Spiel«, wie die Eltern es nannten. Ihr Vater führe dabei unangefochten Regie; die Mutter sei ihm vollständig untertan. Mit der Zeit erzählte Amanda mir auch von ihrer Vermutung, dass offenbar jeder Verstoß gegen diese Regel Konsequenzen nach sich zöge, körperlicher Natur, wie sie vermutete: »Ich glaube, dass er ihr den Hintern verhaut. Das liegt alles irgendwie in der Luft«, fügte sie hinzu. »Es wird allein durch Blicke vermittelt. Ich habe keinerlei Beweise, lediglich meine eigenen Rückschlüsse, bin mir aber absolut sicher, dass es sich so verhält.« Amandas letzter Satz implizierte die Möglichkeit, dass dies alles ihre eigene Phantasie war. Ich spürte meiner eigenen Reaktion nach. Wenn Amandas Mutter sich tatsächlich an Spielen dieser Art beteiligte, hätte nach meinem persönlichen Eindruck eher die Rolle der Domina zu ihr gepasst. Nun ging mir durch den Kopf, dass sie vielleicht doch vielseitiger war. Ich versuchte auch, mir ihren Mann, Amandas Vater, vorzustellen, aber es gelang mir nicht. Ich überlegte, welches Material ich benutzte, um mein Szenarium über Amandas Mutter zu konstruieren, und woher es stammen mochte.

Obgleich Amanda unsere Arbeit mit dieser Beschreibung des Spielmodus ihrer Eltern begann und mir von ihrem Video berichtet worden war, das dazu in einem plausiblen Zusammenhang zu stehen schien, waren dies nicht die Themen, die sie mit mir besprechen wollte. So sah es zumindest aus.Sie schien vor allem die Frage umzutreiben, auf welches Fachgebiet sie sich konzentrieren sollte und wie sie mit der Verzückung, nein: mit der unerklärlichen Erregung, umgehen sollte, die sie mit und an ihrem Freund Hans empfand. Auch dies schien irgendwie zusammenzuhängen. Ich begann zu begreifen – ohne wirklich etwas zu verstehen –, dass alles, was Amanda mir erzählte, uns irgendwohin führte – der Weg und das Ziel aber entzogen sich unser beider Vorstellung.

Amanda wollte Medizin studieren. Es war immer ihr Wunsch gewesen, Psychiaterin und, »obwohl es völlig aus der Mode gekommen ist«, Psychoanalytikerin zu werden. Ihrer Meinung nach vereinten sich in ihrem Berufswunsch die Berufe ihrer beiden Eltern. Schließlich teilte sie die musikalische Leidenschaft ihrer Mutter, spielte Klavier und sang für ihr Leben gern. »Ich finde, meine Eltern hätten mehrere Kinder bekommen sollen«, erklärte sie nun. »Dann müsste ich nicht all ihre unglaublichen Eigenschaften gleichzeitig verkörpern.« Ich staunte über Amandas zahlreiche Talente; gleichzeitig erinnerte mich ihre Bemerkung an ihren früheren Hinweis auf die Spanking-Spiele ihrer Eltern. In ihren Worten klang auch etwas an, das sie belastete, und vielleicht auch der Wunsch nach Hilfe, um besser darüber sprechen zu können; auch dies war eine komplexe Kommunikation. »Ich habe Hans in Berlin kennengelernt«, fuhr sie fort. »Wir haben beide an einer Schubert-Lieder-Klasse teilgenommen. Er hat eine unglaublich sanfte Stimme [the sweetest voice]. Na ja, eigentlich ist alles an ihm sanft.« Ihr Affekt wirkte völlig authentisch. Es überraschte mich, dass der Mann, den Amanda liebte, sie vor allem durch seine Sanftheit beeindruckte, und dann wunderte ich mich über mich selbst. Ich fragte mich, welche Eigenschaft sie meiner Meinung nach an einem Mann besonders schätzen würde. Vor allem fragte ich mich, weshalb ich über dieses Thema nachdachte. Abermals wurde mir bewusst, dass Amanda in meinen Augen ebenfalls ein sehr sanftes Wesen war.

Amandas Gedanken konzentrierten sich nach und nach immer stärker auf mich. Sie sagte, sie könne nicht entscheiden, ob mein Haar blond sei oder aber weiß. Blondes Haar wäre eine Bestätigung dafür, dass ich Deutscher sei wie ihr Vater; weißes Haar könnte auf eine südamerikanische oder andere Herkunft verweisen. »Weiß«, so meinte sie, »deckt alles ab.« Ich fragte Amanda, ob es wichtig sei, die Herkunft des Anderen zu klären. »Es sagt etwas aus«, gab sie zur Antwort.

Nach und nach spürte ich, dass in Amandas Gefühlen mir gegenüber etwas zutage trat. Weiterhin sprach sie viel über Musik. Sie war von Benjamin Britten fasziniert, vielleicht vor allem von seiner Beziehung zu Peter Pears. Sie beschäftigte sich mit der Beziehung zwischen der sexuellen Übereinstimmung und dem Musizieren. »Manchmal«, so sagte sie, »habe ich das Gefühl, dass wahres Musizieren auch einen sexuellen Einklang voraussetzt; das ist natürlich meine eigene Konstruktion, die mehr mit mir selbst zu tun hat als mit der Musik.« »Es gibt so viele Arten von Musik«, sagte ich dazu.

»Ich denke, Sie wissen, wovon ich spreche«, erwiderte Amanda. »Mir geht es um die sexuelle Musik.« Ich hörte ihr zu: »Mein Vater hat mich nie Amanda genannt. Er nennt mich Amadeus.« »Ein großer Name«, warf ich ein. »Ja«, antwortete Amanda. »Nicht einfach, ihm auch nur ansatzweise gerecht zu werden, ganz zu schweigen davon, dass es ein Männername ist.« Mir schoss der

Gedanke durch den Kopf, dass ihr Vater mit Vornamen Wolfgang hieß. Vielleicht erklangen in Amandas Konzerthalle gleichzeitig mit der Musik der Geschlechtszuweisung auch die Musik der Verschmelzung, die Musik der Homosexualität und die Musik des Sadomasochismus.

»Ich frage mich oft, wie Sie privat sein mögen«, leitet Amanda eine Sitzung ein. »Ich stelle mir vor, dass Sie wissen, was Sie wollen, und darüber nicht verhandeln.« »Was bedeutet das?«, frage ich. »Bringen wir die Sache auf den Punkt«, antwortet Amanda. »Wenn Sie kommen wollen, tut Ihre Partnerin gut daran, Ihren Penis reinzulassen – egal wo, egal wann, egal welches Loch.« »Das klingt, als wäre meine Partnerin[1] keine ernst zu nehmende Partnerin oder als sei ihre Erregung nicht speziell kanalisiert«, erwidere ich. »Ja, so stelle ich es mir bei Ihnen vor«, sagt Amanda. »Zumindest ist das meine Phantasie. Und jeder Ungehorsam wird sofort mit Schlägen bestraft.« »Ist das wie ›Mein Herr‹ und ›Mädchen‹?«, frage ich. »Natürlich«, antwortete Amanda, »aber ich denke, dass Sie statt Mädchen Knabe sagen.« Ich sann über diese Phantasie nach. Beschrieben Amandas Worte Wolfgangs und Amadeus' Beziehung und folglich unser beider Beziehung in der Übertragung, oder brachten sie zum Ausdruck, was Amanda über die Sexualität des Analytikers dachte?

Diese in der Übertragung auflebenden Vorstellungen, die möglicherweise auch in Amandas Wünsche oder Wahrnehmungen bezüglich des Analytikers einflossen, begleiteten einen Großteil des mit Musik und Medizin zusammenhängenden Materials. Auch Material über die Herkunftsfamilien ihrer Eltern tauchte in Fülle auf. Celine und Wolfgang stammten beide aus katholischen Häusern. Celines Familie war spanischen Ursprungs und seit mehreren Generationen in Argentinien ansässig. Wolfgangs Familie stammte aus Ostpreußen, hatte aber seit Ende des Ersten Weltkriegs in Berlin gelebt. Wolfgangs Vater war zwar nie NSDAP-Mitglied gewesen, glaubte aber, dass die Juden im deutschen Leben eine allzu prominente Rolle spielten, und war der Ansicht, dass die Kirche die »Entjudungspolitik« der Nazis billigte. Wolfgang war ein Einzelkind. Seine Mutter litt seit seiner Geburt unter wiederkehrenden Depressionen. Ihr Mann verhöhnte sie wegen ihrer »jüdischen Krankheit« – seine Bezeichnung für alle psychischen Störungen. Amanda sagte, ihr Vater habe die Ehe seiner Eltern stets als lieblos beschrieben; sein Vater habe ihn, allerdings nur wenn er betrunken war, geschlagen. Wolfgang lernte Celine in London kennen, wo sie beide ein Aufbaustudium absolvierten. Celine hatte in Kalifornien promoviert. Der Hintergrund ihrer eigenen Eltern hätte unterschiedlicher kaum sein können. Die Angehörigen väterlicherseits waren seit mehreren Generationen Akademiker. Ihre Mutter hingegen war das erste Familienmitglied gewesen, das studierte. Celine hatte in ihrer Herkunftsfamilie keine Gewalt

---

[1] Im Englischen »partner«, also ein geschlechtsneutrales Substantiv. [A. d. Ü.]

kennengelernt; allerdings sollte sich herausstellen, dass ihre Kenntnisse über die Interessen ihres Vaters ausgesprochen lückenhaft waren. Amanda sagte, dass ihre Mutter als Kind und Heranwachsende viele Juden gekannt und dass ihr Vater, Amandas Großvater, sich als Ehrenjude bezeichnet habe – angesichts seines Status als finanziell erfolgreicher Industrieller sei dies, wie er sagte, unumgänglich. Amanda erzählte mir, sie wisse von ihrer Mutter, dass ich jüdisch sei; zumindest halte ihre Mutter dies für wahrscheinlich, da ich ja Psychoanalytiker sei. »Sie können den Schluss ziehen, und damit lägen Sie richtig«, fuhr sie fort, »dass ich mich selbst als jüdisch betrachte.«

Ich fragte mich, ob meine Homosexualität und mein Sadomasochismus Teil meiner psychoanalytischen Jüdischkeit waren. Allerdings sprach ich diese Überlegungen nicht aus. Amanda jedoch tat es. Sie erklärte, dass mein Name, wenn sie ihn nicht deutsch, sondern englisch ausspräche, wie »Dr. Hurt-zog« klinge. »Schmerz zufügen – das ist in Ihrem Namen enthalten«, fügte sie hinzu. Mittlerweile schien sie das Thema auf Richard Wagner und seine faszinierte Beschäftigung mit dem *Nibelungenlied* verlagert zu haben. Sie sprach, soweit ich es beurteilen konnte, nicht über Wagners Gefühle gegenüber den Juden, sondern über die Beziehung zwischen Brünnhilde und Wotan. Nicht lange, und ich begriff – oder vermutete zumindest –, was Amandas Interesse geweckt hatte: Brünnhilde wusste, dass ihr Vater Siegmund liebte, wenngleich Fricka, seine Frau, es ihm erfolgreich verwehrte, sein Liebesobjekt zu schützen. Ich fragte Amanda, ob sie sagen wolle, dass eine Tochter die Gefühle ihres Vaters kenne, auch wenn er selbst etwas Gegenteiliges behauptete und sie für ihren Verrat bestrafen würde, falls sie seine unausgesprochenen Wünsche erfüllte, statt seiner expliziten Absicht zu entsprechen. »Wie schon gesagt«, antwortete Amanda, »Sie verstehen meine sexuelle Musik vollkommen. Wotan bestrafte seine Tochter, indem er sie in ewigen Schlaf versetzte und sie dem Mann zur Ehefrau versprach, der sie aufwecken würde. Nur weil die geliebte Tochter ihn darum bat, ihre Hand keinem Feigling geben zu müssen, umschloss er sie mit Feuer, das der Mann, der sie aufwecken würde, erst überwinden musste.«

»Die Tochter ist also in dieser Liebesbeziehung zu ihrem Vater nicht vollständig machtlos, selbst wenn sie aufgrund ihrer Nähe zu ihm seine wahren Wünsche kennt und sie latent erfüllt, obwohl sie ihm manifest zuwiderhandelt«, sage ich nun. »Für Wagners Oper stimmt das«, antwortet Amanda. »Wollen Sie sagen, dass es auch auf mein Leben oder meine Psyche zutrifft?« »Sage ich das?«, frage ich zurück. »Seien Sie nicht kokett, Dr. Herzog«, sagt Amanda und fährt fort: »Ich mache mir Gedanken darüber. Ich weiß nicht, ob es auf meine Psyche zutrifft. Es könnte sein, dass wir genau diese Zusammenhänge untersuchen.« »Ich denke, so ist es«, erwidere ich.

Wir diskutierten über die Beziehung zwischen Intimität und ihrer Missachtung, die sich auf zahlreichen Ebenen abspielt: in der Psyche der Familie und im analytischen Spielraum. Ich erinnerte mich, gehört zu haben, dass Amanda eine Frühgeburt war und ihre erste Lebenswoche auf der Neugeborenenintensivstation verbringen musste. Ich dachte über Schmerzen und Übergriffe in dieser Umwelt nach, über ihre Relevanz für Amandas Eltern und die Folgen für ihre eigene Psyche. (siehe Herzog, 1983) In mehrfacher Hinsicht klang Amandas »Seien Sie nicht kokett, Dr. Herzog« in meinen Ohren unglaublich wichtig. Natürlich waren auch ihre anderen Überlegungen, Fragen und Interessen bedeutsam, doch dies fühlte sich an, als ob es auf eine zutiefst bedeutsame Weise ausdrückte, wie sich meine Art, mit ihr zusammen zu sein, anfühlte. Als ich über diesen Unterschied nachzudenken versuchte, fiel mir der Unterschied zwischen den cinemaskopischen, dreidimensionalen Aspekten von Macht und Sexualität und der Schwarz-weiß-Stummfilmqualität dieses Austausches ein. Ich überlegte, welche Art Musik ich hörte und weshalb mir die Filmmetapher eingefallen war. Mir war bewusst, dass die Koketterie eine Art Flirt ist, ganz im Gegensatz zu Amandas anderen Phantasien, die eher im Bereich des Vollzugs, sogar des gewaltsamem Vollzugs, angesiedelt waren. All dies war extrem interessant und wurde als Abkömmling der Wagner'schen Theatralik zur Bühne für etwas gleichermaßen Bedeutsames, das Amandas Psyche betraf.

Als Amanda Hans erwähnte, wurde mir klar, dass sie ihn ständig dem gegenüberstellte, was sie über mich dachte. Seine Sanftheit, die nie deutlicheren Ausdruck fand, als wenn er Schubert sang, stand in ausgeprägtem Gegensatz zu meiner wagnerianischen Unbeherrschtheit. Nie hob er die Stimme; er konnte keiner Fliege etwas zuleide tun. Obwohl ich keine Ahnung hatte, was Amandas Anspielungen auf das Spanking in Bezug auf ihre Eltern oder auf meine »Partner« und mich bedeuteten, fragte ich mich unwillkürlich, welchen Nutzen ihm diese Eigenschaften angesichts ihres Interesses an Schlagephantasien oder -spielen eintrugen. Amanda glaubte, dass sie Hans heiraten wollte. Ihre gemeinsame Musik wäre inspirierend und ihre vielen, vielen Kinder würden in einer wahrlich himmlischen Familie aufwachsen. Es überraschte mich nicht wirklich, als sie mir gestand, dass es einzig »im Bereich der sexuellen Musik« Abstriche an der Perfektion gebe. »Aber was bedeutet das schon«, seufzte sie, »das habe ich ja mit Ihnen.« Eine weitere Vorstellung begann, sich in mir abzuzeichnen. Sexuelle Erregung und Liebe waren eher entfernte Verwandte denn enge Verbündete. Amanda konnte mein Knabe sein, und gleichzeitig konnte sie mit Hans als ihrem Ehemann lieblich und sogar fröhlich singen. Warum waren diese Aspekte der Liebe und des Zusammenseins getrennt untergebracht?, fragte ich mich und nahm an, dass die Amanda-Amadeus-Nomenklatur eine Rolle spielte; dass ihre Sexualitäts- und Bindungsrepräsentationen möglicherweise die Art widerspiegelten, wie ihr Vater und ihre Mutter sie betrachteten, und die Art, wie jeder von ihnen all diese Bereiche des Zusammenseins mit dem Anderen handhabte.

Eine Weile später kam Amanda auf Arturo zu sprechen, einen neuen Mann in ihrem Leben. Er stammte aus Uruguay; seine Familie sei serbischen Ursprungs, genauso wie ihr argentinischer Industriellengroßvater, sagte sie. Zuvor hatte sie mir erzählt, dass die großväterliche Familie ursprünglich aus Spanien stamme, aber ich spürte diesem zusätzlichen genealogischen Fakt nun nicht nach. Amanda glaubte sogar, zwischen Arturo, ihrem gelegentlichen Liebhaber, und Primitivo, ihrem Großvater, eine körperliche Ähnlichkeit zu entdecken. Arturo sei »Abwechslung«, sagte Amanda. Er stand auf groben Sex, verkehrte lieber anal als vaginal und bezeichnete sie, vor allem beim Sex, gern als Fotze. »Ich komme, wenn er sagt: Ich möchte dich verhauen, du Fotze.« Möglich, dass ich bei diesen Worten tief Luft holte; vielleicht hatte ich auch lediglich das Gefühl, dass sich meine Atmung veränderte. Wie dem auch sei, Amandas nächster Kommentar lautete: »Ich weiß, Sie sind entsetzt und neugierig zugleich.« »Was fangen Sie mit all dem an, Ihrem Interesse und meiner vermeintlichen Reaktion?«, gab ich zurück. »Das bin ich«, sagte Amanda nun. »Ich wusste, dass sie von Anfang an beide Teile von mir kannten. Das habe ich gerochen.« Ohne genügend nachzudenken, fragte ich: »Und was für ein Geruch ist das?« »Er lässt sich nicht mit Worten beschreiben«, sagte Amanda. »Aber er ist stechend und stark und tief und haltend. Das hat mir vom ersten Moment an, als ich die Praxis betrat, an Ihnen gefallen.«

Mir wurde bewusst, dass ich hoffte, dass Amanda etwas über den analytischen Spielraum als potenziell integrativen Bereich für ihre divergenten und vielleicht auch widersprüchlichen Identifizierungen und Selbst-mit-dem-Anderen-Repräsentationen sagte, die ihre sexuellen Phantasien und offenbar auch ihre ganz realen Aktivitäten beeinflussten. »Ich möchte Hans von Arturo erzählen«, fährt Amanda fort, »aber wahrscheinlich würde es ihn verletzen. Ich habe ein Video für mein VES-Seminar [Visual and Environmental Studies] über Sadomasochismus als Teil der sexuellen Erregung von Frauen gemacht. Als Soundtrack habe ich Heavy Metal ausgewählt, und eine männliche Stimme, die aus Otto Kernbergs Schriften über das Thema liest. Ich habe meine Identität nicht aufgedeckt, sondern als Urhebername ›Knabe und Mädchen‹ angegeben.« »Wie könnte es auch anders sein«, antworte ich. »Ich wollte sagen, dass sie wieder kokett sind, Dr. Herzog, aber diesmal ist es schwieriger, weil ich weiß, dass Sie mich zitieren.«

»Ich glaube, wenn Sie den Eindruck haben, dass ich kokett bin, liegt es daran, dass Sie beide Aspekte meines Geruchs riechen können – so wie Sie sie beschrieben haben«, sage ich nun. »Ja, das ist völlig richtig«, sagt Amanda und fährt fort: »Wie erstaunlich, dass ›kokett‹ all dies in sich vereint: stechend und stark und tief und haltend.« Ich hatte den Eindruck, dass unsere gemeinsame Arbeit Amanda potenziell gut tat. Ich wusste nicht, wie die Synästhesie von Geruchssinn und Worten ihr helfen würde, sich über ihr Ziel, zu heiraten und eine Familie zu gründen, und über das, was sie sexuell erregte, klar zu werden. Ich sah keinen Grund, ihr mitzuteilen, dass ihre Mutter mir von dem Video erzählt hatte. Ich fragte mich, wie Otto Kernberg das Video verstehen würde. Im weiteren Verlauf sollte ich noch interessantere Dinge über dieses Video erfahren und auch die wesentlichen Elemente seiner sowohl intrapsychischen als auch historischen Herkunft kennenlernen.

Nicht lang danach fragte Amanda, ob ich mir ihr Video vielleicht ansehen wolle. Ihrer Meinung nach werfe es Licht auf bestimmte Anteile ihrer selbst und vielleicht auch auf Aspekte von uns beiden, die »noch im Schatten liegen«. Ich sagte, dass es mir wichtig sei, mich von ihr führen zu lassen. Dies veranlasste sie zu einem neugierigen, aber signifikanten Lächeln und zu dem Kommentar: »Sie nehmen Ihre natürliche Dominanz sehr souverän zurück.«

Das Video, das wir uns gemeinsam auf ihrem iPhone ansahen, war eine Riesenüberraschung für mich. Und dann begriff ich, dass ich andererseits überhaupt nicht überrascht war. Amandas Video enthielt keinerlei Originalaufnahmen; jedes Bild stammte von Tumblr-Webseiten und hatte die Überlegenheit »richtiger Männer« und deren angestammtes Recht zum Thema, Frauen und andere Männer, die als »Schwuchteln« bezeichnet wurden, für ihren sadistischen Lustgewinn und als »Abspritzlöcher« zu benutzen. Es endete damit, dass Amanda mit schriller Stimme proklamierte: »Auch die Prominenten. Alle Juden müssen sterben.« Liebe, Gemeinsamkeit oder Zärtlichkeit kamen in dem Video nicht vor. »Was halten Sie davon?«, fragte mich Amanda, nachdem wir es uns angeschaut hatten. »Sie haben uns auf den Inhalt vorbereitet«, antwortete ich, »und ich staune über Ihre geschickte Montage, aber auch über die Einseitigkeit der Bilder.« Ich war mir nicht sicher, wie sie meine Bemerkung aufnehmen würde. Amanda sah mich lächelnd an und sagte: »Sie sehen immer beide Seiten – *und* anstatt *entweder-oder*, Dr. Herzog. Wie und warum machen Sie das? Ich kann mir vorstellen, wie Sie Musik komponieren und wie Sie diese Musik dirigieren würden. Hier sind Sie der Dirigent, aber kein diktatorischer.«

Amanda bekannte, dass sie mir über Arturo nicht die volle Wahrheit gesagt hatte. In Wirklichkeit kannte sie ihn schon lange, wesentlich länger als Hans. Er war ihr Lehrer gewesen, bevor er ihr Liebhaber wurde, und hatte serbische Vorfahren wie ihr Großvater mütterlicherseits. Dies war der zweite Hinweis auf Serbien. »Sie waren allesamt Faschisten und sind es wahrscheinlich immer noch«, fügte sie hinzu. »Bereitwillige Helfer der Nazis.« »So habe ich Ihre Botschaft am Schluss des Videos verstanden«, antwortete ich. Hans war eine Komplikation, weil sie seine Sanftheit so anziehend fand. »Übrigens, Sie wissen ja, dass Schubert seine Pädophilie in der *Forelle* thematisiert hat«, sagte sie nun. Ich erinnerte mich vage, etwas in der Richtung gehört zu haben, sagte aber lediglich: »Alles ist komplexer, wenn wir es genauer kennenlernen. Die wunderbarsten und die schmerzvollsten Aspekte der menschlichen Natur sind häufig Bettgenossen.« »Ich hätte es selbst nicht schöner sagen können«, gab Amanda zur Antwort.

Weiterhin sprachen wir über all diese Dinge, und mir schien, dass unsere Beziehung sich veränderte. Amanda schien mich in ihrer Phantasie als weniger sadistisch und fordernd zu erleben. Ich fragte sie, was sie dazu veranlasste, mich »mehr wie Hans und weniger wie Arturo« zu erleben, »mehr als liebevollen Vater statt als sadistischen, fordernden«. Sie antwortete: »Ich glaube, Sie haben gerade die entscheidende Deutung gegeben«, antwortete sie. »Es geht um meinen Vater und meine Mutter. Ich glaube nicht, dass mein Vater ein bisexueller Sadist oder ein Pädaphiler ist. Ich glaube, meine Mutter wünscht sich, dass er es wäre, und er ist in der Lage, sich auf eine Spielebene mit ihr einzulassen. Davon geht auch etwas auf mich über, und er verändert mein Geschlecht. Was halten Sie davon?« »Wir denken dasselbe«, antwortete ich. »Und Sie deuten an, dass Sie das Gleiche mit mir ausprobiert haben, indem Sie versucht haben, wie Ihre Mutter zu sein. Aber dieses Bedürfnis hat sich verändert, je mehr wir erfahren haben.« »Wieder einmal gefällt mir Ihre Musik«, erklärt Amanda. »Ich denke, es ist unsere Musik«, antworte ich.

Wir sollten noch mehr über Amandas intrapsychische Struktur und deren Formulierungen erfahren. Sie beeinflussten ihr Phantasieleben, ihr Verhalten und ihre künstlerische Produktivität. Fasziniert stellten wir fest, dass ihr Eindruck von ihrem Vater immer vielschichtiger wurde. Sie schien in ihre Repräsentation des Selbst-mit-Vater einen entscheidenden weiteren Faktor einzubeziehen – ein Selbst-mit-Mutter-und-Vater-als-Paar. Darüber hinaus begann sich auch eine Rolle der Mutter abzuzeichnen, die meinem anfänglichen Eindruck von ihr entsprach – ob dieser nun trivial und beiläufig oder vorausschauend und eindeutig relevant gewesen war. Unbekannt blieb aber trotz der Andeutungen, die die Mutter bei ihrem Besuch in meiner Praxis gemacht hatte, die Art ihrer Schwierigkeiten, die nun, durch Amandas Beziehung zu ihrem Vater, in Amandas Psyche untergebracht waren. Was hatte Professor J., Amandas Mutter, bei ihrem letzten Besuch in Buenos Aires entdeckt?

Amanda und ich setzten unsere Arbeit zwei weitere Jahre lang fort. In dieser Zeit passierte Vieles. Amanda verfolgte ihren Plan, Medizin zu studieren, und vertiefte ihre Beziehung mit Hans. Sie entdeckte, dass er nicht nur sanft war. Er besaß auch die Stärke, ihr dabei zu helfen, den sexuellen Teil ihrer Beziehung zu Arturo zu beenden. Dank seiner Unterstützung verlief die Trennung friedlicher und einvernehmlicher, als es unter anderen Umständen der Fall gewesen wäre. Hans wollte verstehen, welche Rolle Arturo in Amandas Leben gespielt hatte, worauf sie zurückzuführen war und welche Bedeutungen sie hatte. Amanda war verblüfft und wunderte sich gleichzeitig überhaupt nicht darüber, dass Hans ihr alles geben wollte, was sie sich wünschte, und dass er überdies eigene Wünsche hatte. »Es ist doch wesentlich besser, wenn es wechselseitig ist«, erklärte sie. »Wissen Sie, es gibt bestimmte Dinge, an denen Hans Interesse hat und über die er jetzt erst mit mir spricht. Irgendwie tauchte all dies auf, während wir es zusammen untersuchten.«

Arturo hatte, wie Amanda mir berichtete, gesagt, dass es nicht so einfach sei, auf die Verbindung von Schmerz und Lust zu verzichten, wenn man sie erst einmal kennengelernt habe. Amandas Erfahrungen bestätigten seine Worte. Sie fühlte sich nach wie vor von Themen der Dominanz und Unterwerfung angezogen, und so bestürzend ihr Video in mancherlei Hinsicht sein mochte, war es doch zugleich eine absolut authentische Darstellung wichtiger Aspekte ihrer eigenen Erfahrung. Sie hatte das Gefühl, dass wir diese Selbstanteile, die ihrer Meinung nach auch Anteile ihrer Mutter waren, gemeinsam noch gründlicher kennenlernen könnten. »Doch vielleicht kann ich sie auch erst später zusammen mit Ihnen oder mit jemand anderem analytisch erforschen«, meinte sie. »Arturo hat zu mir gesagt, dass er mich mit Freuden benutzen und missbrauchen wird, wann immer ich ihn vermisse. Ich habe ihm geantwortet, dass ich wahrscheinlich auf sein Angebot zurückkommen werde. Er sagt, dass er einen Steifen bekommt, wenn er nur daran denkt, mich als sein Lustobjekt zu benutzen und zu unterwerfen. Ich versuche, etwas zu klären«, fuhr sie fort, »und vielleicht hat es etwas mit uns zu tun. Wenn Arturo mich von hinten penetriert, tut er mir nicht weh. Er ist behutsam und energisch zugleich. Ich habe mir bisher nie Gedanken darüber gemacht, aber Sie sind genauso. Und eigentlich ist auch mein Vater so, und sogar Hans. Künstlerisch und, wichtiger noch, ganz real war das Entscheidende an dem Bildmaterial in meinem Video, dass es echten Schmerz und nicht männliche Macht als Aphrodisiakum zeigte. Echter Schmerz ist furchtbar.«

Gegen Ende der Behandlung, kurz bevor Amanda und Hans nach Kalifornien zogen, um an der Medical School zu studieren, suchten Celine und Wolfgang mich im Auftrag ihrer Tochter auf.

»Seit Sie sich bereit erklärt haben, mit Amanda zu arbeiten, ist einiges passiert, das für uns alle sehr wichtig ist«, begann Celine. »Ich gehe zwar seit zwölf Jahren zu Dr. L., habe ihr gegenüber aber nie angesprochen, um was ich Wolfgang bitte. Jetzt habe ich angefangen, es zu erzählen.« »Ich habe Gefallen an unseren Spielen entwickelt«, warf Wolfgang lächelnd ein. Celine fuhr fort: »Was ich Ihnen vor drei Jahren, als ich Sie bat, unsere Tochter in Analyse zu nehmen, nicht erzählte, ist Folgendes. Mein Vater führt seit vielen, vielen Jahren ein geheimes Leben und ist in der sadomasochistischen Schwulenszene aktiv. Das war es, was ich damals, bevor ich zu Ihnen kam, herausgefunden habe. Ich wollte meine Emails checken, und dann tauchte irgendwie ein Blog auf, den er schreibt. Zuerst weigerte er sich, mit mir darüber zu sprechen. Er war wütend und meinte, ich hätte herumgeschnüffelt. Langer Rede kurzer Sinn: Ich habe erfahren, dass er seit vielen, vielen Jahren einen homosexuellen Pädophilenring organisiert und leitet. In Argentinien gibt es viele Möglichkeiten, die Gesetze zu umgehen.« Im weiteren Verlauf äußerte sich auch Wolfgang eingehend: »Im Grunde waren es die Aktivitäten deines Vaters, die uns veranlasst haben, Dr. Herzog um Hilfe zu bitten«, sagte er. »Der eigentliche Auslöser aber war Amadeus' Video – so nenne ich Amanda«, erläuterte er. »Wir fanden es absolut schockierend, und wir wussten, dass es irgendwie sowohl mit unserem Spiel als auch mit der grotesken Perversion ihres Großvaters zusammenhängt.« Celine begann zu weinen. Ihr Mann nahm sie sofort in den Arm und sagte: »Wir spielen. Niemandem wird dabei wehgetan. Und die verbesserte Durchblutung des Beckenbodens steigert deine Lust beim Liebemachen. Ich sage es nicht gern, aber er verletzt Jungen und fügt ihnen Schmerzen zu, und er organisiert Verabredungen, damit andere Männer das Gleiche tun können. Als seine Tochter hast du das natürlich irgendwie mitbekommen, und unsere Tochter ist genauso hochsensibel und resonanzfähig wie ihre Mutter – all diese tiefen und verstörenden Strömungen hallen in ihr wider.« »Wie bei Brünnhilde und Wotan«, flüsterte Celine. Sie umarmte Wolfgang und murmelte: »Du bist mein lieber, sanfter Ehemann.«

Dies also war die außergewöhnliche Abstammungslinie – oder zumindest einer der zahlreichen auffindbaren Fäden – einer außergewöhnlichen, komplexen intrapsychischen Welt. Primitivo praktizierte, was bei anderen im Bereich der Phantasie bleibt oder nicht einmal zur Phantasie gerinnt. Im sexuellagggressiven Bereich setzte er seine Absicht durch, den Anderen herabzusetzen und zu erniedrigen. »Arschfick« war der Name eines seiner Blogs. Ein zweiter hieß »Wütend, besoffen und die Peitsche zur Hand«. Unbewusst hatte seine Tochter, die ihren Ehemann zu Spanking-Spielen »einlud«, davon gewusst. Amadeus, der »Knabe«, der in Wirklichkeit Amanda, das »Mädchen« war, »wusste« es ebenfalls. Amanda setzte es mit ihrem Lehrer Arturo in Szene und drehte später das Video. Sie hatte die Phantasie, dass die Übertragung all dies widerspiegeln würde. Sie spiegelte es und spiegelte es gleichzeitig nicht. Amanda verstrickte mich nie in wirklich »strafbare« Interaktionen. Sie konstatierte lediglich, dass ich sexuell fordernd und missbrauchend sei. »Ständig, überall und auf jede erdenkliche Weise« – dieses Credo unterstellte sie mir in Bezug auf mein Bedürfnis zu kommen und mein absolutes Desinteresse an Gegenseitigkeit. Gleichzeitig aber modifizierte sie dies, darin ihre eigene Beziehung zu ihrem Vater und zu der realen Beziehung ihrer Eltern spiegelnd, und wir erforschten gemeinsam, was es mit all dem auf sich hatte.

Väter und Töchter sind oft außergewöhnlich sensibel aufeinander abgestimmt. Darüber, wie das kleine Mädchen seinen Vater mit Weiblichkeit vertraut macht, und über die Art und Weise, wie das Selbst der Tochter auf das väterliche Selbst reagiert, wurde Vieles geschrieben (Herzog, Rossi, Intimitätscoaching). Noch umfangreicher ist die Literatur über den Umgang mit dem heterosexuellen Begehren in dieser überaus wichtigen innerfamiliären Paarung. Ich versuche hier zu illustrieren, dass auch das »Lesen der väterlichen Wünsche« zu den Fähigkeiten der Tochter gehört, und möchte den spezifischen Verlauf erläutern, wenn diese Wünsche tief und gleichzeitig in gewisser Weise gesetzeswidrig sind. Es steht außer Frage, dass Amanda die Behutsamkeit ihres Vaters »las« und dass sie um die Herkunft der Spanking-Spiele wusste. In ihrer Beziehung zu Arturo erlebte sie in weniger bearbeiteter Form, was ihre Mutter über die sexuellen Vorlieben und Praktiken ihres eigenen Vaters wusste. Dieses Wissen floss in das Video ein, das sowohl Amandas Großvater als auch ihren Vater in sich verdichtete und ihr offenbar als Möglichkeit diente, mit der analytischen Erforschung zu beginnen. In unserer gemeinsamen Arbeit probierte sie ihre eigene Selbst-mit-Vater-Repräsentation, aber auch die Selbst-mit-Vater-Repräsentation ihrer Mutter aus. Primitivo und Wolfgang waren in unserem Spielraum genauso präsent wie die aktuelleren Repräsentationen, Arturo und Hans. Ich selbst erlebte eine ungemein mutige junge Frau, die darum kämpfte, in einem Ursumpf unintegrierter sexueller und aggressiver Strebungen Formen des Zusammenseins-Mit und des Lustgewinns zu definieren und zu genießen. Amanda und ich konnten gemeinsam ein solches Explorationssetting, das sich als extrem hilfreich erwies, konstruieren. »Eine Sache wäre da noch zu besprechen«, sagte sie, als wir uns auf den Abschied vorbereiteten. »Diese jüdische Angelegenheit. Mein Vater hat mir immer gesagt, dass es seinem eigenen Vater und im Grunde der gesamten Naziideologie darum ging, jemand anderem die Schuld an den unlösbaren eigenen inneren Konflikten in die Schuhe zu schieben. Ich glaube, dass ich gesagt habe, ich sei jüdisch und wüsste, dass Sie ebenfalls jüdisch seien, war für mich eine Form zu sagen, dass meine Psychologie zumindest partiell von einem ähnlichen Mechanismus okkupiert war und dass Sie und ich sie gemeinsam zu befreien versuchten. Vielleicht meinte ich das, wenn ich Sie als kokett bezeichnete.« »Ich könnte es wie üblich nicht treffender formulieren«, antwortete ich.

Ressentiment ist der Begriff, den Kierkegaard aus dem Französischen übernahm und den später Nietzsche benutzte, um die Liebesbeziehung zwischen einem überaus mächtigen Individuum oder Volk und einem anderen, weniger mächtigen oder machtlosen Gegenüber zu bezeichnen. Alexander und Margarete Mitscherlich beschrieben mit dem Begriff das Dilemma, in dem sich das deutsche Volk nach Hitlers Niederlage wiederfand und das sie als »Unfähigkeit zu trauern« bezeichneten. In der deutsch-serbisch-spanisch-argentinischen Familie von Amanda war etwas von all dem ausgetragen worden. Es gipfelte in Amandas Video sowie in dem Spiel und in der Arbeit der Analyse, zu der es den Anstoß gab. Liebe kann auf mancherlei Weise konstruiert werden. Das Ressentiment war nicht bindend, sondern optional. Amandas Spielraum erweiterte sich und enthielt, wie es immer der Fall ist, all das, was dort aufgetaucht, gereift und verstaut worden war – nun aber erhellt durch Neugier und Mitgefühl und ein kohärentes, das Warum betreffendes Narrativ. Wenn analytische Ko-Exploration möglich ist und realisiert wird, ist ebendies das Resultat. Ermutigt und unterstützt von beiden Eltern konnte Amanda die Chance, die sich in Gestalt der Analyse bot, für sich nutzen; sie ermöglichte es ihr zu klären, womit sie sich in den Bereichen Liebe, Arbeit und Spiel auseinandersetzen musste.

Und wie steht es um den Analytiker? Ein Freund, von Beruf Musiker, äußerte kürzlich im Gespräch den Eindruck, dass das Orchester von seinem Dirigenten »besessen« sei. Ich habe über die Formulierung nachgedacht und mich gefragt, wie sie mit Amandas innerer Welt zusammenhängt. Ich schaute mir einige der Webseiten an, die Amanda in ihrem Video zitierte, und gelangte zu dem Schluss, dass ich möglicherweise von Amandas Psyche und sie von meiner Neugier »besessen« war. Ich empfand das Ansehen dieser Webseiten in weit höherem Maß als eine »Wir«- denn als »Ich«-Erfahrung und war mir fast sicher, dass Amanda unsere Musik dirigiert hatte, auch wenn ich für all die Strömungen offen war, die aus den wechselhaften Beziehungen ihrer Familie in die stürmischen, aufgewühlten, aber auch in die heilsamen Gewässer ihrer eigenen Seelenlandschaft einflossen. Mir fiel etwas auf, das mir wichtig erschien. Sämtlichen Webseiten gemeinsam war die verächtliche Behandlung von Männern und Frauen, deren Gesäß geschlagen wurde. Amandas und meine Arbeit aber war immer frei von Verachtung gewesen. Nach und nach wurden mir die Unterschiede zwischen Amandas Erfahrungen mit ihrem Vater und den Erfahrungen, die ihre Mutter mit ihrem Vater, Amandas Großvater, gemacht hatte, bewusst. Präziser ausgedrückt: die Unterschiede zwischen dem jeweiligen Phantasieleben der beiden Männer, die zugleich Väter waren. Ich staunte angesichts dessen, was wir erforscht hatten, und staunte noch mehr bei der Vorstellung, welch gewaltige Reservoire bislang unerforscht geblieben waren. Ich fragte mich, ob ich beim Betrachten der Videos Verachtung empfand, und prüfte, ob ich Anzeichen für Verachtung in irgendeinem anderen Bereich unserer Arbeit aufspüren konnte. Ich fand die Identifizierung mit dem Gesäß und sogar eine Andeutung der Erregung, die mit Dominanz einhergehen kann, ich fand aber nichts von jener verächtlichen Geringschätzung in irgendeinem Aspekt unserer Zusammenarbeit. Es war, als hätten Amanda und ihr Vater etwas Hartes erweichen lassen. In diesen Prozess waren auch Amandas Eltern einbezogen. Sie alle waren daran beteiligt, den Hass, der Primitivos Sexualleben durchdrang, zu zähmen, indem sie seine – mutmaßlichen – realen strukturellen Determinanten in gemeinsam konstruierten Spielräumen zu modulieren und zu repräsentieren versuchten. Vielleicht war ich tatsächlich der Regisseur unserer analytischen Arbeit, doch die Themen und Variationen, die wir erforschten, waren in Amandas Familie komponiert worden – im Laufe mehrerer Generationen und auf mehreren Kontinenten. Unser gemeinsames analytisches Musizieren spiegelte all diese Perturbationen und Restitutionen wider.

Drei Jahre, nachdem wir unsere Arbeit beendet hatten, schrieb mir Amanda aus Argentinien. Die ganze Familie einschließlich Hans war in Buenos Aires, wo eine Feier zu Ehren ihres Großvaters stattfand, der zusammen mit dem Erzbischof ein Programm zum Schutz eingeborener Kinder vor sexuellem Missbrauch und körperlicher Misshandlung gegründet hatte. Amanda schrieb, dass unsere Erforschung der inhärenten menschlichen Komplexität ihr Mantra bleibe. Sie berichtete mir, dass ihr Video, das ihre Eltern so sehr alarmiert hatte, jüngst als »ein ironischer feministischer Klassiker« mit einem Preis ausgezeichnet worden sei. »O Tempora, o mores«, fügte sie hinzu. Ihrem Brief lag ein Foto bei, überschrieben mit: »Mein abstoßender und herausgeputzter Großvater neben dem demütigen Prälaten«. »Erinnern Sie sich an Schubert und die *Forelle*«, schloss sie, einhergehend mit der Bitte, die Arbeit mit mir fortsetzen zu dürfen, wenn sie nach Boston käme, um eine Assistenzstelle anzutreten.

Übersetzt von Elisabeth Vorspohl, Bonn

Literatur

Herzog, J. M. (1983): A neonatal intensive care syndrome: A pain complex involving neuroplasticity and psychich trauma. In: Call, J. D. et al. (Hrsg.): *Frontiers in Infant Psychiatry*. New York (Basic Books): 291–300.

Aydan Özdaglar

Wer oder was bin ich?

Ein Versuch über die Bedeutung der kulturellen Identität in der psychoanalytischen Therapie

Während das Thema »Migration« in Bezug auf die Behandlung von Migranten der ersten, zweiten und dritten Generation der »Gastarbeiter« erst im letzten Jahrzehnt vermehrt auf psychoanalytischen Tagungen aufgenommen wurde, kamen im gleichen Zeitraum neue Arbeitsmigranten im Rahmen der Globalisierung, internationale Studierende im Rahmen der »Bolognisierung« und Flüchtlinge und Vertriebene aus kriegsführenden Ländern nach Deutschland. Auch wenn diese Entwicklungen die Auseinandersetzung mit spezifischen Fragestellungen in der psychotherapeutischen Behandlung dieser Klientel dringend erfordern, überweisen viele deutsche Kollegen weiterhin lieber zu kulturgleichen Psychotherapeuten, weil sie glauben, sich mit dem kulturellen Hintergrund solcher Patienten nicht auszukennen und sich nicht ausreichend in sie einfühlen zu können (s. dazu Charlier, 2011).

Ich will mich im Folgenden mit der Bedeutung der kulturellen Identität und ihrer Rolle im psychoanalytischen Prozess beschäftigen, wobei ich mich auf die psychotherapeutische Arbeit mit türkischen Migranten beschränken werde. Dabei geht es mir nicht nur darum, dass es sich um die größte Migrantenpopulation in Deutschland handelt, sondern auch darum, dass der islamische Hintergrund der Türkischstämmigen besonders zu ihrer Diskriminierung beiträgt.

Auf wissenschaftlicher Ebene wurde unter europäischen Psychoanalytikern in jüngster Zeit die alte Diskussion wieder aufgenommen, ob die psychoanalytische Methode, die auf jüdisch-christlicher Tradition basiert, in gleicher Weise bei Muslimen angewandt werden könne (Davids, 2014). Die Frage basiert auf der Überlegung, dass, gemessen am Bevölkerungsanteil in den europäischen Ländern, sich weniger Muslime für eine psychoanalytische Ausbildung interessieren oder eine psychoanalytische Behandlung aufsuchen als Juden oder Christen. Psychoanalytiker mit eigenem muslimischem Hintergrund, die selbst Migranten sind, können für solche Fragestellungen ihre bikulturelle Kompetenz nutzen, um sozusagen einen Standpunkt in einem Anteil ihrer kulturellen Identität einzunehmen, von dem aus sie ihren anderen kulturellen Anteil wie von außen beschreiben können. Auch wenn die genannte Fragestellung primär unmöglich erscheint, weil der Einfluss des religiösen Hintergrunds auf die psychosexuelle Entwicklung nicht von soziologischen, geographischen, pädagogischen und anderen Einflüssen getrennt werden kann, können solche Untersuchungen sicher dazu dienen, ein breiteres Problembewusstsein zu schaffen.

Während solche Diskussionen in Europa immer orthodox gläubige Muslime avisieren, beanspruchen diese genauso selten psychoanalytische Behandlung wie orthodox gläubige Juden oder Christen. In der Türkei, im Iran, im Libanon oder in Tunesien entstehen psychoanalytische Arbeitsgruppen, deren Entwicklung von der Internationalen Psychoanalytischen Vereinigung gefördert wird (Preta, 2010). Patienten, die in diesen Ländern psychoanalytische Therapie aufsuchen, gehören, wie die dortigen Psychotherapeuten auch, einer gebildeten, meist wohlhabenden Bevölkerungsschicht an und empfinden sich in ihrem Selbstverständnis als ebenso westlich wie hiesige Patienten und Kollegen.

Fragen, die sich mit dem psychotherapeutischen Behandlungsprozess beschäftigen, bedürfen der Darstellung der therapeutischen Beziehung, um Übertragungs- und Gegenübertragungsprozesse beschreiben zu können. Kulturelle Fragen spielen in diese Prozesse hinein, gehen aber, da sie Teil der jeweiligen Identität der Beziehungspartner sind, nicht darin auf. Sie gehören vielmehr zur jeweiligen Realität des Patienten *und* des Psychotherapeuten, weswegen sie in psychoanalytischen Arbeiten selten beschrieben werden. Weiterhin stellen sich diese Prozesse unterschiedlich dar, je nachdem, welchen kulturellen Hintergrund Psychotherapeut und Patient jeweils mitbringen.

Akhtar nennt verschiedene Punkte, die in der kultursensiblen psychotherapeutischen Arbeit beachtet werden sollten. Der Therapeut, der selbst Migrant sei, müsse gegenüber dem einheimischen Patienten kulturelle Neutralität wahren, hinterfragen, warum der Patient gerade ihn ausgesucht habe, interkulturelle Hinweise in der tiefen Übertragung untersuchen, sich der schwierigen Aufgabe, eine Analyse in einer Fremdsprache zu führen, bewusst sein. Wenn er mit Patienten gleicher kultureller Herkunft arbeite, müsse er gemeinsame kulturelle Projektionen vermeiden, Unterschiede, wie weit ein jeder der Beziehungspartner in der Zuwanderungsgesellschaft integriert ist, beachten und nicht mit dem Patienten in nostalgischen Erinnerungen bezüglich der gemeinsamen Heimat schwelgen (Akhtar, 2011: 216). Akhtar geht davon aus, dass die Arbeit mit kulturgleichen Patienten den Analytiker seinen einheimischen Kollegen, die gewohnt seien, mit kulturgleichen Patienten zu arbeiten, näherbringe (ebd.: 227). In diesem Punkt stimme ich mit seiner Einschätzung nicht überein, weil ich denke, dass die Falldarstellung eines kulturgleichen Patienten vor einheimischen Kollegen den Analytiker, der selbst Migrant ist, diesen sogar entfremdet. Zum einen können einheimische Kollegen sich bezüglich kultureller Hinweise in der beschriebenen Dynamik ausgeschlossen fühlen. Zum anderen werden sie an die kulturell fremde Herkunft ihres Kollegen erinnert, den sie im Kollegenkreis üblicherweise nicht als »fremd« wahrnehmen. Das Gefühl des Ausgeschlossenseins kann, wenn die vorgestellte Analyse in der Muttersprache geführt wird, verstärkt sein, weil sozusagen eine doppelte Übersetzung erfolgen muss: Neben der »Übersetzung« des Unbewussten muss aus einer anderen Sprache übersetzt werden. Dabei muss der einheimische Analytiker die Richtigkeit der sprachlichen Übersetzung hinnehmen, ohne sie selbst überprüfen zu können.

Amati-Mehler et al. meinen, dass Analytiker, die sich mit Polylingualismus in der Psychotherapie beschäftigten, es für notwendig erachten, über sich selbst zu schreiben, wobei sie sehr viel offener und affektgeladener von ihren eigenen Erfahrungen berichten, als dies gewöhnlich in psychoanalytischen Protokollen der Fall sei. Sie folgern daraus, dass das Problem »Muttersprache oder Fremdsprachen« eng mit der Entwicklung der eigenen Lebensgeschichte und Identität des Analytikers zusammenhänge, weswegen sich die Erfordernis und das Bedürfnis nach Selbstanalyse mit noch größerem Nachdruck stelle als ohnehin üblich (Amati-Mehler et al., 2010: 124). Auch in Arbeitsforen zur Migration, die der Beschäftigung mit dem kulturellen Hintergrund des Patienten Raum geben, erleben wir immer wieder, dass Kollegen sich nicht nur mit dem Ort, an dem sie arbeiten, vorstellen, sondern auch ihr Geburtsland oder ihre Herkunftskultur benennen. Bei der in psychoanalytischen Kreisen gewohnten Abstinenz wirkt solches Vorgehen wie eine Selbstoffenbarung, wobei die Kollegen in den genannten Diskussionen eher einen erleichterten Eindruck machen. Ich verstehe dies so, dass es als wohltuend empfunden wird, wenn die eigene Zerrissenheit zwischen zwei Kulturen, die sonst in Fachdiskussionen nicht zur Sprache kommt, wenigstens einmal ausgesprochen werden kann. Cheng spricht von einem inneren Bilingualismus bei Chinesen, weil die ideographische Sprache völlig unabhängig vom gesprochenen Wort sei. Im Französischen habe er nur den luziden, rationalen, alles analysierenden Teil seiner selbst unterbringen können, während ein anderer Teil, der mit seinen Wünschen, Phantasien und Ereignissen seiner Vergangenheit beladen war, in seiner Muttersprache verdrängt blieb, die er in Frankreich nur selten sprechen konnte. Mit den Bezeichnungen »inneres Exil«, »Abgrund« und »Riss«, mit denen er seine Position als die eines Menschen zwischen zwei Sprachen beschreibt, benutzt er Worte, »die mit einer äußerst traumatischen und konkreten Bedeutung beladen sind« (zit. n. Amati-Mehler et al., 2010: 132).

Als eine deutsche Kollegin mich inständig bat, Meral einen Vorstellungstermin zu geben, war diese gerade aus Istanbul zurückgekehrt, wo sie an den Gezi-Protesten teilgenommen hatte. In diesen hatten sich 2013 westlich eingestellte, vorwiegend jugendliche Türken gegen die Einmischung der islamisch orientierten Regierung in ihre Privatsphäre gewehrt (Einschränkung des Alkoholverkaufs, Verbot geschlechtlich gemischter Studierendenwohnheime und

Wohngemeinschaften, Empfehlung der Drei-Kind-Familie durch den damaligen Premier Erdogan). Meral war Opfer der heftigen Tränengasattacken der Polizei geworden und hatte Panikattacken entwickelt, die auch nach der Rückkehr nach Deutschland anhielten.

Ich selbst hatte mich zu Beginn der Proteste wegen einer Fachtagung in Istanbul aufgehalten, die wegen der lautstarken Demonstrationen abgebrochen wurde. Bei einem Spaziergang mit einer Kollegin hatten wir uns verlaufen und waren unter die Protestierer geraten. Die Menschenmassen hatten uns körperlich vor die bereitstehenden Wasserwerfer der Polizei gedrückt und wir hatten große Angst empfunden, dass jemand aus der Menge eine Polizeiattacke provozieren könnte.

Meral erzählte, dass sie Opfer der massiven Tränengaseinsätze geworden war und die Bilder nicht vergessen konnte. Vom Erstgespräch an verband uns nicht nur die gemeinsame türkische Sprache und die gemeinsame politische Einstellung gegen die Islamisierung der Türkei; ich sah ihre Bilder in meiner Erinnerung und empfand meine Angst, von der sie selbst, bezogen auf die auslösende Situation, nicht berichtete.

In den letzten 30 Jahren hat sich in Deutschland eine Vorstellung von »Türken« etabliert, die sich vorwiegend an den im eigenen Lande befindlichen Migranten orientiert. Dabei hat sich durch anhaltende Rückkehr in die Türkei und neue Zuwanderung nach Deutschland die Migrantenpopulation ständig verändert. Unter den frühen Generationen der türkischen »Gastarbeiter« waren Studierende und intellektuelle Städter, die nach Deutschland gekommen waren, um in der Türkei politischer Verfolgung zu entkommen. Manche von ihnen kehrten wieder in die Heimat zurück, um sich dort eine neue Existenz aufzubauen, manche integrierten sich ohne große Schwierigkeiten in Deutschland, weil sie bereits in der Türkei westlich und säkular gelebt hatten. Die nachfolgenden Entwicklungen innerhalb der türkischstämmigen Population in Deutschland in Kürze nachzuzeichnen, ist nicht ohne Verfälschung möglich, weil die gesellschaftlichen Prozesse im Rahmen der Konstruktion des neuen Europa und der Globalisierung eng miteinander verflochten sind. Ich möchte nur einen hier relevant erscheinenden Gesichtspunkt herausgreifen: Änderungen der Ausländergesetze in Deutschland bedingten, dass immer ärmere und ungebildetere Schichten aus ländlichen Gebieten der Türkei durch Verheiratung der Kinder innerhalb der eigenen Familie und Familiennachzug nachrückten. Weiterhin kamen viele türkische Kurden als Asylsuchende nach Deutschland. Ein Großteil dieser Menschen konnte in Bezug auf Ausbildung und Arbeitsbeschaffung nicht mit den veränderten Anforderungen des Arbeitsmarktes (Computerisierung, Rationalisierung etc.) Schritt halten. Die dadurch entstehende Unmöglichkeit, sich in Deutschland zu integrieren, rief stärkere Zuwendung zur Herkunftsreligion Islam hervor. Das Tragen des Kopftuchs in der muslimischen Ausführung diente nicht mehr nur dem Verdecken der Haare, sondern wurde zur politischen Aussage, ähnlich dem »black is beautiful« der Afroamerikaner in den 1960er Jahren.

Meral stammte aus einer gebildeten Familie, die in der Lage war, ihr Studium in Deutschland zu finanzieren. Sie hatte bereits Auslandserfahrung in den USA gesammelt, wo sie sich willkommen und dazugehörig gefühlt hatte. Die meisten Professoren und Studierenden an der Universität hätten Erfahrungen mit türkischen Studenten gehabt und hätten sie freudig begrüßt. Nach Deutschland sei sie wegen der Anschläge des Nationalsozialistischen Untergrunds mit einem beklemmenden Gefühl aufgebrochen. In der Universität angekommen, sei ihre Angabe, dass sie Türkin sei, meist mit Verwunderung aufgenommen worden.

In ihrem dritten Jahr in Deutschland war Meral ausgewählt worden, um auf einer internationalen Tagung einen Vortrag zu halten. Als der moderierende Professor sie vorgestellt habe, erzählte sie, habe er kommentiert, dass vor zehn Jahren Türkinnen in Deutschland lediglich Putzfrauen gewesen seien und dass es ungewöhnlich sei, dass sie inzwischen schon als Wissenschaftlerinnen aufträten. Über das Mikrofon habe er sie dann gefragt, ob sie sich in Deutschland diskriminiert fühlte. Sie sei zur Salzsäule erstarrt und habe nicht antworten können, erzählte sie und könne nicht mehr erinnern, wie sie die anschließende Präsentation gemeistert habe.

Göle beschreibt, wie die im Alltag sichtbare Verschleierung der Frauen im öffentlichen europäischen Raum Einzug hielt und westliche Vorstellungen von Emanzipation und Sexualität auf den Kopf stellte (Göle, 2008). Europäerinnen meinten, ihre erreichten Erfolge bezüglich der weiblichen Emanzipation verteidigen zu müssen, und wollten den Musliminnen nicht glauben, dass diese das Kopftuch freiwillig anlegten, um sich bewusst von der westlichen Umgebung abzugrenzen. Die hier angesprochenen Kopftuchträgerinnen waren junge Vertreterinnen der zweiten Migrantengeneration, die ihre Schulbildung dazu nutzten, sich selbst über den Islam zu informieren. Sie konfrontierten nicht nur die umgebende Gesellschaft, sondern auch ihre eigenen Eltern damit, dass sie lediglich althergebrachten Konventionen folgten, ohne deren Inhalte zu hinterfragen. In der deutschen Gesellschaft hatten sich inzwischen feste Vorurteile über türkische Elternhäuser gebildet. Der türkische, insbesondere der islamische Hintergrund galt als »Hort des Patriarchalismus, der Frauenfeindlichkeit und der häuslichen Gewalt« (Schiffauer, 2002).

Meral hatte eine kleine Wohnung bezogen, in der ihr der Hausmeister als erstes die Hausordnung mit den Regeln der Mülltrennung vorgehalten hatte. Da diese nur in deutscher Sprache aufgeführt waren, hatte sie sie nicht verstanden, hatte die ganze Angelegenheit nicht ernst genommen und hatte ihren Müll nicht getrennt. Eines Tages hatte der Hausmeister mit ihrer Müll-

tüte in seiner Hand bei ihr geklingelt und hatte geschimpft, dass es so nicht ginge. Meral, die sehr leistungsbezogen und darauf bedacht war, möglichst alles richtig zu machen, hatte vor dem Hausmeister, einer, wie sich später herausstellte, deutlichen Vaterfigur, Angst bekommen. Sie habe nicht verstehen können, erzählte sie, dass der Hausmeister ihren Müll durchsuchte, habe paranoide Ängste entwickelt und habe sich danach ständig beobachtet gefühlt. Ich hörte, dass sie fürchtete, dass ich ihr Vorwürfe machen könnte, dass sie ihren psychischen Müll so ungeordnet bei mir ablud. Eine entsprechende Deutung zu diesem Zeitpunkt in den Anfängen der Therapie hielt ich jedoch nicht für angebracht, zumal Meral mich darauf hinwies, dass sie eine solche Deutung als verfolgend empfinden würde. Ich gebe zu, dass ich beim Zuhören auch schmunzeln musste. Ich entschied mich, Meral zu sagen, dass Freiburg als die Hochburg der Grünen bekannt sei und Nachbarstreitigkeiten wegen der Mülltrennung auch unter Deutschen existierten, was sie in ihrer Kränkung wegen der fehlenden Deutschkenntnisse entlastete.

Auch in fachlichen Diskussionen mit deutschen Psychotherapeuten zeigen sich Vorurteile, die sich vom Gefühl der Bedrohung durch den Islam bezüglich der im Westen erreichten Individualität und sexuellen Freiheit zu einer nostalgischen, aber auch neidischen Idealisierung eines vermeintlich besseren Familienzusammenhalts in muslimischen Familien erstrecken. Erst wenn die Ebene der Vorurteile überwunden werden kann, können eigene kulturelle Werte in Erinnerung gerufen und in ihrer strukturierenden Funktion wahrgenommen werden. In Deutschland wird z. B. der Jahresrhythmus durch christliche Feiertage wie Ostern, Pfingsten und Weihnachten bestimmt. Kindheitserinnerungen sind häufig mit Familienzusammenkünften zu religiösen Ritualen wie Taufe, Kommunion oder Konfirmation verbunden. Für Indien beschreibt Akhtar, der Hinduismus sei so allgegenwärtig, dass es keine reinen religiösen Minderheiten gebe, sondern nur Hindu-Hindus, Hindu-Muslime, Hindu-Christen, Hindu-Juden und Hindu-Sikhs. Seine eigene Mutter sei zwar Muslimin, aber angepasst an ihre Umwelt eine »Hindu-wanna-be« gewesen (Akhtar, 2012).

Während der muslimischen Fastenzeit traf sich Meral mit anderen türkischen Studierenden zum Picknick. Da sie alle nicht gläubig waren, nahmen sie keine Rücksicht auf die Uhrzeit und tranken selbstverständlich Alkohol. Ein weiterer türkischer Student, der der Gruppe bekannt war, stieß am späten Abend dazu, ließ sich seufzend nieder und sagte, jetzt könne er endlich sein Bier zu sich nehmen. Er erzählte, dass er von einer anderen türkischen Studentengruppe zum Grillen eingeladen worden war und erst, als er dort ankam, bemerkt hatte, dass es sich um gläubige Studenten handelte, die sich zum Fastenbrechen versammelten. Zur allgemeinen Belustigung berichtete er, dass er sich nicht getraut habe, seine mitgebrachte Dose Bier in diesem Kreis zu trinken. Meral, Tochter feuriger Republikaner, entgegnete darauf, sie hätte die Bierdose erst recht herausgeholt, um den gläubigen Studenten das Bier genüsslich vorzutrinken. Diese Aussage habe eine heftige Diskussion hervorgerufen, erzählte sie, in deren Verlauf sich alle gegen sie gewandt hätten, sodass sie sich ausgeschlossen gefühlt habe. Alle anderen Studenten hatten vertreten, dass man religiöse Gefühle respektieren und in einer solchen Situation auf Alkohol verzichten müsse.

Was in der Diskussion über die türkischen Migranten in Deutschland wenig beachtet wird, ist, dass sie aus einer als jung zu betrachtenden Republik kommen. Die laizistische türkische Republik wurde 1923 ausgerufen, nachdem das Osmanische Reich, einst Zentrum der islamischen Macht, zusammengebrochen war. Das bedeutet, dass der türkische Stolz auf die moderne Republik mit dem Verlust der vorherigen Herrschaft über weite Teile des heutigen Europa verbunden ist. Ein Trauerprozess bezüglich dieses Verlustes konnte, weil das Vergangene als selbstzerstörerisch und rückständig definiert wurde, nie aufgenommen werden. So wie die ausbleibende Trauer in eine leidenschaftliche Identifizierung mit dem westlich-modernen Republikgründer Mustafa Kemal Atatürk verkehrt wurde (dessen Bildnisse in der modernen Türkei genauso allgegenwärtig waren wie frühere islamische Zeichen), versucht die islamisch geprägte Regierungspartei aktuell, die Republikgründung ungeschehen zu machen und an die alte, glorreiche Zeit anzuknüpfen. Wenn wir uns vergegenwärtigen, welchen Stellenwert 70 Jahre nach Kriegsende die Bewältigung der Traumatisierung, die durch den Naziterror hervorgerufen wurde, in der heutigen deutschen Psychoanalyse einnimmt, können wir uns vorstellen, wie es Psychotherapeuten in der Türkei gehen muss, die in einem Land leben, in dem aktuell eine öffentliche Auseinandersetzung mit den dunklen Seiten der eigenen Vergangenheit nicht möglich ist, weil sie juristisch verfolgt werden können. Es geht aber nicht nur um Verbote in der äußeren Realität, sondern auch um den eigenen Umgang mit geschichtlichen und kulturellen Fakten. Sowohl in analytischen Psychotherapien als auch in Lehranalysen, die in der Türkei durchgeführt werden, werden kulturelle Unterschiede, die zwischen verschiedenen Religionen, Ethnien oder sozialen Klassen auch im eigenen Land Ausschluss bedingen, nicht angesprochen. Intellektuelle Türken, d. h. auch Psychotherapeuten, die sich als laizistisch und demokratisch einstufen, betonen, dass sie nicht gläubig seien und entwerten gläubige Türken als ungebildet und rückständig (Cagatay, 2008). Dabei übersehen sie, wie stark sie selbst an muslimischen Gebräuchen festhalten, die Teil des türkischen Alltags sind. Resultierend aus der islamischen Verankerung der Alltagskultur handelt es sich dabei nicht nur um Feiertage, sondern um ein »way of doing things« (Schiffauer, 2002), eine innere Haltung, in der bestimmte vorgegebene Benimmregeln selbstverständlich sind (wie z. B. Respekt gegenüber Älteren, Achtung gegenüber sozial höher Gestellten, Gehorsam gegenüber Autoritäten). So wird von den säkularen Türken in der westlich-modernen Einstellung ein Teil der eigenen kulturellen Zugehörigkeit verleugnet, ohne dass dies bewusst wahrgenommen werden kann.

Während Meral das oben wiedergegebene Ereignis erzählte, war sie immer noch aufgebracht. Sie erzählte diese Geschichte mir als westlich eingestellter Türkin und erwartete, dass ich ihre säkularen Ansichten teilte. Ich sollte mich mit ihr gegen die anderen türkischen Studenten verbünden, nicht nur gegen die Gläubigen, die fasteten und die sie ohnehin entwertete, sondern auch gegen ihre gemäßigt gläubigen Freunde, die anderer Meinung waren. Die kulturell konnotierte Geschichte transportierte ihren Verschmelzungswunsch mit der Mutter ihrer frühen Kindheit, der aus der bisherigen therapeutischen Arbeit bereits bekannt war. Es lag nahe, die kulturellen Zusammenhänge außer Acht zu lassen und den Verschmelzungswunsch zu deuten. Ich hielt jedoch die beschriebene Situation für wichtig und fragte, ob sie wisse, warum sie sich so stark aufregt. Nach der zu erwartenden Antwort, dass Alkohol nichts mit Gläubigkeit zu tun habe, erklärte ich ihr, dass das Ausmaß ihrer Erregung mich annehmen ließ, dass in der geschilderten Situation etwas Unbewusstes in ihr angesprochen war, das sie vehement abwehrte, und äußerte die Idee, dass sie möglicherweise ein schlechtes Gewissen plagte, weil sie sich nicht an die Fastengebote hielt. Auch wenn sie erstaunt schien, wehrte sie die Idee nicht ab und begann zu überlegen, warum sie ein schlechtes Gewissen haben könnte. Schließlich erinnerte sie ihre geliebte Großmutter, die gläubig war, was sie bisher nie erwähnt hatte.

Nicht nur die Migration, sondern schon der Aufenthalt in einem fremden Land kann zur Wahrnehmung eigener kultureller Besonderheiten dienen. Das Gefühl für eine kulturelle Identität wird für gewöhnlich durch Fremdzuschreibung ausgelöst. Indem die Einheimischen dem Migranten Unterschiede spiegeln, die sie als »fremd« wahrnehmen, zwingen sie ihn zu einem reflexiven Blick auf sich selbst. Handelt es sich um eine diskriminierende Fremdzuschreibung, so sieht sich der Migrant kollektiv in ein Verhältnis zu anderen Personen gesetzt, von denen er sich im eigenen Land vielleicht abgegrenzt hätte. Dies zwingt ihn neben der Auseinandersetzung mit seiner Herkunftskultur auch dazu, politische, soziale, religiöse und andere Einstellungen infrage zu stellen, die in der Heimat nicht hinterfragt worden wären, was eine beträchtliche Verunsicherung des Selbstbildes nach sich ziehen kann.

In der nächsten Stunde berichtete Meral, dass sie mit ihrer Mutter telefoniert und ihr von meiner Idee, dass sie ein schlechtes Gewissen haben könnte, erzählt habe. Ihre Mutter habe mit großem Zorn reagiert und habe ihr aufgetragen, mir auszurichten, dass ihre Familie in der vierten Generation säkular lebe und seit Jahrzehnten nicht faste. Während die Mutter fürchtete, dass ihre Tochter falsch behandelt würde, hatte die Patientin, nachdem ich nicht auf ihren Verschmelzungswunsch eingegangen war, sich an ihre Mutter gewandt und vermittelte mir nun deren Kommentar, der entwertend und belehrend klang. Anschließend machte sie sich wieder über die Ansichten ihrer Mutter lustig, um sich erneut mit mir gegen diese zu verbünden. So spiegelte sie die Dynamik wider, die sie zwischen ihrem Vater und ihrer Mutter gewohnt war.

Es mag schwierig erscheinen, sich in einer solchen psychischen Dynamik für eine bestimmte Intervention zu entscheiden. Mir fiel auf, dass die Patientin die Großmutter als gläubig erinnert hatte, ihre Mutter aber davon sprach, dass die Familie in der vierten Generation säkular sei. Also interessierte ich mich für das Verhältnis zwischen Mutter und Großmutter und fragte nach, wie sich die beiden vertrugen. Diese naiv gestellte Frage eröffnete das Tor in eine komplizierte Familiengeschichte, zu der die Zwangsverheiratung der Großmutter gehörte. Unter dieser hatte nicht nur die Großmutter zeitlebens gelitten, die Mutter der Patientin hatte sich, solange die Großmutter lebte, bemüht, deren Trauma wiedergutzumachen. Sie hatte versucht, jeden Wunsch der Großmutter zu erfüllen, und bewusst darauf geachtet, dass in der weiblichen Linie der Familie nie wieder Gewalt gegen die als schwächer angesehene Weiblichkeit angewandt werden sollte. Die eigene Tochter, meine Patientin, sollte immer alles frei wählen können. Deswegen hatte die Mutter sich herausgehalten, als der Vater der Patientin bestimmen wollte, wo und was die Patientin studieren sollte, um den Zwang, den der Vater aufbaute, nicht zu unterstützen. Meral hatte sich dadurch nicht in ihrem Widerstand gegen den Vater unterstützt gefühlt. Diese Erinnerungen, die im Zusammenhang mit der Geschichte der Großmutter aufkamen, deutete ich zusammenfassend: »Sie sind zwar nicht gegen Ihren Willen verheiratet worden, aber Sie mussten gegen ihren Willen etwas studieren, das Sie nicht wollten!« Meral überlegte daraufhin, wie sich unter der westlich-modernen, republikanischen Einstellung ihrer Eltern zwar die Inhalte geändert hatten, aber nicht der Erziehungsstil. Trotz bewusst guten Willens der Mutter hatte sich der Wiederholungszwang durchgesetzt und die Patientin hatte jahrelang unter dem ungewünschten Studienfach und dem Gefühl, von ihrer Mutter allein gelassen worden zu sein, gelitten. Dass die Mutter sie nicht vor den Wünschen des Vaters geschützt hatte, hatte sie als Strafe für ihr ödipales Begehren empfunden.

In der Beschäftigung mit der Frage, ob Psychoanalyse eine Wissenschaft oder eine Kunst sei, schreibt Ungar, dass der Psychoanalytiker seinem Patienten in Gestalt der Deutung Mutmaßungen anbiete, mit denen dieser psychisch arbeiten solle. Im Unterschied zu einer wissenschaftlichen Hypothese, die taxativ ausfalle, gehe die imaginative Mutmaßung von einer Unklarheit aus, die im Moment der Deutung eine behutsamere Haltung nach sich ziehe. In diesem Sinne seien Formulierungen wie: »Mir scheint…«, »Ich denke, dass…« oder »Wir könnten uns vorstellen, dass…« keine bloßen diplomatischen Strategien, die den Analytiker bescheidener erscheinen lassen, »sondern Aussagen, die uns unser ganzes wesentliches Unvermögen vor Augen führen, eben nicht alles wissen zu können« (Ungar, 2015).

In der Annahme, dass der kulturgleiche oder muttersprachliche Psychotherapeut den Patienten grundsätzlich besser verstehen könne, ist der omnipotente Wunsch enthalten, dass ein vollkommenes Verständnis in der analytischen Beziehung möglich sei. Interessant erscheint dabei, dass das Nichtverstehen auf das konkret Fremde projiziert wird, als ob in kulturgleichen Analysen immer alles verstanden würde. Eine solche Einschätzung übersieht vor allem die Gefahr gemeinsamer kultureller Skotome. So klagten bereits mehrere meiner deutschen Patienten, die in einer streng christlichen Familie oder einer christlichen Sekte aufgewachsen waren, dass die Auswirkungen, die ihre religiöse Erziehung auf ihre psychosexuelle Entwicklung gehabt habe, von ihrem früheren deutschen Analytiker nicht analysiert worden seien. Aus der Katamnesestudie der Deutschen Psychoanalytischen Vereinigung erinnern wir, dass manche ehemalige Analysanden angaben, ihre traumatischen Kriegserlebnisse seien nicht ausreichend durchgearbeitet worden (Leuzinger-Bohleber, 2003). Insofern könnte man sogar überlegen, ob nicht die psychotherapeutische Arbeit mit kulturell Fremden besonders geeignet sein könnte, um sozusagen die psychoanalytischen Sinne zu schärfen. Wichtig erscheint vor allem, dass der Psychotherapeut selbst sich von seinem eigenen grandiosen Wunsch, alles verstehen zu müssen, befreien kann. Schon der einheimische Patient kann in dem Psychotherapeuten fremden Lebensbezügen aufgewachsen sein, in einem entlegenen Bundesland, in ländlicher Umgebung, in einer anderen sozialen Schicht. Verständnisfragen zum kulturellen Hintergrund, auch in der Arbeit mit dem kulturgleichen Patienten, sind aber nur möglich, wenn der Psychotherapeut selbst seine eigene kulturelle Herkunft nicht ablehnt, bzw. wenn er sich einen konfliktfreien Umgang mit den traumatisierenden kulturellen Einflüssen in seiner eigenen Lebensgeschichte erarbeitet hat.

Kernberg spricht bezüglich sprachlicher Vorgänge in der psychoanalytischen Behandlung von der »Gefahr einer Intoleranz beim Analytiker aufgrund eigener Beschränktheit«. Insbesondere, wenn der Patient mehrsprachig und der Analytiker einsprachig sei, seien die Toleranz gegenüber einem unzureichenden Verständnis in der analytischen Situation und gegenüber den sich daraus ergebenden Folgen für die Übertragung und Gegenübertragung sowie das Bewusstsein von dem schmerzhaften Bedürfnis des Patienten, sich angesichts der beschränkten Aufnahmefähigkeit des Analytikers mitzuteilen, wichtige Aspekte analytischer Arbeit (Kernberg, 2010: 37).

In Deutschland aufgewachsen, spreche ich zwar ausreichend gut Türkisch, war aber, als ich Meral kennenlernte, unsicher, ob meine Sprachkenntnisse gut genug für eine hochfrequente analytische Therapie sein würden. Ich sah keinen anderen Ausweg, als diese Bedenken mit Meral zu teilen, worauf sie entgegnete, dass sie gut Englisch spreche und ich auf Englisch ausweichen könne, wenn mir ein türkisches Wort nicht einfalle. Natürlich galt gleiches Recht für beide, da sie aktuell mehr Englisch als Türkisch sprach. Eines Tages schien Meral, nachdem sie gerade einen Traum erzählt hatte, unter großen Druck zu geraten und nach Worten zu ringen. Schließlich begann sie, die Grundregel wiederholend, dass sie ja immer alles sagen wolle und mir nun deswegen von dem Mann im Traum erzählen müsse, den sie bisher nicht erwähnt habe, weil sie nur »casual sex« mit ihm gehabt habe. Der fremdsprachliche Ausdruck diente in diesem Zusammenhang nicht nur dazu, vermeintliche mütterliche Verbote in Schach zu halten, sondern auch eigene Schamgefühle abzuwehren. Meine entsprechende Deutung ermöglichte zu verstehen, wie sie sich mit dem Übertreten familiärer Anstandsregeln Unabhängigkeit von ihren Eltern suggerierte, sich aber gleichzeitig davon abhielt, sich tatsächlich von ihnen abzulösen.

Vor allem in der psychotherapeutischen Arbeit mit Kindern und Jugendlichen der zweiten Migrantengeneration muss in der Elternarbeit auf deren Angst, dass die psychotherapeutische Arbeit mit einem einheimischen Therapeuten dazu führen könnte, dass sich ihr Kind ihnen kulturell entfremdet, beachtet werden. D. h. bei muslimischen Familien aber nicht nur, dass Eltern fürchten, dass ihr Kind einen freieren Umgang mit Sexualität entwickeln und später sexuelle Freizügigkeit einfordern könnte. Wie in jeder kulturgleichen psychotherapeutischen Beziehung auch, müssen spezifische Erziehungsvorstellungen der Eltern verstanden werden, um deren Einfluss auf die psychische Entwicklung des Kindes nachvollziehen zu können.

Meral hatte inzwischen begonnen, sich mit der Art, wie sie Beziehungen einging, auseinanderzusetzen, und klagte sich selbst an, dass sie, sobald sie einen jungen Mann als möglichen Beziehungspartner ausgemacht habe, sich an ihn hänge wie eine Klette. In der türkischen Redewendung in der gleichen Bedeutung heißt es nicht »wie eine Klette«, sondern »wie ein Blutegel«. Blutegel heißt auf Türkisch »sülük«. Als Meral diese Redewendung gebrauchen wollte, kam sie nicht auf den Ausdruck und ich ergänzte wie ein »sümüklü böcek«, was jedoch Schnecke heißt. Meral übernahm meine falsche Angabe, kam aber am nächsten Tag darauf zurück und wies mich höflich darauf hin, dass es im Türkischen richtig: »sülük gibi« = »wie ein Blutegel« hieß. Ich hatte plötzlich das Bild von meiner Mutter und mir selbst vor Augen, als ich ca. sieben Jahre alt war, kurz nach der Migration nach Deutschland. Während ich mich ängstlich an meine Mutter anschmiegte, stieß mich diese halb scherzhaft, halb ernst, von sich weg und sagte offenbar, ich sollte mich nicht wie ein Blutegel an sie hängen. Ich konnte keine Kränkung erinnern, was wahrscheinlich der scherzhaften Komponente zu verdanken war. Aber ich war mir sicher, dass das Wort »sülük« nicht in meinem türkischen Wortschatz existierte. Also hatte ich mit meinem kindlichen Verständnis immer »sümüklü böcek« verstanden (was in der türkischsprachigen Erziehung scherzhaft benutzt wird, um das Kind darauf hinzuweisen, dass es sich die Nase putzen soll!). Ich war belustigt, dass ich immer von einem falschen Wort in der Redewendung ausgegangen war, und erklärte Meral, dass ich bezüglich der Redewendung offensichtlich auf dem Niveau des kindlichen Wortschatzes hängengeblieben war und dass mir das Wort »sülük« tatsächlich nicht bekannt war. So, sagte ich, lerne auch ich von Ihnen ständig dazu. Meral, die sich in ihrem kulturell üblichen Respekt gegenüber Älteren und Autoritätspersonen schwer getan hatte, mich auf meinen Fehler hinzuweisen, lachte erleichtert und begann, mit meinem Bild zu spielen: »Es stimmt ja auch irgendwie, ich schleime dann herum und hinterlasse eine breite Schleimspur hinter mir.« In meinem erwachsenen Analytiker-Ich bemerkte ich, dass ich, auch wenn ich sicher war, das Wort »sülük« nicht zu kennen, im Bild der Schnecke eher auf das Bild einer adhäsiven Identifizierung ausgewichen war, während der Blutegel eher dem Hinweis auf Grenzüberschreitung entsprach, wie er von Shengold in seinem Arbeit über »rat-people« (1967, 1971) dargestellt wird. Grenzüberschreitungen und intrusives Verhalten hatte es in Merals Kindheit von beiden Eltern ihr gegenüber gegeben. So sehr sie die Verschmelzung mit der frühen Mutter wünschte, so sehr fürchtete sie die Intrusion und fremd gelenkt zu werden. Meinen Gegenübertragungsgedanken nachgehend, musste ich feststellen, dass diese Furcht offensichtlich nicht nur auf Merals Seite war.

Ich möchte mit der Wiederholung des obigen Zitats aus *Das Babel des Unbewussten* schließen, dass das Problem »Muttersprache oder Fremdsprachen« eng mit der Entwicklung der eigenen Lebensgeschichte und der Identität des Analytikers zusammenhängt. Auch wenn der Analytiker schon lange in dem Land, in dem er praktiziert, lebt und die einstige »Fremd-Sprache«, in der er für gewöhnlich arbeitet, besser beherrscht als seine »Mutter-Sprache«, erinnert ihn die eigene Begrenztheit in dieser nicht nur ständig an die endgültige Trennung von der eigenen Mutter, sondern auch daran, dass die Fremdsprache nie die Muttersprache werden kann. So wird der Analytiker in der Arbeit mit kulturgleichen Patienten ständig mit der eigenen Zerrissenheit zwischen zwei Sprachen und zwei Kulturen konfrontiert, in deren einer er sich nicht mehr zu Hause fühlt und in deren anderer er nie einheimisch sein wird. So ist diese Arbeit sicherlich stärker mit einer andauernden eigenen Trauerarbeit verbunden, die jedoch nur, weil es ein Thema gibt, an dem sie beschrieben werden kann, stärker ins Auge sticht als bei der Arbeit mit kulturgleichen Patienten im eigenen Land. Ein Hinweis darauf, dass die andauernde Trauerarbeit auch bei kulturgleicher Therapie im eigenen Land ein notwendiger Teil psychoanalytischen Arbeitens ist, ist eben die Phantasie der Einheimischen, der kulturgleiche Therapeut verstehe den Migrantenpatienten besser. Wie viele Jahre wir wo auch immer praktizieren und wie erfahren wir als Analytiker auch sein mögen: der allzu menschliche Wunsch, vollkommen zu verstehen, bzw. vollkommen verstanden zu werden, scheint auch in uns selbst niemals aufzuhören.

Literatur

Akhtar, S. (2012): *Master Clinicians and Theologians in Dialogue: Salman Akhtar*. https://youtube/Q1iYMMR1kFM.

Akhtar, S. (2011): *Immigration and Acculturation*. Plymouth (Jason Aronson).

Amati-Mehler, J./Argentieri, S./Canestri, J. (2010): *Das Babel des Unbewussten. Muttersprache und Fremdsprachen in der Psychoanalyse*. Gießen (Psychosozial).

Cagatay, S. (2008): *Kemalizm ya da kadinlik: Cagdas kadinin basörtüsüyle imtihani*. Unveröffentliche Diplomarbeit an der Fakultät für Sozialwissenschaften der Bilgi Universität Istanbul.

Charlier, M. (2011): Plädoyer für interkulturelle Psychoanalyse. *DPV-Info*, 51: 48.

Davids, F. (2014): *Identity as a Muslim: A Clinical Exploration*. Vortrag auf der Tagung der Europäischen Psychoanalytischen Föderation in Stockholm.

Göle, N. (2008): *Anverwandlungen. Der Islam in Europa zwischen Kopftuchverbot und Extremismus*. Berlin (Wagenbach).

Kernberg, O. (2010): Vorwort. In: Mehler, J. A./Argentieri, S./Canestri, J.: *Das Babel des Unbewussten. Muttersprache und Fremdsprachen in der Psychoanalyse*. Gießen (Psychosozial).

Leuzinger-Bohleber, M. (2003): Die langen Schatten von Krieg und Verfolgung. Kriegskinder in Psychoanalysen: Beobachtungen und Berichte aus der DPV-Katamnesestudie. *Psyche – Z Psychoanal*, 57: 982–1016.

Preta, L. (2010): *Psiche. Geographies of Psychoanalysis*. Rom (Il Saggiatore).

Schiffauer, W. (2002): *Kulturelle Identitäten*. Vortrag bei den 52. Lindauer Psychotherapiewochen 2002. www.lptw.de/vortraege2002.

Shengold, L. (1967): The Effects of Overstimulation: Rat People. *Int. J. Psycho-Anal.*, 48: 403–415.

Shengold, L. (1971): More about Rats and Rat People. *Int. J. Psycho-Anal.*, 52: 277–288.

Ungar, V. (2015): Der Analytiker und sein Werkzeugkasten. Die Deutung neu erkundet. *Psyche – Z Psychoanal*, 69: 413–435.

Karin Trübel

Meine Heimat ist meine Familie

Migrationsbedingte kumulative Traumatisierung und spätadoleszente Entwicklungskrise

Die Adoleszenz als »zweite Ausgabe der Kindheit«, in der »ein relativ star-kes Es einem relativ schwachen Ich gegenübersteht« (Freud, 1985; Blos, 2001), stellt jeden sich darin befindlichen jungen Menschen vor die schwierige Aufgabe, mit dem in den vorausgegangenen Entwicklungsphasen mehr oder weniger stabil und differenziert entwickelten inneren Strukturen den Heraus-forderungen des Erwachsenwerdens zu begegnen. Die unausweichliche For-derung dieser Entwicklungsphase ist ein innerer Reifungsprozess hin zu einer soweit integrierten Persönlichkeit, damit der Heranwachsende in der Welt der Erwachsenen seine Platz finden und die Aufgaben dieses Lebensabschnitts be-wältigen kann.

Welche Auswirkungen hat es, wenn der äußere Kontext, in dem die innere Entwicklung eingebettet ist, sich immer unvorhersehbar und sprunghaft trans-formiert? Wenn Migrationsherausforderungen und -erfahrungen neben oder zusätzlich zu den je phasenspezifischen Entwicklungsaufgaben bewältigt wer-den müssen? Wenn die Anpassung der Bezugspersonen an die Belastungen und Herausforderungen durch die Migration mehr oder weniger gut gelingt und dies wiederum einen Einfluss darauf hat, wie sie dem Kind oder Jugend-lichen als Gegenüber zur Verfügung stehen, der nie wirkmächtig an der Ent-scheidung der Eltern für die Migration beteiligt sein konnte?

Diese Aspekte möchte ich anhand einzelner Vignetten aus der Behandlung einer bei Beginn der Behandlung 18-jährigen jungen Frau verdeutlichen.

Frau W. stellte sich bei mir vor, nachdem sich die KollegInnen an ihrer Praktikumsstelle in einer Kindertagesstätte besorgt über ihr Essverhalten ge-äußert hatten. Sie selbst habe ihren offensichtlich erneut restriktiven Umgang mit dem Essen nicht wahrgenommen. Wieder habe sie eine Trennung hinter sich, vor zwei Monaten von ihrem letzten Freund, einem fünf Jahre älteren Mann. Trennungen würden ihr insgesamt sehr schwerfallen. Hinzu komme, dass ihre Mutter, zu der Frau W. ein sehr enges und gutes Verhältnis habe, ge-rade für einen Monat bei der Großmutter in England gewesen sei. »Dann war ich die Frau und Mutter im Haus, das war komisch.«

Ein Jahr zuvor habe sie erstmals innerhalb weniger Monate 10 kg abgenom-men. Auslöser sei damals ebenfalls eine Trennung gewesen, die von ihrem damaligen Freund. Diese sei ihr anfangs »auf den Magen geschlagen«, sodass sie nur wenig habe essen können. Dann jedoch habe sie Gefallen am Abnehmen und Dünnerwerden gefunden und das Nichtessen sei schleichend zu einem eigenständigen Problem geworden. Zunächst habe sie sich dies nicht eingestehen wollen. Ihre Mutter, die in ihrer Jugend ebenfalls eine Magersucht gehabt habe, habe »die Zeichen jedoch richtig gedeutet«. Es habe deswegen immer öfter Auseinandersetzungen zwischen ihnen beiden gegeben, sodass sie sich auf Druck der Eltern einmalig in einer Fachambulanz für Essstörungen vorgestellt habe. Zu diesem Zeitpunkt sei sie aber nicht wirklich bereit gewesen für eine Therapie, habe den Termin nur wahrgenommen, um die Eltern zu »befrieden«. Sie habe dann viele Gespräche mit ihren Eltern und ihrem neuen Freund geführt, aus eigenem Antrieb wieder mehr gegessen und zugenommen. Seit etwa sechs Monaten halte sie ein normales Gewicht im unteren Grenzbereich. Sie sei Vegetarierin, esse nach wie vor gezügelt, zähle zwar keine Kalorien, trenne aber zwischen kalorienreichen und -armen Nahrungsmitteln. Sie merke, dass sie in bestimmten Momenten das Gefühl, die Kontrolle zu haben, brauche und dann stolz auf sich sei, wenn es ihr beim Essen bzw. Nichtessen gelinge.

Frau W. litt darüber hinaus unter erheblichen körperlichen Schmerzen, v. a. Kopf- und Hüftschmerzen. Kopfschmerzen habe sie seit dem 13. Lebensjahr. Vor mehreren Jahren sei bei einer Untersuchung nach einem Fahrradunfall die Zufallsdiagnose einer angeborenen Hüftgelenksfehlstellung gestellt worden. Seitdem sei sie mit Unterbrechungen in physiotherapeutischer Behandlung. Vor der Diagnosestellung habe sie keine Beschwerden gehabt, in letzter Zeit leide sie jedoch zunehmend unter Schmerzen, die sie auch von wohltuenden Aktivitäten wie Tanzen abhielten.

Frau W. sei als Kind englischer Eltern Engländerin bzw. habe einen englischen Pass. Geboren sei sie in Deutschland, fühle sich aber nicht als Deutsche. In England fühle sie sich aber auch fremd und eher wie eine Touristin.

Hinsichtlich der familiären Vorgeschichte deutete Frau W. insbesondere bei ihrer Mutter unverarbeitete Brüche und Traumata an und berichtete explizit, dass ihre Mutter, als diese 18 Jahre alt gewesen sei, ihren Vater unerwartet verloren habe. Die Mutter der Mutter habe kurze Zeit danach wieder geheiratet und sei mit ihrem Ehemann nach Südamerika gegangen. Die Mutter der Patientin sei in England geblieben, habe ebenfalls kurz darauf geheiratet. Diese Ehe sei »furchtbar« gewesen, der Ehemann habe sie geschlagen und sei Alkoholiker gewesen. Gegen Ende dieser Ehe sei die Mutter abgemagert. Aus dieser Situation habe der Vater von Frau W. die Mutter »gerettet«.

Der erste Umzug der Eltern von England nach Deutschland sei aus beruflichen Gründen des Vaters erfolgt. Nach einem Jahr sei die erwünschte Schwangerschaft mit Frau W. eingetreten und insgesamt unauffällig verlaufen. Postpartal habe die Mutter längere Zeit unter einer großen Verunsicherung und depressiven Symptomen gelitten, was sich auch auf die Beziehung zu ihrer Tochter und deren frühkindliche Entwicklung bei Frau W. belastend ausgewirkt hat.

Ab dem ersten Lebensjahr habe Frau W. mit ihren Eltern in Malaysia gelebt, wiederum aus beruflichen Gründen des Vaters. Mit dem Umzug nach Malaysia kurz vor ihrem ersten Geburtstag habe die Patientin schlagartig die ersten Sprechversuche eingestellt und erst im Alter von 20 Monaten wieder mit dem Sprechen begonnen, habe dann jedoch schnell ganze Sätze gesprochen. An Malaysia habe Frau W. nur gute Erinnerungen. Sie habe einen englischsprachigen Kindergarten besucht. Hier datiert Frau W. auch ihre früheste Erinnerung: Im Kindergarten sei ihr gesagt worden, dass man mit den Scherenspitzen nach unten gerichtet geht, auf keinen Fall rennt und dass sie sich sehr bemüht habe, es richtig zu machen. Diese Deckerinnerung wehrt wahrscheinlich frühe verlustbedingte mörderische Vergeltungswut ab.

Nach der Rückkehr der Familie nach Deutschland im sechsten Lebensjahr von Frau W. habe sie zunächst große Schwierigkeiten gehabt. Sie habe kein Deutsch gesprochen, daher sei es schwer gewesen, neue Freunde zu finden, sodass sie anfangs nur mit ihrem drei Jahre jüngeren Bruder zu Hause gespielt habe. In der Schule sei sie mitten im laufenden Schuljahr dazu gekommen, wo bereits Freundschaften unter den Klassenkameraden bestanden und sie kaum Anschluss gefunden habe. Auch seien die Lehrerinnen streng, ungerecht und nicht verständnisvoll gewesen. Nach dem Übertritt ins Gymnasium habe Frau W. erneut etliche Enttäuschungen mit Freundinnen erlebt: »Sie haben mich immer wieder fallengelassen.« Frau W. habe viel mit ihrer Mutter darüber gesprochen: »Meine Mutter wurde meine beste Freundin.«

Deutlich wird bei ihren Schilderungen, dass bei Frau W. eine tiefe Verunsicherung in Bezug auf die Umwelt (»unbeheimatet«), auf Andere wie sich Selbst (»Überall bin ich fremd«) besteht. Diese Verunsicherung lässt sie immer wieder an der vertrauten Dyade mit der Mutter anklammernd Halt suchen, wodurch ihre Weiterentwicklung gerade jetzt in der Adoleszenz blockiert und bedroht wird. Das aktive Verlassen der Mutter und des familiären Rahmens ist der Patientin neben den eigenen traumatischen Erfahrungen um Trennung und Verlust auch deshalb nicht möglich, weil die Mutter ihrerseits Halt in der Dyade sucht, schon einmal mit Zusammenbruch auf den Verlust eines primären Objektes reagiert hat, sodass in der Tochter Individuationsstrebungen vor dem Hintergrund ihrer tief verdrängten Vergeltungswut massiv schuldbelastet erlebt werden. Dies wird auch immer wieder bei Abwesenheit des Vaters reaktiviert, der weder in der Beziehungsrealität der Patientin noch in der Repräsentanzenwelt von Mutter und Tochter hinreichend als triangulierendes Objekt zur Verfügung steht. Seine Abwesenheit löst depressive Einbrüche bei der Mutter aus. Angesichts der mangelnden Triangulierung wie der ungenügenden Wahr-

nehmung der Subjekthaftigkeit von Frau W. fehlt es ihr an einer ausreichen-
den Selbstdifferenzierung und -bestimmung, sodass sie durch die Bedürfnisse
der elterlichen Objekte fremdbestimmt bleibt. Insgesamt resultiert daraus eine
mangelhafte Individuation und ein erheblicher Autonomieabhängigkeitskon-
flikt bei Frau W.

Die auslösenden Situationen für die Symptomatik, die Frau W. zur Aufnahme einer analytischen Behandlung bewegen, sind beide Male eine aktive Trennung ihrerseits von ihrem jeweiligen Partner. Diese hatte Frau W. nicht als ihre
eigene autonome Entscheidung und Handlung erlebt, sondern schuldhaft verarbeitet: Sie identifiziert sich mit dem Verlassenen, dem man gegen seinen Willen
eine Trennung zugemutet hat. Dann wiederum erlebt sie sich selbst als Täterin.
Die adoleszente Umgestaltung der frühen Autonomie und der Konflikte aus der
ersten Runde der Individuation gelingt nicht. Aggressive, zur Trennung und
Individuation erforderliche Impulse erscheinen für das Überleben zu bedrohlich, sodass Frau W. diese unbewusst durch Wendung gegen das Selbst abweh-
ren muss. Sie entwickelt in dieser Situation eine Essstörung als Versuch, diese
für das Über-Ich schwer erträglichen, schuld- und schambehafteten Impulse
zu kontrollieren. An ihrem Körper als einziger unabhängiger Möglichkeit der
»Verortung« gelingt ihr diese Kontrolle – und damit auch die Zügelung ihrer
Weiblichkeit und ihrer Triebe. In diesem Zusammenhang kann auch die weitere
körperliche Symptomatik, die Schmerzen, verstanden werden. Bezeichnenderweise treten die Hüftschmerzen zu einem Zeitpunkt auf, wo Frau W. »zu gehen
beginnt« bzw. die erste »richtige« Partnerschaft eingeht, in der sie ihre Weiblichkeit und Sexualität erstmals aktiv erkundet und erlebt.

Im Prozess

Das zu Anfang beherrschende, unausgesprochene, unbewusste und anfangs in
vielfältiger Weise agierte Thema war Frau W.s *Amivalenz* bezüglich der Therapie und damit ihrer eigenen Entwicklung. Ich verstand diese Ambivalenz
zunächst als Ausdruck ihrer großen Sehnsucht nach »Ankommen und Angenommensein«, ihres Hungers nach einer haltgebenden Beziehung, in der sie
Raum für ihr ganz Eigenes findet, bei einer andererseits immensen Angst, in
einer solchen Beziehung wieder als Selbstobjekt missbräuchlich verwendet zu
werden und um der Beziehung und des Überlebens Willen erneut Fremdes
»schlucken« und in ihr Selbst einlagern zu müssen.

Zu Beginn der neunten Stunde, der ersten nach einer ersten Unterbrechung
durch die Weihnachtspause, verspätete sich Frau W. um zehn Minuten: Sie
sei aus Versehen in die falsche Straßenbahn eingestiegen und in die andere
Richtung gefahren.

T: Könnte es etwas mit dem Beginn ihrer Therapie hier und der Unterbrechung durch die Weihnachtspause zu tun haben?

P: Das habe ich auch schon überlegt ... Was mein Unterbewusstsein mich da hat machen lassen ... Gestern hatte ich »meinen« Abschied im Kindergarten. Es war sehr schön, aber auch sehr hektisch. Die Betreuer haben mir am Vormittag einen Abschied bereitet, und ich hab sie am Abend zu mir nach Hause eingeladen und gekocht. Ich finde, das habe ich gut hinbekommen. Die Vorweihnachtszeit war auch so hektisch, es gab so viel anderes zu tun. Keiner wollte es wahrhaben, dass Abschiede anstehen, die Kinder nicht, die Betreuer nicht, ich auch nicht so richtig. Die Betreuer haben dann eine große Runde gemacht und alle Abschiednehmenden sollten was sagen. Ich habe mich überrumpelt gefühlt und versucht, Zeit zu gewinnen, um zu überlegen, was ich wie wem sagen möchte. Die andere Praktikantin ist am Ende in Tränen ausgebrochen und die Kollegen waren völlig ohnmächtig im Umgang damit ...

An anderer Stelle erzählt sie, dass sie sich schon innerlich in den letzten Wochen auf den Abschied eingestellt habe. Auch sei es von den Betreuern in der Gruppe angesprochen worden, »aber die Kinder haben es nicht wirklich registriert«. Aus ihrer Erzählung wird spürbar, wie wichtig ihr ihr Platz in der Gruppe, die Beziehungen zu den Kindern wie den KollegInnen, die Arbeit dort waren, wie sehr sie umgekehrt von Kindern und Betreuern geschätzt wurde. Sie schildert mehrere kreative Innovationen, die sie in der Gruppe initiiert hat, z. B. ein Gruppentagebuch, in dem Gedichte der Kinder bewahrt werden sollten, sodass etwas von ihnen bliebe, wenn sie »gehen«, und was sie bei einem Besuch wiederfinden könnten.

Das Thema Abschied ist übermächtig, sie kreist in aller Ambivalenz darum. Aufhänger ist der »Abschied im Kindergarten«, wo sie ein Praktikum absolviert hat. Erst viel später im Verlauf der Behandlung, als Frau W. Stück für Stück ein Bild von ihrem Abschied von Malaysia und ihrer Ankunft in Deutschland zusammensetzt, wird deutlich, wie viel Unverdautes in dieser Stunde berührt worden und zum Ausdruck gekommen war. Einerseits hat sie sich auf den Abschied »eingestellt«, andererseits ist sie »überrumpelt« worden. Es ist nicht ihre Sache, sie ist dem Abschied ausgeliefert, ist Opfer, kann nur reagieren. Sie ist den Kindern emotional näher als den BetreuerInnen: »Die Kinder [und vielleicht auch die, in kindlichen Erfahrungen und Affekten verhafteten Anteile ihres Selbst; Anm. der Autorin] haben es nicht wirklich registriert«, waren noch nicht in der Lage, den anstehenden Abschied ohne Unterstützung zu bewältigen. Und die Erwachsenen erscheinen in der Schilderung von Frau W. unbeholfen im Umgang mit dem Schmerz, sind letztlich »völlig ohnmächtig«. Sie selbst muss den Abschied »in die Hand nehmen«, gestalten und sich auch noch selbst dafür loben.

Ihre Fehlleistung (mit der Tram in die andere Richtung fahren) verstehe ich als Ausdruck eines dissoziativen Momentes angesichts innerlich noch nicht zu vereinbarender, heftiger Strebungen: ihrer Sehnsucht nach »Willkommen- und Angenommensein« und der gleichzeitig großen Angst vor einer erneuten Beziehungstraumatisierung im Kontext einer aus existenzieller Begrenztheit erwachsender notwendigen Trennungssituation (in der Therapie) sowie einem zu bewältigenden Abschied (von den Menschen an ihrer Praktikumsstelle). Peter Fonagy (2003) formuliert hierzu: »Bei traumatisierten Kindern kommt es durch die intensiven Affekte und die damit verbundene Konfliktspannung zu einem teilweisen Versagen der Integration zwischen innerer und äußerer Wirklichkeit. [...] Als einzige Bewältigungsstrategie steht ihm die Abspaltung dieses Erlebnisses von seinem inneren Erleben zur Verfügung – es verzichtet auf das Abgleichen der Repräsentanzen.« (2003: 44)

Ihre Unsicherheit in Bezug auf die Therapie, auf mich, unsere Beziehung, darauf, ob nach einer Unterbrechung wie der Weihnachtspause noch etwas von ihr bei mir übrig ist, ob ich sie in mir und sie mich in ihr bewahrt habe, Fragen wie die, wie es für sie war, dass sie so kurz nach Beginn der Therapie einer Trennung ausgesetzt war, oder wie diese Trennungssituation vor dem Hinter- grund der Autonomie-Abhängigkeits-Dynamik sowie der lebensgeschicht- lichen, migratorisch bedingten Brüche zu verstehen sein könnte, all diese As- pekte sind noch lange Zeit nicht denk-, fühl- und sagbar.

Frau W. beschäftigt sich in den folgenden Monaten fast ausschließlich mit den Objekten im Außen, hierbei vor allem mit der Familie und insbesondere der Mutter. So gelingt es ihr, uns beide zunächst gemeinsam zu Zuschauern werden zu lassen, während auf der Bühne der therapeutischen Situation die zentralen Themen ihres Leidens zur Aufführung kommen.

In der 15. Stunde berichtet sie von einem heftigen Streit zwischen den El- tern und ihrer Verzweiflung darüber, dass die Mutter von Trennung gesprochen habe. Ich bin zunächst ebenfalls erschüttert angesichts ihrer tiefen Verunsiche- rung, ihrer Angst, ihrer Not, die in der Gegenübertragung spürbar werden. Sie klagt über Bauchschmerzen, Übelkeit, Mangel an Appetit. Dann erzählt sie von der Unzufriedenheit der Mutter, die sich in Deutschland nicht wohl fühle und unter der Abwesenheit des Vaters leide, der wieder auf Geschäftsreise sei, dem Nichtsprechen mit dem Bruder, den Frau W. nicht belasten wolle.

Ein Traum, den sie in die darauffolgende Stunde mitbringt, beleuchtet das Pendant in ihrer Innenwelt. In diesem Traum kommt etwas »vorbei« oder von innen hoch, was sie nicht will: Der ehemalige Freund ist plötzlich da, eine »alte Liebe«, die mit Schrecken zurückkommt. Frau W. träumt ihn nach einer Therapiestunde, in der sie intensiv mit ihrer Angst, dass die Eltern sich trennen und »Harmonie und Einigkeit« verloren gehen könnten, beschäftigt ist und in der sie Beruhigung sucht. Das Thema Trennung kommt im Außen wie im Traum von der Mutter, nicht von ihr, sie hat nichts damit zu tun. Die Mutter ist unzufrieden und leidet, Frau W. dagegen hat »nur« körperliche Symptome.

Es kommt eine große Sehnsucht nach der frühen Mutterbeziehung zum Ausdruck, nach einem Objekt, das ihr Beruhigung verschafft, denn sie kann es noch nicht allein. Diese Sehnsucht ist auch der gefürchtete Wunsch an die Therapie, gefürchtet, weil er mit so viel Schmerz und Wut verbunden ist. Ihre eigene Ambivalenz in Bezug auf die Therapie spaltet Frau W. auf, indem sie die beiden Anteile im Traum zwischen »ich« und »die Familie« aufteilt, worin auch die Ambivalenz hinsichtlich ihres Individuationswunsches zum Ausdruck kommt und progressive Anteile ins Außen verlagert werden, da sie zu gefährlich, zu schuldbeladen sind. Sie selbst ist das Opfer, das etwas *nicht* möchte, aber von den Anderen etwas *zugemutet bekommt*, ähnlich ihrer aufgezwungenen Migrationserfahrungen.

In der 52. Stunde schildert Frau W. ausführlich ihren Ärger über eine deutsche Nachbarin, über die sie sich einerseits gerne bei der Hausverwaltung beschweren würde, andererseits gefalle ihr aber diese Regung an ihr selbst nicht.

> *P:* Sich beschweren ist nichts typisch Englisches, da fühl ich mich ziemlich eingedeutscht. […] Ich will nicht, dass Sie ein schlechtes Bild von mir haben … Das kann ich nicht gut haben, wenn ich »Ich weiß nicht« sagen muss. Das mochte ich auch nicht bei meinem Ex-Freund. Wenn der das sagte, dachte ich immer, der will nur was verbergen und es nicht sagen, obwohl er es doch eigentlich wissen könnte. Und ich vermute, dass Sie das Gleiche von mir erwarten.
>
> *T:* Das heißt, Sie gehen davon aus, dass ich genauso denke und fühle wie Sie.
>
> *P:* Es wäre sehr anstrengend und zeitaufwändig mir vorzustellen, dass sie ein Mensch mit völlig anderen Vorstellungen etc. sind, als ich das kenne oder es mir vertraut ist.

Einerseits ist die Negierung meines Selbst durch die Patientin in diesen Stunden schwer auszuhalten, andererseits wird mir immer deutlicher, warum sie diese selbstobjekthafte Nutzung ihres Gegenübers so dringend braucht. Sie ringt um die Kontrolle über ihre Enttäuschungsaggression, die sie für so destruktiv hält, wie sie die Destruktion durch das Nicht-Gesehen-Werden in ihrer infantilen und kindlichen Entwicklung erlebt hat. Diese aggressiven Impulse sind tief unbewusst mit Trennung, Verlust und Tod verbunden, was ihre erste Erinnerung symbolisch zum Ausdruck bringt: Die Scheren, die zerteilen, verletzen, erstechen können, darf sie nur mit Bedacht und nach unten gerichteten Spitzen mit sich herumtragen. Sie weiß nicht, wie sie ihre Spannungen mir gegenüber einordnen soll, deshalb verschiebt sie ihren Ärger. Als Abwehr dient ihr: Wir beide sind gleich.

Hierzu Mario Erdheim (1996):

> Das Bild dessen, was fremd ist, entsteht im Subjekt schon sehr früh, fast gleichzeitig mit dem Bild dessen, was uns am vertrautesten ist: der Mutter. In seiner primitivsten Form ist das Fremde die Nicht-Mutter, und die bedrohliche Ab-

wesenheit der Mutter lässt Angst aufkommen. Angst wird immer, mehr oder weniger, mit dem Fremden assoziiert bleiben, und es bedarf stets einer Überwindung der Angst, um sich dem Fremden zuzuwenden. […] Eine der wichtigen Funktionen der Fremdenrepräsentanz besteht darin, die Spannungen zu neutralisieren, die das Verhältnis des Kindes zuerst zu seiner Mutter, dann zum Vater und den Geschwistern und schließlich zu sich selbst bedrohen könnten. Im Bild des Fremden sammelt sich allmählich all das an, was an den Eltern, an Brüdern und Schwestern und an sich selber bedrohlich ist bzw. war. Das Bild der Mutter wird wieder makellos, aber der Fleck taucht nun im Bild des Fremden auf: nicht die Mutter ist böse, man sah nicht die Wut und den Hass in ihren Augen, sondern der Fremde ist es, und in ihm erkennt man den Hass. Ebenso ergeht es den eigenen verpönten Wünschen: man hat sie nicht mehr selber, sondern die anderen, die fremden Menschen, und sie sind es, die einen betrügen, bestehlen und bedrohen. […] Der Gewinn ist beachtlich, denn das Eigene wird zum Guten und das Fremde zum Bösen. Der Nachteil drängt sich aber unübersehbar dann auf, wenn das Eigene keine Entwicklungsmöglichkeiten mehr bietet, der Zugang zum Fremden vermauert ist und man am Eigenen allmählich verdorrt. (Erdheim, 1996: 176)

Frau W. beschreibt sich in dieser Phase der Behandlung als »unsettled« – unbehaust, auf dem Weg in einem transitorischen Zustand, in dem alles auf den Prüfstand kommt. In der 76. Stunde beginnt Frau W., über »Geheimnisse« zu sprechen, Erfahrungen mit den Eltern, die sie nicht nur in der Therapie, sondern bisher auch vor sich selbst »verschwiegen« hat, um das heile Bild von den Eltern zu bewahren, mittels dessen sie soweit Halt fand, dass sie ihr seelisches Überleben sichern konnte.

> *P:* Meine Mutter war mal eine Zeit äußerst depressiv und hat zu viel Alkohol getrunken. Das hat sie mir in dem Gespräch gestern bestätigt … Ich hätte mir gewünscht, dass sie etwas anderes sagt … dass das nicht so gewesen ist und ich mir das alles nur eingebildet habe. […] Als ich ungefähr acht Jahre alt war, hatten meine Eltern einen heftigen Streit. Ich und mein Bruder waren im Kinderzimmer, weinten zusammen und trösteten uns gegenseitig. Mein Vater zerriss ein Buch in Wut und lief zu uns Kindern, sie hinterher, dann schlug er sie … Irgendetwas ist da in mir zerbrochen. Ich war so in Sorge um meine Mutter, hatte Angst, er schlägt sie wieder und auch uns Kinder. […] Ich habe ihn gehasst dafür, dass er so die Kontrolle verloren hat …

Wir beschäftigen uns in dieser und den darauffolgenden Stunden intensiv mit diesen Erlebnissen, die aggressive und destruktive Impulse in der Familie bebildern. Frau W. hält sich dabei nach wie vor sehr bei den Objekten und den Handlungen auf. Mein Bemühen, mit ihr bei ihr und ihren inneren Vorgängen zu bleiben, erlebe ich wie so oft als einen »Eierschalentanz«, einen Ausdruck, den sie einmal in einem anderen Zusammenhang benutzt hatte. In der Gegenübertragung werde ich zur die Patientin mit eigenen Beziehungswünschen verfolgenden Mutter, denen sich Frau W. entzieht. In Phasen des Schweigens, die selten Platz finden, empfinde ich intensive Verlassenheits- und Verlustängste und vermute, dass das subjektive Erleben der Patientin angesichts seiner Unerträglichkeit in diesen Momenten zunächst bei mir deponiert werden muss. Frau W.s Scham darüber, dem Vater gegenüber so gefühlt zu haben, nimmt großen Raum ein; ihre eigene Not und Verzweiflung und die Wut gegenüber den nicht fürsorglichen Objekten dürfen dagegen noch nicht zur Sprache kommen und verstanden werden.

Horst Kämpfer schreibt in seinem Beitrag »Das eigene Fremde und das fremde Fremde«:

> Das Verstehen selbst, wie auch die Voraussetzung des Verstehens, ist eine Bewegung zwischen Ich und Du, verwirklicht sich in Interaktion. […] Das Scheitern des Verstehens führt zu Fremdheit, führt zu Fremdem. Fremd ist sowohl das Eigene, das vom Anderen unverstanden »zurückgefüttert« wird, wie auch das, was der Andere dem Selbst zum Verstehen aufgegeben hat, womit das Ich/das Selbst überfordert ist oder aber dessen Reintrojektion vom Absender verweigert wird. (1999: 51)

Wenige Stunden später berichtet sie davon, dass der Vater gegen eine Fortführung der Therapie sei. Die Eltern würden zwar sehen, dass Frau W. die Magersucht gut »in den Griff bekommen« habe und diese keine Rolle mehr spiele, aber sie sähen jetzt nicht mehr, was die Therapie noch bringen solle. Sie selbst kann sich kaum distanzieren, und ich frage mich, ob die Gegensätzlichkeit der Meinung ihres Vaters und ihrer eigenen in Bezug auf die Therapie sie zu sehr ängstigt, weil sie um die Beziehung fürchtet, v. a. nachdem sie es in den vergangenen Stunden gewagt hat, sich auch mit »unerlaubten« Gefühlen dem Vater gegenüber zu beschäftigen. Oder ob sie ihre eigene Ambivalenz hinsichtlich der Therapie über den Dritten, den Vater, zum Ausdruck bringt, d. h. die Enttäuschungsaggression auf ihn projiziert, weil sie ansonsten um unsere Beziehung fürchtet.

Frau W.s Mutter wird in dieser Zeit, in der auch der Vater viel reist, wieder zunehmend depressiv und reagiert mit Rückzug und Anklammerung an ihre Kinder, besonders an die Tochter. Frau W. stellt daraufhin ihre Autonomiebestrebungen erneut ins Unbewusste zurück, gibt erste konkrete Pläne hinsichtlich eines Auszugs auf. Enttäuschung und Wut angesichts der neuerlichen Zurückweisung ihrer libidinösen Wünsche treten nur in Form verstärkter Schmerzsymptomatik zutage. Ihre Bemühungen, Vater und Bruder in die Sorge um die Mutter und in deren emotionale Stabilisierung einzubinden, um sich selbst zu entlasten und die Möglichkeit zu verschaffen, sich von der Mutter zu distanzieren, misslingen. Vater wie Bruder entziehen sich und vermeiden die Auseinandersetzung mit der Ehefrau bzw. Mutter wie auch mit Frau W.

P: Ich bin so genervt von Vielem, in Null-Bock-Stimmung. Ich fühle mich zur Zeit nicht wie ich selbst, bin in mich gekehrt ... Meine Mutter hat mich gefragt, wie es mir geht. Ich habe mich nicht getraut, die Wahrheit zu sagen, weil ich nicht weiß, wie ernst sie das nimmt ... Weil sie mal sagte, du hast doch gar keine Probleme ... Im Moment sind es wieder die vertauschten Rollen: dass es ihr schlecht geht und ich ihr helfen muss ... Aber mir fehlen zur Zeit die Worte mit meiner Mutter ... Ich finde keine Anknüpfungspunkte mit ihr, es ist ganz merkwürdig, früher musste ich gar nicht darüber nachdenken, da ist es nur so aus mir herausgesprudelt, aber das geht gerade nicht ...
Ich hab gerade einen traurigen Roman gelesen, über Indien und das Kastensystem, die Unberührbaren und wie machtlos die sind, weil alles so fest ist mit der Kultur und der Tradition ... Ähnlich wie in meiner Familie, aber eigentlich sind wir nicht ohnmächtig, könnten etwas ändern.

T: Aber Sie fühlen sich ähnlich machtlos, in diesem System etwas zu bewirken – oder sich herauszulösen ...

P: Ja, schon, es ist sehr frustrierend [...] Gestern habe ich mit meinem Vater über Heimat und Zuhause gesprochen. Für ihn ist das ganz klar: England ist seine Heimat. Das finde ich beneidenswert. Da ist mir klar geworden, dass meine Heimat mein Zuhause ist, also eigentlich meine Familie, da sind meine Wurzeln. Und da ist mir so klar geworden, dass es mir deshalb so schwerfällt auszuziehen.

Das Ende der Symbiose mit der Mutter kündigt sich an. Frau W. nimmt die inneren wie äußeren Objekte immer genauer und differenzierter in den Blick. »Meine Heimat ist meine Familie« – die auseinanderzubrechen droht. Sie merkt jetzt, wie dünn der Boden immer war und wie eng ihr Selbsterleben, ihr Sein in der Welt mit ihren primären Beziehungserfahrungen verflochten sind. In unserer gemeinsamen Verstehensarbeit wird zunehmend deutlich, dass die Mutter vermutlich schon immer mehr Halt durch sie benötigte und erfuhr denn umgekehrt. Der Vater stand nie ausreichend zur Verfügung, sodass Frau W. vermutlich von Geburt an stabilisierende Funktion für die Mutter übernommen hat, ohne dass es ihr je bewusst geworden wäre. Die Konkurrenz mit der Mutter kann sie in dieser Zeit nur im Hinblick auf die Beziehung zur Mutter in den Blick nehmen. Zunehmend bekomme ich den Eindruck, dass das Festhalten an der präödipalen Dynamik und Beziehungskonstellation auch im Dienste der Abwehr der noch bedrohlicher erscheinenden ödipalen Thematik steht.

Ellen Reinke formuliert hierzu:

Für eine optimale Entwicklung gehört auch die Repräsentanz einer Beziehung zwischen den Eltern. Der Vater und die Beziehung zwischen den Eltern legen so den Grundstein für die Entwicklung einer Repräsentanz und Anerkennung des Dritten, die für symbolisches Denken und hohe reflexive Kompetenz Voraussetzung ist. Wird dieser Prozess gestört, entwickelt sich eine andere Qualität von Triangulierung innerhalb der Selbststruktur des Kindes. Es kommt nicht zur Repräsentanz im geistigen Raum und damit zu einer geringeren Entwicklung von reflexiver Kompetenz. Stattdessen werden Aspekte der frühen Objekte in die Selbststruktur inkorporiert. Dies bewirkt beim Kind das Gefühl, mit sich selbst nicht im Einklang zu sein, eine Entwicklung, die Winnicott als Entwicklung eines »falschen Selbst« bezeichnet hat. (2003: 13)

Um die 126. Stunde, nachdem wir die Verlängerung der Therapie vereinbart haben, beschäftigen Frau W. ihre Schuld- und Schamgefühle gegenüber der Mutter. Sie beschreibt, wie sie, wenn sie diese Gefühle nicht aushält, versucht, mit der Mutter darüber zu reden, indem sie ihr einen »Köder« hinwirft, damit die Mutter »anbeißt« und sie darüber reden kann, ohne die Verantwortung für ihre aggressiven Impulse übernehmen zu müssen.

> P: Heute ist es irgendwie komisch: Ich habe Kälteschauer, finde es schwierig zu reden, bin irgendwie nicht ganz da, »detached« … Vielleicht hat es noch mit den Schuldgefühlen von gestern zu tun, dass ich meine Familie so schlecht dargestellt habe und mich dafür schäme … Obwohl ich weiß, dass Sie deshalb jetzt nicht ein schlechtes Bild von meiner Familie haben … […] Es fühlt sich in mir ganz stark wie Angst an, Angst, etwas loslassen zu müssen… das Bild von der heilen Welt, der heilen Familie.
>
> T: Warum sind Sie aus dem Kontakt mit mir gegangen und erst mal alleine damit geblieben?
>
> P: Wahrscheinlich weil Sie Schuld daran sind, dass ich das nicht mehr so sehen kann … Weil ich Ihnen das erzählt habe, und nur Ihnen so ausführlich und so genau … Früher hätte ich nichts gesagt, darauf gewartet, mit meinen Eltern reden zu können … Wenn ich etwas darüber zu Freunden gesagt hätte, dann nur in einer abgemilderten, für mich verträglichen Form, was das Bild der heilen Familie nicht so angegriffen hätte … […] Ich habe Angst vor einer Abhängigkeit von Ihnen, weil ich das ja nur mit Ihnen so ausführlich besprochen habe.

Die Verlängerung hat Frau W. beruhigt, sie muss noch nicht »auswandern«. Gleichzeitig ist sie »detached«, »getrennt, unbeteiligt«, nicht im Kontakt, während sie versucht, sich das Ausmaß ihrer seelischen Not und Verlassenheit in ihrer Kindheit anzuschauen. In aller Ambivalenz bewegt sie sich auf der Schwelle, den Schmerz und die Trauer darüber zuzulassen, was ihr widerfahren ist. Wenn ihr etwas in der Stunde klar wird, tut es das zum ersten Mal, sie hat es vorher noch nicht gefühlt, nicht wahrgenommen, d. h., sie verschweigt die Dinge auch vor sich selbst. »Become detached« bedeutet aber auch »sich (los-) lösen«: Sie verschweigt auch vor sich selbst, dass sie mit der Therapie bzw. dem Arbeiten an ihrer Differenzierungsfähigkeit mit der Hilfe einer Dritten ihre eigene Identitätsentwicklung und Individuation aktiv vorantreibt, und projiziert ihre aus ihren progressiven Impulsen entstandenen Entwicklungsfortschritte zunächst wieder auf mich.

In der 150. Stunde beschreibt sie ihre damit verbundene Verfassung:

P: Das macht mir Angst, nicht mehr dazuzugehören, mich eindeutig von der Familie abzugrenzen … Das finde ich sehr schwierig … Es muss nicht alles übereinstimmen, trotzdem beunruhigt es mich, wenn es nicht so ist, das hat schon mit den Wurzeln zu tun …

T: Das fühlt sich wie eine existenzielle Angst, eine existenzielle Bedrohung an.

P: Ja, da bin ich dann auch schnell aus dem Gleichgewicht, der Balance, wenn in der Familie was nicht stimmt … Das Maß des Erschüttert-Seins ist das Beunruhigende … Es hat mich sehr beunruhigt, wie verstört ich den ganzen Tag war … Aus den Angeln gehoben zu sein durch unbewusste Gefühle, das erschreckt mich, mir ist gerade richtig kalt … Es ist auch so schwierig, weil in den letzten Monaten das Gespräch mit meiner Mutter nicht möglich war und sie mir als Quelle der Beruhigung fehlte. Jetzt ist sie wieder da … Hoffentlich bleibt sie auch, es geht ihr gerade wieder gut… Aber demnächst ist mein Vater einen Monat weg … […] Ich habe wieder so starke Hüftschmerzen. Ich glaube, das hat mit hier zu tun, was wir so besprechen … Was ich so meine, wer ich bin, ob ich dazu stehe oder nicht … Es fällt mir so schwer mit meiner Mutter: zu dem Meinen zu stehen und zu merken, dass es sie so knickt, ihr Schmerzen zugefügt zu haben, sie traurig gemacht zu haben. […] Das ist keine richtige Magersucht bei mir, das stand nur am Anfang im Vordergrund. Ich bin auch in der letzten Zeit nicht rückfällig geworden. »Magersucht« stimmt nicht mehr [als Diagnose auf dem Überweisungsschein] … Jetzt müsste »Probleme mit Abschied und Loslassen« draufstehen, aber das ist keine Diagnose …

In den darauffolgenden Stunden setzt sich Frau W. mit dem Gefühl des Nicht-verortet-Seins auseinander. Neben der Beschäftigung mit den Brüchen und Entwurzelungserfahrungen in ihrer Lebensgeschichte schildert sie eine Szene nach der anderen mit ihrer Mutter, in denen sie in unterschiedlichen Variationen zwischen identifikatorischer Verschmelzung und individuatorischer Differenzierung oszilliert. Sie äußert erstmals, wie deutsch sie sich eigentlich fühlt – und dass sie auch damit anders *ist* als ihre primären Objekte. Die Nähe und Vertrautheit, die mittlerweile zwischen uns gewachsen sind, beruhigt sie, sodass sie mich zunehmend als triangulierendes Objekt nutzen kann, was sich mit Momenten ängstlicher Ablehnung abwechselt.

In der 209. Stunde:

P: Mir ist das – im Gegensatz zu anderen Situationen – hier sehr lieb, dass die Termine feststehen. Und wenn ich mal einen tauschen will, dann geht das ja auch, es gibt hier Flexibilität … Heute ist mir aufgefallen, wie schwierig diese Aufteilung deutsch/englisch so für mich wird, dass die nicht mehr funktioniert. Ich lese viel für meine Diplomarbeit, und da gibt es viele Gemeinsamkeiten zwischen England und Deutschland, z. B. ist die Ausländerfeindlichkeit in England auch sehr stark … England war ja früher Kolonialmacht, gehört jetzt nicht mehr zu den Überlegenen … Da gibt es auch viel Kränkung … Für Deutschland sind mir diese Dinge viel bewusster, hier habe ich ja auch die deutsche Geschichte gelernt ... Auch komisch war heute, dass ich eine Email an einen englischen Dozenten schreiben wollte und Schwierigkeiten mit einzelnen Worten und der Grammatik hatte. Ich bin der deutschen Sprache sehr viel mächtiger – und trotzdem erstaunt es mich ... Vielleicht, weil ich sage, Englisch ist meine Muttersprache ...

T: Sie halten an einem Satz fest, der früher stimmte. Heute ist Ihre Situation anders, aber bisher hatten weder Ihre Entwicklung noch Ihre Erfahrungen Einfluss darauf ...

P: Ja ... [lange Pause] Weil ich befürchte, dass es mich von meinen Eltern entfremdet ...

T: Was Sie bisher auch nicht in der Realität überprüfen, denn es ist ja ein »offenes Geheimnis«, dass Sie besser Deutsch als Englisch sprechen.

P: Ich bin da so unsicher, was Anderes für mich zu formulieren, so unsicher, was dann kommt ... Das Andere ist mit so viel Unsicherheit und Kompliziertheit verbunden, dann müsste ich so weit ausholen und langatmig erklären ... Wobei ich das eigentlich nicht tue, ich mag es gerne präzise ...

T: Vielleicht müssen Sie ein neues, passendes Wort für sich erfinden?

P: Ja, das wär's, das dachte ich auch schon, weil Zweisprachigkeit erfasst es auch nicht wirklich.

In der Beendigungsphase, in der wir vereinbaren, die Stundenfrequenz auf zweistündig zu reduzieren, um genug Zeit zur Vorbereitung und für den Abschied zu haben, klingen immer wieder ödipale Themen an, jedoch ist es der Wunsch von Frau W., mit dem Ende der kassenfinanzierten Stunden auch die Behandlung zu beenden. Sie möchte das »Gehen« in der Therapie erfahren. Immer seltener treten die Hüftschmerzen auf, Intensität und Dauer sind deutlich zurückgegangen und Frau W. kann sie mittlerweile mit ihrer inneren Befindlichkeit zusammenhängend und als zu ihr gehörig anerkennen: »Meine Hüftschmerzen erinnern mich daran, dass ich gerade wieder etwas nach außen verlagere.«

Frau W. schreibt in dieser Zeit an ihrer Diplomarbeit, in der sie sich mit dem Beitrag der Sozialen Arbeit zur Integration von MigrantInnen in Deutschland beschäftigt. Ihr ist bewusst, dass sie dieses Thema aus ihrer eigenen Erfahrung und dem Bedürfnis der Auseinandersetzung mit sich selbst gewählt hat. Sie beschreibt ihre momentane innere Haltung ähnlich der von Flüchtlingen, die seit längerem in Deutschland leben. »Die sagen: Ich *will* mich nicht integrieren. Dabei *sind* sie schon längst integriert!«

Sie beschließt, schrittweise Abschied zu nehmen: zunächst in der Therapie, dann vom Studium. Nach der Diplomarbeit wolle sie in der Stadt bleiben und sich eine Stelle suchen, »und wenn ich dort meinen Platz gefunden habe, dann gehe ich den Auszug von zuhause an«. Auch denkt Frau W. über die Beantragung der doppelten Staatsbürgerschaft nach. Wie um noch einmal zu betonen, dass es ihre Entscheidung ist zu gehen, beschließt Frau W., die letzte Stunde nicht mehr zu brauchen, und nimmt in der 299. Stunde Abschied.

Diskussion

Hierzu abschließend ein Zitat von León und Rebeca Grinberg (1990: 13):

> Der Immigrant braucht einen potentiellen Raum, der ihm als »Übergangsort« und »Übergangszeit« vom mütterlichen Land-Objekt zur neuen Welt dient: ein potentieller Raum, der die Möglichkeit gewährt, die Migration als ein Spiel zu erleben, mit aller Seriosität und allen Implikationen, die es für Kinder hat. Wenn die Errichtung eines solchen potentiellen Raums nicht gelingt, entsteht ein Bruch in der Kontinuitätsrelation zwischen Umwelt und Selbst. Dieser Bruch kann verglichen werden mit einer ausgedehnten Abwesenheit des vom Kind benötigten Objekts. Die Folge eines solchen Bruchs wäre der Verlust der Fähigkeit zur Symbolbildung und die Notwendigkeit, auf frühere Abwehrformen zurückzugreifen.

Ich denke, dass Frau W. als Spätjugendliche diese Behandlung als »Übergangsraum« und »Übergangszeit« gebraucht hat, um die innerseelischen Strukturen zu entwickeln, die sie als junge Erwachsene braucht, um sich mit Arbeitsfreude der Umwelt so zuwenden zu können, dass sie sich als so gewordenes Individuum erleben und mit der neuen Ausbalancierung von Lust und Unlust ein ödipales Begehren in sich zulassen und verspüren kann. Mir erschien die Auseinandersetzung von Frau W. mit ihren Migrationserfahrungen – neben den Implikationen und Einflüssen, die diese auf ihre Entwicklung hatten – ihr auch immer wieder ein »Gefäß« bzw. einen Spielraum zu bieten, in dem sie die viel schwerer in Worte zu fassenden Konflikte der inneren adoleszenten Migration, dem Verlassen der Kindheit und dem Sich-Einlassen auf das Erwachsenwerden oder -sein hineingeben und ausspielen konnte. Sie brauchte und nutzte diesen Prozess notwendig, da es ihr vor der Behandlung noch nicht möglich gewesen war, ihre inneren Vorgänge und Bewegungen symbolisierend zu erfassen, sie zu mentalisieren und in sich zu bewahren.

Angesichts ihrer gewachsenen Freiheitsgrade und Entscheidungsfreiräume war ich hoffnungsvoll, dass sie ihre hinzugewonnenen Fähigkeiten, ihre innere und äußere Realität angemessen und authentisch zu begreifen, auch nach Abschluss der Behandlung weiterhin im Dienste ihrer Entwicklung würde einsetzen können. Deshalb habe ich auch nicht eine Fortführung der Behandlung forciert, sondern ihren Wunsch, in der Therapie bzw. in der haltgebenden therapeutischen Beziehung Abschied zu nehmen und zu erleben, ohne dass sie dabei verlorengeht oder vernichtet wird, gut nachvollziehen und respektieren können. Es erschien mir ein großes Bedürfnis von ihr, sich mit ihren gewonnenen Fähigkeiten zunächst einmal in der Realität des Alltags zu erfahren, auch dies fand ich ihrem Alter und ihrer Entwicklungssituation sehr angemessen.

Literatur

Blos, P. (2001 [1962]): *Adoleszenz. Eine psychoanalytische Interpretation*. Stuttgart (Klett-Cotta).

Erdheim, M. (1996 [1992]): Das Eigene und das Fremde. Ethnizität, kulturelle Unverträglichkeit und Anziehung. In: Haase, H. (Hrsg.): *Ethnopsychoanalyse. Wanderungen zwischen den Welten*. Stuttgart (Verlag Internationale Psychoanalyse).

Fonagy, P. (2003): Das Verständnis für geistige Prozesse, die Mutter-Kind-Interaktion und die Entwicklung des Selbst. In: Fonagy, P./Target, M. (Hrsg.): *Frühe Bindung und psychische Entwicklung. Beiträge aus Psychoanalyse und Bindungsforschung*. Gießen (Psychosozial): 31–48.

Freud, A. (1985 [1936]): *Das Ich und die Abwehrmechanismen*. Frankfurt a. M. (Fischer).

Grinberg, L./Grinberg, R. (1990): *Psychoanalyse der Migration und des Exils*. München/Wien (Internationale Psychoanalyse).

Kämpfer, H. (1999): Das eigene Fremde und das fremde Fremde. Aus der Behandlung eines magersüchtigen Jugendlichen. *Analytische Kinder- und Jugendlichen-Psychotherapie*, 101(1): 43–60.

Reinke, Ellen (2003): Reflexive Kompetenz. In: Fonagy, P./Target, M. (Hrsg.): *Frühe Bindung und psychische Entwicklung. Beiträge aus Psychoanalyse und Bindungsforschung*. Gießen (Psychosozial): 7–28.

Interkulturelle Behandlungen
in der Gruppe und im stationären Setting

Elisabeth Vogel-Urban

Chancen und Schwierigkeiten bei der Reinszenierung früher Beziehungserfahrungen in einer psychoanalytischen Therapiegruppe

Die Behandlung einer 21-jährigen Frau mit transgenerational vermittelter Migrationsproblematik in einer Gruppe für junge Erwachsene

In der Adoleszenz gerät das bisher familiär geprägte Selbst- und Weltbild des Jugendlichen ins Wanken. Der veränderte Körper und der damit einhergehende Triebschub sowie die entwicklungspsychologische Anforderung, die gefundene Ordnung in der Familienstruktur aufzugeben, bedürfen einer intensiven Auseinandersetzung. Die neu definierte Frage nach der Identität steht im Mittelpunkt des Erlebens des Adoleszenten. Dabei spielt die Zugehörigkeit zu einer Familie eine wesentliche Rolle. Ist diese mit transgenerational vermittelten Unsicherheiten oder Traumata belastet, ist es für den Jugendlichen schwierig, sie zu integrieren.

Es ist davon auszugehen, dass sich die jungen Erwachsenen, die in unsere Praxis kommen, aus verschiedensten Gründen noch nicht von ihrer Adoleszenz verabschieden konnten. Meiner Erfahrung nach ist die Anzahl der Hilfesuchenden dieser Altersgruppe in den letzten Jahren merklich gestiegen. Dennoch stellt es für den ambulant arbeitenden Therapeuten eine Herausforderung dar, eine Therapiegruppe für junge Erwachsene zu etablieren. Die zunehmende Globalisierung und die angewachsene Mobilität können äußere Gründe dafür sein. Eine ausgeprägte narzisstische Kränkbarkeit in Verbindung mit Furcht vor Beschämung sowie die Scheu Adoleszenter und junger Erwachsener, sich auf einen endgültigen Lebensplan festzulegen, können als innere Ursachen gesehen werden. Die gesellschaftlichen Erwartungen stellen hohe Anforderungen an ihre Autonomie. Sie erleben ihr Bedürfnis nach therapeutischer Unterstützung oft als schwer kompatibel mit ihren Vorstellungen von der Leistungsgesellschaft, die die Vorstellung von Perfektion beinhalten. Dies scheint sich besonders auf das gruppentherapeutische Setting zu beziehen, da es über die Dyade hinausgeht und zunächst »öffentlich« anmutet.

Der folgende Beitrag beinhaltet theoretische Anmerkungen zur Identitätsentwicklung, Transgenerationalität, Migration und Trauma. Die Bedeutung der

Gruppe generell und speziell als therapeutisches Setting wird erläutert. Danach stelle ich die Behandlung einer jungen Erwachsenen vor, die ich Karina nenne. Im Rahmen einer analytischen Gruppenpsychotherapie beschäftigte sie sich intensiv mit der Frage ihrer Identität, was vor allem heißt: »Wer bin ich, wo komme ich her, wie sieht meine Zukunft aus?«

Identitätsentwicklung in der Spätadoleszenz und bei jungen Erwachsenen

Neben der Erfahrung der Zugehörigkeit zu einer kulturell geprägten Familie ist die Begegnung mit dem Fremden, dem und den Anderen, notwendig für die Identitätsentwicklung. Erikson (1973) spricht von einem »definierten Ich«, das sich »innerhalb einer sozialen Realität entwickelt«. Es handelt sich dabei um »eine subjektive Erfahrung und eine dynamische Tatsache, um ein gruppenpsychologisches Phänomen«. Darauf basierend beschreibt Bohleber (1996) die Wechselseitigkeit von seelischem Funktionsniveau und realer sozialer Funktion.

Identität ist die Verbindung zwischen innen und außen. In der Adoleszenz und dem jungem Erwachsenenalter werden Lebensentwürfe geschaffen, Kultur angeeignet und auch verändert. Es geht um das Aufgeben von Idealisierungen zugunsten von Realität. Die Integration der inneren und äußeren Realität stellt einen individuellen Trauerprozess dar. So wie er fortschreitet, festigt sich das Gefühl der Identität des jungen Menschen, und die Beziehung zu den Primärobjekten kann transformiert werden.

Migration und Transgenerationalität

Akthar (1999) beschreibt Migration in der ersten und zweiten Generation als einen lebenslang anhaltenden Transformationsprozess. Der Verlust von Heimat und der damit verbundenen Kultur ist mit Traumatisierung gleichzusetzen. Dies ist besonders dann der Fall, wenn keine hinreichend guten frühen Objekt- und Selbstrepräsentanzen gebildet werden konnten. MigrantInnen sind oft Einsamkeits- und Fremdheitsgefühlen ausgeliefert, die meist auch schambesetzt sind. Einwanderung bedeutet Verunsicherung. Die sicherheitsgebende alte Umwelt ist nicht mehr vorhanden und wird oft übermäßig idealisiert.

Nach Moré (2007) ist bei Migranten häufig wenig Raum für Trauer über das Verlorene. Dies ist oft bei der ersten Generation durch einen enormen existenziellen Anpassungsdruck begünstigt. Bleibt die Identitätsproblematik ungelöst, besteht eine hohe Wahrscheinlichkeit, dass sie, mindestens an die nächste Generation, weitergegeben wird. Brainin (2014) vergleicht die Adoleszenz mit einer Migration »von einem Lebensalter ins nächste«, vom familiär Vertrauten ins Unbekannte, Außerfamiliäre. Unter diesen Aspekten haben die Kinder von Einwanderern eine Migration in doppeltem Sinn zu bewältigen.

Bedeutung der Gruppe

Erdheim (1988) zufolge hat der Jugendliche die Entwicklungsaufgabe, sich an die gegebenen gesellschaftlichen Strukturen anzupassen und diese auch mitzugestalten. Die Zugehörigkeit zu einer Peergroup ist dabei hilfreich. Sie nimmt eine Brückenfunktion zwischen Familie und Gesellschaft ein.

Nach der Theorie von Foulkes (1978) wird die Gruppe mit einem Organismus verglichen. In ihm gestalten die Lebensgeschichten der einzelnen Mitglieder, die bewusst und unbewusst in die Interaktion einfließen, die Gruppendynamik. Es bildet sich ein Netzwerk (Matrix), dessen Knotenpunkte durch jedes einzelne Mitglied dargestellt sind. Mit Hilfe dieses Bildes wird vorstellbar, dass die Gruppe durch die Gruppe wirkt. Sie stellt eine kulturbildende, sozialisierende Einheit dar. Die Teilnehmer können ein »egotraining in action« erleben (de Mendelson, 2003). Unbewusste familiäre Konflikte werden inszeniert und neu bearbeitet. Neue Fähigkeiten zu Resonanz und Empathie, sich selbst und anderen gegenüber, können entwickelt werden. Im Hier und Jetzt der Gruppe werden frühkindliche Beziehungserfahrungen und die damit verbundenen Gefühlszustände reaktiviert. Es kann ein Prozess des Wiedererkennens, von Entfaltung und Integration des eigenen Selbst stattfinden. PatientInnen, die in ihrer Sozialisation wenig Gelegenheit hatten, Peergroup-Erfahrungen zu machen, haben hier die Möglichkeit, dies nachzuholen. Jene, die nicht an diesem Mangel leiden, können korrigierende Erfahrungen machen.

King (2013) spricht von »einem adoleszenten Möglichkeitsraum«, in dem es Platz für Trauer und neue Erfahrungen gibt. Der therapeutische Raum, der sich in einer Therapiegruppe entwickelt, kann damit verglichen werden. Die Therapiegruppe bietet eine neue Möglichkeit von Zugehörigkeitsgefühl, sodass jenes zur Primärfamilie relativiert werden kann. Das bisher entwickelte Selbstgefühl kann durch die neu entstehende Identität als Gruppenmitglied erweitert und stabilisiert werden.

Foulkes (1978) zufolge ist die Leitung der Gruppe in erster Linie Gruppenmitglied und auch Übertragungsobjekt. Im Sinne von Containing übernimmt sie für die Gruppe und auch den Einzelnen ich-stützende Funktion. Es geht dabei darum, dass sie die noch unerträglichen Gefühle der PatientInnen aufnimmt. Sie werden, vergleichbar mit einem Verdauungsprozess, in ihr metabolisiert und für den/die PatientIn dann aushaltbarer zurückgegeben. Die PatientInnen können so den/die Therapeuten/Therapeutin als Objekt, das mit schwierigen Affekten umgehen kann, introjizieren bzw. sich mit ihm/ihr identifizieren. Die Aufgabe der Gruppenleitung ist es, den Rahmen zu etablieren, seinen Erhalt zu gewährleisten sowie die Arbeit in der Gruppe lebendig zu halten. Der Rahmen gibt Halt und Sicherheit, ist aber gleichzeitig oft auch Anlass für Ärger und Rebellion.

Salge (2013) beschreibt Vorzüge einer analytischen Gruppentherapie bei Spätadoleszenten und jungen Erwachsenen. Er betont die Möglichkeit multipler Übertragung, wodurch jene auf den/die GruppenleiterIn entlastet wird. Beschämende Erfahrungen können mit anderen geteilt werden. Die Unsicherheit im Umgang mit dem Therapieangebot wird relativiert. Die Selbstwirksamkeit kann direkt erlebt und in der Gruppe validiert werden.

Falldarstellung

Das Beziehungsgeschehen in einer Gruppe ist komplex. Es ist nicht alles erfassbar und darstellbar. Entlang an Übertragungs-, Gegenübertragungs- und Containing-Prozessen beschreibe ich in Folgendem die Entfaltung des therapeutischen Raumes in der Gruppe. Im Fokus der Betrachtung steht Karina, 21 Jahre. Ich lege ein Augenmerk auf die Reaktivierung ihrer innerpsychischen Konflikte im Erleben mit den Gleichaltrigen und mir als Gruppenleiterin. Durch meine persönliche Lebensgeschichte sind mir Gefühle von Fremdheit sehr bekannt. Dies begünstigte vermutlich den intensiven Prozess zwischen uns beiden. Er konnte durch das multiple Übertragungsangebot und die Delegationsmöglichkeiten in der Gruppe von zu starken Elternübertragungen und Regressionswünschen entlastet werden. Karina konnte ihn gut für ihre Identitätsentwicklung nutzen.

Die beschriebene Gruppe wurde in meiner Praxis neu etabliert.

Die Gruppenmitglieder (Alter, Beruf, Beginn und Art der Symptomatik, familiärer Hintergrund)

Karina, 21, Bürokauffrau: Sie ist eine hübsche junge Frau mit südländischem Aussehen, lebt mit ihrer Mutter, ihrem Stiefvater und zwei Halbgeschwistern, sieben und zehn Jahre jünger. Zu ihrem leiblichen Vater hat sie keinen Kontakt mehr. Seit der Grundschulzeit gehe es ihr schlecht. Sie fühlte sich noch nie einer Peergroup zugehörig. Karina hatte mich um Hilfe gebeten, um mit ihren Versagensängsten, ihrer Traurigkeit und Unfähigkeit, ausgelassen zu sein, ihren Gefühlen von Leere, Einsamkeit, Fremdheit und Verlorenheit besser zurechtzukommen. Beim ersten Telefonat hatte sie sich versichert, ob sie ihren Hund mitbringen könne. In seinem Beisein habe sie weniger Angst. Nach einigen Vorgesprächen bot ich Karina einen Platz in einer Gruppe für junge Erwachsene an, die in vier Wochen beginnen sollte. Sie freute sich darüber, dass die Therapie mit Gleichaltrigen stattfinden sollte, und dass sie »von Anfang an« dabei sein konnte.

Tobias, 21, Student der Elektrotechnik: Seine Symptomatik begann mit dem Abschluss des Gymnasiums. Er leide unter Antriebs-, Schlaf- und Arbeitsstörungen, Leistungseinbruch, der zum Abbruch des Studiums führte, sozialem Rückzug. Er hat als erstes Mitglied seiner Großfamilie Abitur gemacht und fühlt sich als Hoffnungsträger der Familie. Dies belaste ihn sehr. Er hat einen jüngeren Bruder, der »das Leben genieße«.

Anna, 20, Einzelhandelskauffrau: somatische Beschwerden wie Migräne und starke Kopfschmerzen, sie fühlt sich »heimatlos«. Ihre Eltern (Mutter und Stiefvater) hatten aus finanziellen Gründen ihr Zimmer vermietet. Sie lebt bei ihrem Freund, der bei seinen Eltern noch das »kleine Kinderzimmer« bewohnt. Anna fühlt sich in seinem Elternhaus nicht willkommen. Ihr leiblicher Vater hat sich, als sie sieben Jahre alt war, in sein südeuropäisches Heimatland zurückgezogen. Sie hat ihn seither selten gesehen, habe die Jahre danach viel Sehnsucht nach ihm gehabt. Inzwischen habe sie sich damit abgefunden, dass er nicht für sie da sei. Sie hat einen älteren Bruder, der leicht behindert ist und mit seinem Leben nicht gut zurechtkomme. Sie arbeitet im Geschäft ihres Stiefvaters, das sie übernehmen und weiterführen soll. Sie sieht dies als Chance für sich, fühlt sich aber dadurch unfrei.

Andreas, 24, Landwirt: multiple Ängste und zeitweilige Leistungseinbrüche seit ca. sechs Jahren. Er lebt mit seinen Eltern auf dem Hof der Mutter, den er weiterführt und erben soll. Mutter und Sohn bilden eine Einheit gegen den Vater, der außerhalb des Hofes einem Beruf nachgeht. Andreas fühlte sich von seinem Vater noch nie anerkannt. Dies habe er zum ersten Mal in der vierten Klasse bewusst wahrgenommen, als es klar wurde, dass er den Übertritt in eine höhere Schule nicht schaffen werde. Der Vater hatte ihn schulisch »immer unter Druck gesetzt«. Heute sei er mit ihm »verfeindet«. Er hat eine ältere Schwester, die »den Absprung [vom Elternhaus] geschafft hat«.

Isabel, 20, Steuerfachangestellte: Unzufriedenheit und Leistungsdruck am Arbeitsplatz, starke Eifersucht auf ihre jüngere Schwester. Mit ca. elf Jahren waren die aggressiven Auseinandersetzungen zwischen ihr und den Eltern so heftig geworden, dass sie vor Wut Türen eingetreten hatte. Sie leide, seit sie eine Jugendliche sei, unter einer ausgeprägten Selbstwertproblematik vor allem bezogen auf ihren Körper (Adipositas, Feuermal am Fuß, der Rückseite des Beines und im Schambereich). Sie lebt mit ihrer Schwester und den Eltern.

Felix, 19, Schüler der FOS: Versagensängste und -erlebnisse seit der vierten Klasse Grundschule, kurz nach der Trennung seiner Eltern habe er Lernstörungen und Schlafstörungen, aktuell habe er Angst, die 12. Klasse beim zweiten Wiederholen wieder nicht zu schaffen. Er lebt auf dem Hof seines Onkels, nachdem er von seinem Stiefvater aus dem Haus »geschmissen« wurde. Er fühlt sich von seiner Mutter »verraten« und vom leiblichen Vater unter Leistungsdruck gesetzt. Er hat eine wesentlich ältere Schwester, die ihm manchmal »als Stützpunkt« zur Verfügung steht.

Veronika, 24, Bankkauffrau: Leidet seit Jahren unter Zukunftsängsten, fühlt sich oft einsam und von Eifersuchtsgefühlen ihren Schwestern gegenüber geplagt. Mit zwölf Jahren hatte sie ein älterer Cousin, mit dem sie auch gut befreundet war, sexuell verführt. Nachdem sie dies ihren Eltern mitgeteilt hatte, wurde ihr der Kontakt mit ihm verboten. Ungefähr seit dieser Zeit habe sie häufig Bauchschmerzen. Sie lebt mit ihrem Freund in einer Wohnung bzw. später im eigenen Haus. Ihre Eltern sind wohlhabend. Sie fühlt sich materiell sehr gut versorgt. Verspürt häufig Sehnsucht nach den Eltern, zu denen nie emotionale Nähe da war. Sie hat zwei jüngere Schwestern, für die sie oft Vorbild sein musste.

Brigitta, 22, Bäckereifachverkäuferin: Überforderungsgefühle mit ihrer einjährigen Tochter, fürchtet manchmal, sie nicht mehr richtig versorgen zu können. Sie fühle sich von ihrem Partner, den sie »nicht mehr liebt«, abhängig. Das Zusammenleben mit ihm empfindet sie als sehr belastend, da er »depressiv« und passiv ist. Sie sei ein dickes Kind gewesen. Mit 14 sei sie »auf Abmagerungskur« gewesen. Kurz darauf hatte sie erfahren, dass ihre Mutter Krebs habe, was ihr den Boden unter den Füßen weggezogen habe. Seither gehe es ihr »schlecht«. Während der Ausbildung sei sie oft nicht aus dem Bett gekommen. Ihr Vater ist alkoholkrank. Sie hat einen älteren Bruder, der »sein eigenes Leben führt«.

Aufbauphase

Die Gruppe begann mit Karina, Anna und Tobias. Im Slow-open-Modus sollten Andreas und weitere Teilnehmer dazukommen. Für Andreas war über die Weihnachtszeit ein Klinikaufenthalt notwendig geworden. Seine Ängste waren so intensiv geworden, dass er nicht mehr allein bleiben konnte. Dies führte zu einem heftigen Familienstreit. Um ihn vor allem vor dem Vater zu schützen, organisierte seine Mutter den Klinikaufenthalt. Diese Umstände erlebte Andreas als sehr kränkend. Trotzdem empfand er »die Auszeit in der Klinik« als wohltuend. Die erste Sitzung fand also mit Karina (und ihrem Hund), Anna und Tobias statt. Alle freuten sich über den Hund. Durch seine Anwesenheit war gleich ein gemeinsames Thema gegeben. Ich bemerkte, ein Hund könne manchmal als Verstärkung und Schutz erlebt werden. Die drei Anwesenden sprachen über die, die nicht gekommen waren. Zwei leere Stühle wiesen darauf hin. In ihrer Formulierung, es sei weniger beängstigend, im ganz kleinen Kreis zu sprechen, steckte auch Abwehr von Enttäuschung und Ärger. Nach einigen Sitzungen erzählte Karina einen Traum:

> »Mama und mein Hund sind tot. Mein Bekannter, der mein Freund werden könnte, ist weg. Es fühlt sich schrecklich an, so alleine zu sein.«

Karina verbalisierte damit ihr zentrales Thema, das auch ein wiederkehrendes Thema der Gruppe werden wird. Van Wyk (2003) zitiert Grotjahn, wenn sie schreibt: »Der Traum eines Mitglieds einer arbeitenden Gruppe wird zum Traum aller Mitglieder.« Karina beschrieb mit ihrem Traum die aktuelle, fragile Situation der noch »sehr jungen Gruppe«. Zugleich kann er als Hinweis auf die Migrationsgeschichte ihrer Eltern und Großeltern sowie auch jene von Annas Vater verstanden werden. Ich spürte Verlust- und Versagensängste bezüglich der Gruppe. In projektiver Identifikation hatte ich diese wohl von den und für die PatientInnen übernommen. Ich konnte diese bedrohlichen Gefühle deutlich spüren. Ich dachte an die innere Situation der Anwesenden. Ihr altersspezifisches Problem ist es, den Wandel vom Jugendlichen zum Erwachsenen, den die meisten ohnehin schon aufgeschoben hatten, in dem begrenzten Zeitraum der Adoleszenz zu vollziehen. Die zeitliche Begrenzung der Therapiegruppe schien mir ein Äquivalent dafür. »Wir sind hier am Beginn unserer Arbeit und wissen«, dass die Therapie zeitlich begrenzt ist«, teilte ich mit. Tobias sprach davon, wie schrecklich es sich anfühle, wenn »die wichtigsten Stützen wegbrechen«. Eine Verbundenheit zwischen ihm, Karina und Anna begann sich zu entwickeln. Anna sprach davon, dass sie sich oft nach ihrem leiblichen Vater sehne. Sie wünsche sich trotzdem sehr, die Ermahnungen der Eltern (Mutter und Stiefvater) nicht mehr hören zu müssen und mehr Freiraum zu haben. Der Traum beinhaltete auch Hoffnung auf Freiheit. Karina war zum ersten Mal ohne ihren Hund gekommen. Er war im Verlauf der Behandlung nur noch sehr selten dabei. Ich verstand, ihre Angst, abgelehnt oder sogar angegriffen zu werden, war weniger geworden. Sie fühlte sich in der kleinen Gruppe angenommen. Das Tier war als »Kontaktvermittler« nicht mehr nötig. Wir waren miteinander ins Gespräch gekommen. Tobias sprach über seine innere Mauer und Einsamkeit, die thematisch auch in dem Traum enthalten war. Die drei, Karina, Anna, Tobias, hatten Gemeinsamkeiten entdeckt und Kontakt zueinander gefunden. Andreas, der Neue, wurde mit Spannung erwartet. Sie ließ nach, als er, sehr offen, über seine Situation zu Hause, vor allem die Last, den Hof übernehmen zu müssen, erzählte. Dabei sprach er hauptsächlich zu den Gleichaltrigen. Meinem Blick wich er aus. Mein Eindruck war, dass er aufgrund der schwierigen Beziehung zu seinen Eltern den Kontakt zu mir als »Elternfigur« vermeiden wollte.

Er bekam Bestätigung von Anna, die der Geschäftsübernahme, die ihre Eltern wünschten, sehr ambivalent gegenüberstand.

Karina fühlte sich mit ihrem schulischen Erfolg nicht zufrieden. Mit Mühe hatte sie die Ausbildung zur Bürokauffrau abschließen können. Nachdem sie sich in einer »fremden Firma« schlecht behandelt gefühlt hatte, begann sie in der Gartenbaufirma ihres Stiefvaters. Mit den neuen Aufgaben tat sie sich oft schwer. Von ihrem Chef, dem Stiefvater, fühlte sie sich nicht ernst genommen. Eines Tages kam sie wütend in die Gruppe. »Seid ihr mit euren Problemen auch so allein gelassen?«, fragte sie in die Runde. Ich fühlte mich angesprochen und hatte das Gefühl, den PatientInnen zu wenig Unterstützung zu geben. Anna äußerte, auch stellvertretend für die anderen, ihre Enttäuschung über die Gruppe. Ihre Kopfschmerzen seien nicht leichter geworden. Andreas hatte schon öfters gefehlt. Er pflichtete Anna bei. Er sehe keine Besserung seiner Beschwerden. Er überlege sich, ob es hier überhaupt einen Sinn für ihn mache. Der Zeitpunkt der Therapie sei ungünstig. Er könne zur Stallarbeit nicht pünktlich zu Hause sein, was ihm meist Ärger mit seiner Mutter einbringe. Karina erinnerte sich an ihren Vater, der »immer leere Versprechungen gegeben« habe. Sie brauche Zuverlässigkeit. Enttäuschung und Ärger waren in der Gruppe spürbar. Karinas Vaterübertragung bezog sich auf Andreas und mich. Sie konnte ihren Ärger über Andreas bewusst erleben. Mich musste sie weiterhin idealisieren und als gutes Objekt schützen. Sie sprach über ihre Mutter, die immer schon schwach gewesen sei. Sie habe sie, schon während der Schwangerschaft, »fast zweimal verloren«. Ungesagt blieb, dass ihre Mutter auch ihren Vater nicht »halten konnte«. In der Übertragung erlebte Karina mich als schwach. Sie musste anzweifeln, ob ich als starkes Objekt zur Verfügung stehe. Versagens- und Verlustängste kamen in mir auf. Ich teilte der Gruppe mit, dass ich wisse, wie schwer es sein könne, Enttäuschung und Unsicherheit zu erleben. So als hätte sie mehr Sicherheit gefunden, konnte Karina einen Wunsch äußern. Gerade zur Therapiestunde habe sie immer viel Hunger und würde sich gerne eine Pizza mitbringen. Damit hatte sie – wohl auch für die Gruppe – die eigene Bedürftigkeit symbolisiert. Es bestanden Zweifel darüber, ob es bei der Gruppenleiterin und in der Gruppe genügend »Nahrung« gibt. Es wurde über unerfüllte Wünsche und Frustration gesprochen. Manchmal müsse man diese Gefühle einfach aushalten.

Andreas fehlte häufiger. Die anderen waren darüber verwundert und verärgert. In mir kamen wieder Phantasien von Verlust auf. Ich zögerte noch, auf diesen wiederholten Regelverstoß abgrenzend und konsequent zu reagieren, d. h. Andreas auszuschließen. Sein weiteres Wegbleiben ließ mir keine Wahl. Die Gruppe reagierte mit Empörung auf meine Härte. Karina fühlte sich dadurch gleichzeitig beschützt und erleichtert. Sie musste sich Andreas' Unzuverlässigkeit nicht mehr aussetzen und konnte mein Handeln als Zeichen von Stärke und Schutz für die Gruppe erleben.

Konsolidierung der Gruppe

Andreas, der als letzter neu hinzugekommen war, hatte nicht Fuß fassen kön-
nen. Als ich eine neue Teilnehmerin angekündigt hatte, fürchtete die kleine
Gruppe eine neue Enttäuschung. Karina zeigte Angst um ihren eigenen Platz.
Sie berichtete von »der totalen Enttäuschung« durch ihre beste Freundin.
Sie hoffe, dass »die Neue nicht so eine ist«. Die drei waren sich einig über
Neid, Eifersucht und Konkurrenz Geschwistern gegenüber. Diese Einigkeit
war wohl Ausdruck dafür, dass das Auftauchen dieser bedrohlichen Gefühle
im »Hier und Jetzt« der Gruppe abgewehrt wurde. Isabel, die Neue, nahm
gleich, im Sinne einer Flucht nach vorne, viel Raum ein. Karina bestätigte
sie oft, wohl um ihre Eifersucht, die sie als bedrohlich erlebte, abzuwehren.
Sie erzählte, um ihrer Mutter zu helfen, habe sie sich schon immer um die
jüngeren Halbgeschwister gekümmert. Hier entlastete sie mich, indem sie für
Isabel, die ich ja in die Gruppe gebracht hatte, das Ankommen erleichterte.
Überraschend war einige Wochen später, dass Karina vor Wut explodierte.
Isabel hatte ihr versprochen, in der Woche darauf einen Sack voller Plüschtiere mitzubringen. Sie hatte ihn nicht dabei. Karin hatte vor, am Wochenende
nach der Therapiesitzung mit einer Hilfsorganisation nach Ungarn zu reisen.
Dort wollte sie die Plüschtiere an bedürftige Kinder verteilen. Ein Streit zwischen Karina und Isabel war entfacht. Tobias versuchte zu schlichten, indem er
nach sachlichen Gründen für Isabels Versäumnis fragte und beschwichtigend
mit Karina umging. In der nächsten Sitzung erzählte Karina von ihrem Vater.
Er hatte sie und ihre Mutter verlassen, als sie ein knappes Jahr alt gewesen
war. Er habe nicht für sie sorgen können. Bei späteren Kontaktversuchen sei
er immer wieder unzuverlässig gewesen. Er sei nicht mehr sesshaft, ständig
auf der Flucht vor seinen Gläubigern. Karina kenne ihn wenig. Sie wisse nur,
dass er aus der Schweiz stamme. Wegen ihres fremd klingenden väterlichen
Nachnamens (italienisch? rätoromanisch?) wurde sie in der Grundschule ge-
hänselt. Sie fühlte sich von den anderen ausgeschlossen. Die für die Latenz
phasenspezifischen Entwicklungsschritte, der partielle Abzug der Libido von
den primären Objekten und die verstärkte Zuwendung zu den Gleichaltrigen,
waren ihr wenig möglich gewesen. Durch eine Namensüberschreibung hatte
Karina damals den deutschen Namen ihres Stiefvaters bekommen. Aber sie
wisse nicht, wo sie hingehöre. Durch das Erlebnis mit Isabel waren bei Karina
die Enttäuschung und Wut, die sie in der Beziehung mit ihrem Vater oft erlebt
hatte, reaktiviert worden. Über Stunden wurden die Enttäuschungen durch die
Eltern thematisiert. Karina konnte einräumen, dass sie wenigsten gerne den
Namen ihres leiblichen Vaters wieder zurück hätte. Sie begann, das von ihr
entwertete und unbewusst auch idealisierte väterliche Objekt zu integrieren.
Der »Sack voller Kuscheltiere« war als Gedanke in die Gruppe gekommen.

Ich dachte an Übergangsobjekte. In der Gruppe waren zwei Teilnehmerinnen mit transgenerationalen Migrationskonflikten. Wollte Karina für sie beide mit der geplanten »Kuscheltieraktion« unbewusst die Trauer über die eigenen und die transgenerational übertragenen Verluste erleichtern? Wollte sie den bedürftigen Kindern in Ungarn etwas geben, was sie nicht hatte? Die GruppenteilnehmerInnen befanden sich intrapsychisch in einem Übergangsraum zwischen Kindheit und Erwachsensein. Symbolisierte der »Sack voller Kuscheltiere« ein Bedürfnis der Gruppe nach einem Übergangsobjekt, das helfen sollte, reaktivierte Konflikte, bei denen es um Selbst-Objekt-Abgrenzung geht, leichter zu bewältigen? Bezogen auf Karina verstand ich diese Phantasien auch als Annäherung an ihre väterlichen Wurzeln. Ihre Großmutter väterlicherseits war als Jugendliche aus großer materieller Armut von Ungarn in die Schweiz migriert. Sie hatte dort einen italienischen Einwanderer geheiratet. Das Paar hatte in der Schweiz nicht Fuß fassen können und war weiter nach Deutschland gegangen. Der Großmutter gehe es heute nur um Geld. Offensichtlich hatte sie wenig Möglichkeit gehabt, ihre Verunsicherung durch Verlust und Entfremdung zu betrauern, und diese an den Sohn weitergegeben. Der Großvater der Patientin, der schon lange tot ist, hatte vermutlich ein ähnliches Schicksal. Karinas Vater hatte es schwer, eine eigene Identität zu entwickeln. Er konnte seiner Tochter kaum väterlich haltend begegnen. Die Schilderung Karinas war mit Sehnsucht und Bedauern erfüllt. Ich fühlte mich ihr sehr nahe und konnte mir eine Vorstellung vom Ausmaß ihrer Verlorenheitsgefühle machen. Ihr Trauerprozess über das verlorene Objekt und die eigene Ablehnung ihm gegenüber waren spürbar geworden.

Ich kündigte zwei neue TeilnehmerInnen an, Veronika und Felix. Spaßhafte Phantasien von Vertreiben und Bewaffnung kamen auf. Meine Bemerkung, Scherze könnten manchmal angstmildernd sein, öffneten Türen. Es wurden Bedenken bezüglich des bereits aufgebauten Vertrauens geäußert. Isabel zeigte ihren Ärger über mich, die ihnen das zumutete, deutlich. Karina fragte mich, ob sie ihre Motorradklamotten mit ins Behandlungszimmer nehmen dürfe. Ich verstand dies wieder als Sorge um ihren Platz hier und verbalisierte nochmals die Angst vor den und dem Neuen. Es wurden mehr bedrohliche Phantasien geäußert, die wieder durch Lachen abgemildert wurden. Ich konnte die Spannung in der Gruppe gut (aus-)halten und benannte das »Wir-Gefühl«, das ich gerade spürte.

Eine Sitzung später wurden die beiden Neuen zurückhaltend aufgenommen. Veronika brachte zunächst das Thema Partnerschaft, Familiengründung, Hausbauen ein. In mir kam ein Bild von »der Gruppe als Haus mit unterschiedlichen Bewohnern« auf. Ich dachte an die Möglichkeit, bisher verborgen gebliebene Selbstaspekte kennenzulernen und mehr Bewusstsein für sich selbst zu erleben. Felix sprach von seinen Schwierigkeiten in der Schule. Karina fühlte sich angesprochen. Sie konnte über die Beschämung bezüglich ihrer Lernschwierigkeiten sprechen. Wichtig war ihr dabei das Verständnis von Tobias. Er, üblicherweise ein Einser-Schüler, hatte »versagt« und sein Studium abbrechen müssen. Er wusste zu dem Zeitpunkt noch nicht, wie es beruflich mit ihm weitergehen sollte.

Eine Atmosphäre von Staunen und Vorsicht entstand, als Veronika einige Wochen später ihre Schwangerschaft bekannt gab. Sie war dabei unsicher und ambivalent. Ihre Symptomatik beinhaltete jahrelange Bauchschmerzen. Sie sprach über ihre Angst, in ihrem Bauch nicht genügend Platz für ein Kind zu haben. Damit symbolisierte sie auch ein Gruppenthema: Ist hier genügend Platz für die unterschiedlichen Lebensgeschichten und die damit verbundenen Gefühle und Phantasien? Veronika bekam besonders von Karina Anteilnahme und Interesse. Die beiden jungen Frauen waren sich ihrer Weiblichkeit noch unsicher. Sie konnten ihren genitalen Innenraum, in dem sich nach King (2013) die Durchdringung von männlich und weiblich vollziehen kann, noch nicht phantasieren. Karina sprach davon, wie sehr sie sich wegen ihrer ersten sexuellen Erfahrungen schäme. Ihr damaliger Freund hatte sie wegen einer »kleinen anatomischen Missbildung« im Genitalbereich verhöhnt und sie teilweise durch Fesseln zum Verkehr gezwungen. Trotzdem wünsche sie sich wieder einen Partner, auch wenn sie »eine Riesenangst« davor habe. Auch Anna und Isabel berichteten über äußerst beschämende sexuelle Erfahrungen. In dem darauffolgenden Schweigen waren Verzweiflung und Wut sehr deutlich spürbar. Ich teilte mit, dass ich berührt von der Offenheit der jungen Frauen sei. Ohnmachtsgefühle und Ausgeliefertsein wurden in den nächsten Sitzungen thematisiert. In mir kamen, wohl auch stellvertretend für die PatientInnen, starke Zweifel auf. Können derartig verletzende Erlebnisse und die damit verbundenen heftigen Affekte integriert werden? Veronikas Schwangerschaft war als freudiges Ereignis in den Hintergrund getreten. Karina machte wieder einen Anfang und erkundigte sich bei Veronika danach. Strahlend berichtete diese von den ersten Kindsbewegungen. Mit Freude dachte ich an meine eigenen Mutterschaften und fühlte mich als Frau sehr präsent. Ich hatte den Eindruck, dass auch in der Gruppe das Gefühl entstanden war, dass hier Schlimmes ausgesprochen werden, aber auch Neues entstehen kann.

Der geschlechtsreife Körper kann von Adoleszenten und jungen Erwachsenen oft noch nicht in die unbewusste Selbstrepräsentanz integriert werden. Durch den modernen Körperkult, z. B. Essverhalten, Sport, soll dies ausgeglichen werden. Die gefühlte körperliche Unvollkommenheit ist meist schambesetzt. Die unübersehbar wachsende Schwangerschaft Veronikas machte es in der Gruppe leichter, diese Schamgefühle zu überwinden. Karina begann, sich über ihre Unzufriedenheit mit ihrem »zu kleinen Busen und die zu dicken Oberschenkel« zu beklagen. Ihrem Blick, der dabei intensiv auf meinen Busen geheftet war, konnte ich gut standhalten. Die anderen nahmen das Thema auf, sprachen über ihre »körperlichen Mängel« und tauschten Tipps aus. Wieder fühlte ich mich sehr präsent. Ich hatte die Vorstellung, ein Beispiel einer »sicherlich nicht perfekten«, aber zufriedenen Frau zu sein. Ich fühlte mich mit der Gruppe verbunden und zuversichtlich. So als sollte die von mir gespürte Nähe aufgehoben werden, schlossen »die Kinder die Mutter« aus. Die jungen Leute begannen, über Tattoos zu sprechen. Ein Thema, bei dem ich das Gefühl hatte, nicht dabei zu sein. Karina zeigte ihre Tätowierung am Handgelenk und bedauerte, dass sie misslungen sei. Sie wurde von Anna ermuntert, es doch mit einer neuen zu versuchen. »Dann weiß man einfach mehr, wer man ist.« Wieder wurde die Sehnsucht nach etwas Bleibendem spürbar.

Endlichkeit

Die Gruppe war für die TeilnehmerInnen realer Bestandteil des Alltags geworden. Auf der bewussten und unbewussten Ebene beschäftigten sie sich mit ihrer eigenen Geschichte, Gegenwart und Zukunft. Isabel berichtete von der schweren Erkrankung ihrer Oma und schließlich deren Sterben. Geburt und Tod, Anfang und Ende waren Thema geworden. Veronikas Entbindungstermin war näher gerückt. Ich hatte mit ihr vereinbart, dafür eine Therapiepause zu machen. Klar war, dass sie danach in der Gruppe weitermachen wollte. Sie sollte über den Zeitpunkt ihrer Rückkehr entscheiden. Die menschliche Begrenztheit und der schmerzliche Verlust Isabels wurden thematisiert. Bald darauf teilte uns Karina mit, sie sei mit ihrem Bekannten eine feste Beziehung eingegangen. Durch das unmittelbare Bewusstwerden der Endlichkeit unserer menschlichen Existenz war es ihr wohl möglich geworden, sich für eine neue Partnerschaft zu entscheiden. Vermutlich wollte sie dadurch auch ihren Verlustängsten, die erneut reaktiviert worden waren, entgegentreten. Tobias sagte uns in der Sitzung, er habe sich nach langem Hin und Her für ein neues Studium entschieden.

Verunsicherung, Angriff und Flucht

In der Gruppe kam zunehmend Ärger auf. Die Wirksamkeit der Behandlung, und damit die Fähigkeit zur eigenen Veränderung, wurde angezweifelt. Karina war inzwischen zu ihrem Freund in einen entfernter gelegenen Ort gezogen. »Verkehrsbedingt« fehlte sie einmal. Sie war verärgert über das von mir verlangte Bereitstellungshonorar und stellte mich als Gruppenleiterin infrage. Karina konnte mich jetzt als zuverlässiges Identifikationsobjekt wahrnehmen, das sie nicht mehr schonen musste. Felix verteidigte mich. Sie gerieten darüber in Streit. In der folgenden Sitzung bekam Karina dafür Anerkennung, besonders von Tobias. Er beschrieb, wie sehr er Angst vor Auseinandersetzungen habe und versuche, sie zu vermeiden. Eine Woche nach der letzten gemeinsamen Sitzung hatte mir Veronika telefonisch die Geburt ihrer Tochter mitgeteilt. Die Gruppe war begeistert. Besonders Karina freute sich sehr. Für sie war Veronika ein Vorbild geworden. Danach wartete sie, wohl stellvertretend für die ganze Gruppe, Woche für Woche auf ein Zeichen von der jungen Mutter. Die Anspannung nahm zu. Als auch nach einer brieflichen Anfrage meinerseits nichts kam, brachen Ohnmachts-, Enttäuschungs- und Wutgefühle durch. Durch das Wegbleiben Veronikas waren für Karina die Migrationskonflikte reinszeniert. Sie erinnerte sich wieder an ihren Vater, auf den sie so oft vergeblich gewartet hatte. Ihre Idealisierung Veronikas ging allmählich in Entwertung über. Neidgefühle ihr gegenüber, die bis dahin nie geäußert worden waren, machten sich Luft. Anna und Karina wollten an diesem Abend die Gruppe früher verlassen. Wir sprachen über die schwierigen Gefühle von Neid, Ohnmacht und Ausgeliefertsein. Die beiden konnten dann doch bis zum Schluss bleiben. In dieser Sitzung war es möglich geworden, destruktives Agieren durch gelungenes »Containing« unnötig zu machen. Im haltenden Rahmen der Gruppe konnten Karina und Anna die Verzweiflung »von Zurückgebliebenen« wahrnehmen und benennen.

Brigitta, ein neues Gruppenmitglied, wurde zunächst reserviert aufgenommen. Als sie von ihrer einjährigen Tochter erzählte, entstand wieder eine Atmosphäre von Zuversicht und Interesse. Karina war besonders neugierig. Sie bewunderte Brigitta und teilte mit, sie sei mit ihrem Partner glücklich und träume davon, mit ihm ein Kind zu bekommen. Ihre Ambivalenz demgegenüber wurde spürbar, als sie später beschämt einräumte, sie wisse nicht, ob sie sich das wirklich zutraue. Manchmal möchte sie eigentlich selbst wieder wie ein Kind versorgt werden. Ihre Befürchtung, von den anderen deswegen ausgelacht zu werden, wurde gleich durch Brigitta ausgeräumt. Sie fühle sich oft mit der Fürsorge für ihre kleine Tochter überfordert. Tobias äußerte Skepsis Karinas Wunschträumen gegenüber. Vermutlich war Eifersucht im Spiel. Er und Karina hatten sich seit Beginn der Gruppe sehr gut verstanden.

Öfter als früher fehlten jetzt Teilnehmer. Karina kam eines Tages wegen »Verstopfung« nicht. Ich dachte daran, dass der Zweifel, ob man hier genügend bekomme, wohl wieder Thema war. Karina antwortete, vermutlich wieder stellvertretend für alle, mit eigener Zurückhaltung darauf. In mir kam jetzt Ärger auf und ich äußerte meine Unzufriedenheit laut. Die Reaktion darauf war ein längeres, zurückhaltendes Schweigen. Anspannung wurde spürbar. Isabel durchbrach sie, indem sie bemerkte, ihre Mutter schimpfe ständig. Karina sprach dann über ihre Mutter, die versuche, jeden Ärger sofort zu schlichten. Ähnliches berichteten Anna und Tobias. Brigitta erzählte von ihrem Vater, der alkoholkrank sei und »nicht einmal ein lautes Wort vertrage«. Karina sprach leise davon, dass sie sich ihren Vater, trotz allem, manchmal herbeiwünsche.

In der Hoffnung, wie er Geige zu spielen, habe sie sich ein teures Instrument gekauft. Unter Tränen klagte sie darüber, wie schwer es sei, dies zu lernen. Ich übersetzte, es könne sehr schmerzlich sein, das zu betrauern, was man nie hatte.

Die Reinszenierung der Migrationskonflikte wiederholte sich, als Isabel nicht mehr zur Gruppe kam. Sie hatte mir lediglich per Mail mitgeteilt, dass sie beruflich mehr Aufgaben übernehmen müsse und keine Zeit mehr für die Gruppe habe. Empörung, Wut und Ohnmacht wurden laut. Man habe schon immer gewusst, dass Isabel nicht offen sei. Karinas Enttäuschung über die nicht mitgebrachten Plüschtiere wurde noch einmal aufgegriffen. In mir kamen wieder starke Gefühle von Verlust, Ohnmacht und Versagen auf.

Karina hatte inzwischen in der Nähe ihres neuen Wohnortes eine für sie anscheinend passendere Arbeit gefunden. Damit war sie von ihrem Stiefvater unabhängig geworden. Sie war voller Freude über diesen Schritt und über die Aussicht, in Zukunft mehr Zeit mit ihrem Freund verbringen zu können. Sie hatte geplant, die Gruppe zu verlassen. Alle wollten sie davon abhalten. Besonders Anna und Tobias versuchten sie davon zu überzeugen, noch zu bleiben. Karina war verunsichert und rang einige Sitzungen lang um eine endgültige Entscheidung. Dabei wurde schließlich deutlich, dass sie dem Bedürfnis, ihre neu gewonnene Autonomie aktiv in Handlung umzusetzen, oberste Priorität einräumte. In Rollenumkehr wollte sie sich wohl vor einem möglichen erneuten Verlassenwerden schützen, indem sie die Gruppe (nach 16 Monaten) verließ. In ihrem Leben hatte sich viel zum Positiven verändert, wodurch ich ein gutes Gefühl hatte. Doch wünschte ich mir, sie wäre geblieben, um weiterhin Unterstützung in ihrem Trauerprozess zu finden.

Auflösung und Zukunftsaussicht

Tobias schien über Karinas Weggehen am meisten enttäuscht. Er konnte wohl seine Wut und Trauer über die erlittenen Verluste wenig integrieren und verließ wütend die Gruppe. Felix wollte nicht als einziger Mann bleiben und schloss sich ihm an. Anna und Brigitta waren weiterhin an einer analytischen Gruppentherapie interessiert. Mit Anna vereinbarte ich Einzelsitzungen als Übergangslösung. Brigitta wollte warten, bis eine neue Gruppe zustande komme.

Der Zerfall der Gruppe löste in mir Ärger, Versagensgefühle und Trauer aus. Ich dachte über Veronikas Fernbleiben nach. Sie hatte öfters über ihre Angst gesprochen, ihre Mutter und Schwiegermutter könnten das Kind zu sehr vereinnahmen. In mir kam die Phantasie auf, diese Angst bezog sich in der Übertragung auf mich und die Gruppe. Hinzu kam wohl, dass sie mit Karina in eine Schwesternübertragung gekommen war, die von unausgesprochenem Neid geprägt war. Ich bedauerte sehr, dass das Thema von Missgunst und Neid in der Gruppe nicht mehr Platz hatte finden können. Allmählich machte sich in mir trotz allem die Vorstellung breit, dass sich in dieser Gruppe ein tragender therapeutischer Raum entwickelt hatte. In mir reifte der Entschluss, ihn wiederzubeleben. Nach drei Monaten konnten Brigitta und Anna ihren begonnenen Entwicklungsprozess in einer neu zusammengesetzten Gruppe fortsetzen.

Abschließende Gedanken

Die analytische Gruppenpsychotherapie scheint ein gelungenes Setting für die inzwischen 22-jährige Karina gewesen zu sein. In dem entstandenen therapeutischen Raum hatte sie ihren inneren Trauerprozess beginnen und mehr Identität finden können. Die äußeren Veränderungen in ihrem Leben weisen darauf hin. Sie konnte sich von der Adoleszenz verabschieden und ins junge Erwachsenenleben eintreten. Dies spricht für die Chancen, in einer Therapiegruppe frühe Beziehungserlebnisse zu reinszenieren und entwicklungsfördernd durchzuarbeiten und zu integrieren.

Um die Auflösung der beschriebenen Therapiegruppe mehr zu verstehen kann das Konzept der Übertragungskrise von Laufer und Laufer (1994) hilfreich sein. Sie beschreiben die Pathologie der Adoleszenz als Krise im Entwicklungsprozess und sprechen im Zusammenhang mit der Behandlung von Jugendlichen von einer zu erwartenden Übertragungskrise. D. h., Entwicklungskonflikte und -zusammenbrüche, vor allem aus der frühpubertären Zeit, werden in der Übertragung reaktiviert. Wenn davon ausgegangen wird, dass die Gruppe durch sich selbst wirkt, scheint dies in einer neu zu etablierenden Gruppe mit Spätadoleszenten und jungen Erwachsenen von besonderer Relevanz zu sein. In der Praxis könnte es bedeuten, dass es beim Kennenlernen der potenziellen Mitglieder erforderlich ist, ein besonderes Augenmerk auf die frühpubertäre Zeit zu legen. Bei der Indikationsstellung und Zusammenstellung der Gruppe sollte demnach die Anzahl der Teilnehmer mit Hinweisen auf einen frühpubertären Entwicklungszusammenbruch möglichst beschränkt sein. Bei der Auswahl der PatientInnen im Fallbeispiel hatte ich wohl zu wenig auf solche Hinweise geachtet. Rückblickend war besonders bei Veronika und Isabel aufgrund ihrer frühpubertären Erlebnisse von einer für sie bedrohlichen Regression auszugehen. Sie hatten die Behandlung unerwartet abgebrochen. Die heftigen Affekte, die durch ihr Wegbleiben ausgelöst worden waren, waren in der noch »sehr jungen« Gruppe nicht mehr containbar und führten schließlich zum Auseinanderbrechen.

Literatur

Akthar, S. (1999): *Immigration and Identity: Turmoil, Treatment und Transformation*. Northvale, NJ (Jason Aronson).

Bohleber, W. (1996): Einführung in die psychoanalytische Adoleszenzforschung. In: Bohleber, W. (Hrsg.): *Adoleszenz und Identität*. Stuttgart (Klett-Cotta).

Brainin, E. (2014): Migration – Fremde – Adoleszenz. *Kinderanalyse*, 22(3): 213.

Erdheim, M. (1988): *Psychoanalyse und das Unbewusste in der Kultur*. Frankfurt a. M. (Suhrkamp).

Erikson, E. (1973): *Identität und Lebenszyklus*. Frankfurt a. M. (Suhrkamp).

Foulkes, S. H. (1978 [1975]): *Praxis der gruppenanalytischen Psychotherapie*. München (Reinhardt).

de Mendelson, F. (2003): Zur Funktion der Gruppenleitung. In: Pritz., A./Vykoukal, E. (Hrsg.): *Gruppenanalyse. Theorie – Technik – Anwendung*. Wien (facultas): 120–134.

King, V. (2013 [2004]): *Die Entstehung des Neuen in der Adoleszenz. Individuation, Generativität und Geschlecht in modernisierten Gesellschaften*. Wiesbaden (VS Verlag für Sozialwissenschaften).

Laufer, M./Laufer, M. E. (1994 [1984]): *Adolescence and Developmental Breakdown*. New Haven (Karnac). [Dt.: Laufer, M./Laufer, M. E. (1989): *Adoleszenz und Entwicklungskrise*. Stuttgart (Klett-Cotta).]

Moré, A. (2007): »Bis ins dritte und vierte Glied.« Erklärungen und Mechanismen der transgenerationalen Übertragung. *Gruppenanalyse*, 17(1): 29–50.

Salge, H. (2013): *Analytische Psychotherapie zwischen 18 und 25. Besonderheiten in der Behandlung von Spätadoleszenten*. Berlin/Stuttgart (Springer).

Van Wyk, J. E. (2003): Die Bedeutung des Traumes in der Gruppenpsychotherapie. In: Pritz., A./Vykoukal, E. (Hrsg.): *Gruppenanalyse. Theorie – Technik – Anwendung*. Wien (facultas): 120–134.

Carl E. Scheidt / Mareike Bircheneder

»Irgendwie wollte ich mich am liebsten auflösen und verschwinden«

Probleme der Identitätsentwicklung am Übergang von der Adoleszenz ins junge Erwachsenenalter

Einleitung

Der Übergang von der Adoleszenz ins junge Erwachsenenalter bringt zwei zentrale Entwicklungsaufgaben mit sich, von deren Bewältigung die Qualität der weiteren Entwicklung wesentlich beeinflusst wird. Dies ist zum einen die von Laufer und Laufer (1984) und anderen Autoren (King, 2004) beschriebene Aufgabe einer Integration der biologischen Reifungsprozesse, die zur psychischen Repräsentanz eines sexuellen Körpers führt, und zum anderen und damit verbunden, der Aufbau einer psychosozialen Identität, die die (bewusste und unbewusste) Übernahme sozialer Rollen und eine Positionierung im sozialen außerfamiliären Kontext beinhaltet. Beide Entwicklungsschritte vollziehen sich in einer tiefgreifenden Auseinandersetzung mit den unbewussten Identifikationen mit den Primärobjekten und können nicht unabhängig voneinander geleistet werden.

Die Lösung der Entwicklungsaufgaben, die sich am Übergang ins junge Erwachsenenalter ergeben, hängt nicht zuletzt auch vom Einfluss kulturgebundener Normen ab, die die Spielräume der geschlechtlichen Identitätsdefinition und der sozialen Rollen festlegen. Widersprüchliche, extrem restriktive und inkompatible Rollenerwartungen etwa hinsichtlich der Geschlechtsrolle können die Lösung dieser Entwicklungsschritte erschweren. Jugendliche und insbesondere junge Frauen aus Familien mit Migrationshintergrund haben sehr oft massive Spannungen zu tolerieren, die sich aus den Differenzen der Wertsysteme der Herkunftskultur und ihrer aktuellen gesellschaftlichen Umgebung in einer westlich geprägten Gesellschaft ergeben. Dasselbe gilt für die zweite Generation bikultureller Elternpaare. Je nachdem, ob und wie es diesen Elternpaaren gelingt, in ihrer Beziehung unterschiedliche, etwa religiös begründete normative Konzepte zusammenzubringen, können die Heranwachsenden sich mit dieser Integration divergierender kultureller Wertsetzungen in der Herkunftsfamilie identifizieren oder aber in einem dauerhaften inneren Spannungsfeld nicht integrierbarer Ansprüche und Erwartungen gefangen bleiben.

Eine Charakterisierung von Entwicklungsabschnitten im Hinblick auf zu lösende Entwicklungsaufgaben impliziert ein Entwicklungsmodell, das Entwicklung als einen gerichteten Prozess versteht. Diese Vorstellung einer gerichteten Entwicklung kann aus verschiedenen Gründen gerade für die Adoleszenz infrage gestellt werden. Cohen (2012) geht sogar so weit, von einer Unterbrechung der Entwicklung in der Adoleszenz zu sprechen, weil der massive biologische Reifungsschub und die rapiden Veränderungen des Körpers zu einem tiefgreifenden Orientierungsverlust und einem Verlust der Identität führen (ebd.: 57). Gleichwohl setzt aber natürlich auch die Entwicklungsdynamik in der Adoleszenz auf die vorhergegangene Lebensgeschichte auf, die nun im Kontext der psychobiologischen Veränderungen und der körperlichen und sexuellen Reifung reaktualisiert und reinterpretiert wird. Wie auch sonst in der Entwicklung bestimmt das, was vorhergegangen ist, die Dynamik des Prozesses und limitiert im ungünstigen Fall die Lösbarkeit der neuen Entwicklungsaufgaben. Wie Bründl (2015, in diesem Band) in seinem Beitrag eindrücklich darstellt, können insbesondere traumatische Erfahrungen, die in der Latenz stattfanden und die zunächst in ihren Auswirkungen auf die psychosoziale Entwicklung relativ diskret geblieben sind, mit dem Beginn der Pubertät im Sinne der Nachträglichkeit (Freud, 1905) wieder aufleben. Die liegengebliebenen, nicht integrierten und fragmentierten Erfahrungen der sexuellen Überstimulation und Traumatisierung entfalten nun im Nachhinein ihre spezifische pathogene Bedeutung.

Die Folgen einer Reaktualisierung traumatischer Erfahrungen, insbesondere wenn diese mit sexuellen Übergriffen verbunden waren, manifestieren sich in geschlechtsspezifisch unterschiedlichen Pathologien des Erlebens und Verhaltens. Wie von King (2012) herausgearbeitet, dominiert bei jungen Frauen häufig die autoplastische Umgestaltung des eigenen Körpers. Sexuelle Traumatisierung und Überstimulation, die zu Gefühlen der Scham, des Selbsthasses und der Schuld führen, verunmöglichen die Akzeptanz des weiblichen sexuellen Körpers. Die Ablehnung des eigenen Körpers ist umso intensiver, je ausgeprägter die Sozialisation in kulturell oder religiös determinierten Idealvorstellungen der Reinheit des (vorehelichen) weiblichen Körpers stattgefunden hat und im familiären Kontext vermittelt worden ist.

Zur Entwicklung der psychosozialen Identität gehört in der Adoleszenz wesentlich auch die Orientierung in der Peergroup der Gleichaltrigen. Sexuelle Impulse und Wünsche sowie die Rivalität mit gleichgeschlechtlichen Jugendlichen verändern die Beziehungen. In seinem Buch *Die Pilgerjahre des farblosen Herrn Tazaki* schildert der japanische Schriftsteller Haruki Murakami (2014) sehr plastisch das tiefgreifende Verlusterleben durch das Auseinanderbrechen einer adoleszenten Peergroup:

Allerdings beinhaltete die Zusammensetzung der Gruppe von Anfang an ein gewisses Spannungsverhältnis. Hätten sich zwei Paare gebildet, wäre einer zwangsläufig zum fünften Rad am Wagen geworden. Diese Möglichkeit schwebte wie eine feste kleine Lenticulariswolke ständig über ihnen. Dennoch kam es nie dazu, und es gab auch keine Anzeichen, dass es je dazu kommen würde.

Als es dann doch zu einem Auseinanderbrechen der Gruppe kommt, stellt sich im Nachhinein heraus, wie weit die Beziehungen in der Gruppe zuvor vom Ideal nicht sexueller, ambivalenzfreier Beziehungen entfernt waren. Der Protagonist wird aus der Gruppe ausgestoßen und gerät in eine existenzbedrohende depressive Krise. Cohen (2012) hat darauf hingewiesen, dass Jugendliche, trotz der Tatsache, dass sie unter Gleichaltrigen leben, häufig große Einsamkeit erleben. Im Roman von Haruki Murakami gewinnt der Protagonist erst durch die reflektierende Auseinandersetzung mit den libidinösen und aggressiven Verwicklungen, die sich aus den intensiv andrängenden, unterdrückten sexuellen Beziehungen zwischen den jungen Männern und Frauen in der Gruppe ergeben, sein Gleichgewicht wieder. In der Erzählung seiner Freundschaft mit einem Mitstudenten, die Ängste vor homoerotischen Impulsen und die Suche nach einer männlichen Geschlechtsidentität thematisiert, werden die *Années de pèlerinage* eingeführt, eine Bezugnahme auf Franz Liszt, der sich in einer tiefen Lebenskrise Anfang 20 mit seiner Geliebten, der verheirateten Marie d'Agoult, auf die Reise machte und seiner Selbst- und Identitätssuche in diesen Stücken musikalischen Ausdruck verliehen hatte. In einem Wechsel der Zeitebenen und der Vor- und Rückbezüge, konstruiert Murakami in seiner Erzählung »Nachträglichkeit« und löst die Fiktion einer chronologischen zeitlichen Abfolge auf. Der Roman thematisiert die Identitätsentwicklung an der Schwelle zum jungen Erwachsenenalter in einer Dialektik von Trennung und Verlust, Vor- und Rückbewegung, oszillierend zwischen Aufbruch zu einer reifen, die Ambivalenz der eigenen Impulse sowie der Objektbeziehung einschließenden Form der Beziehung einerseits und Wünschen nach einer kindlichen, schutzgebenden und idealisierten, präambivalenten Beziehung andererseits.

Wir wollen im Folgenden einige Aspekte dieses Transformationsprozesses am Übergang in das junge Erwachsenenalter am Beispiel einer Behandlung darstellen, an der sich sowohl das Moment der »liegengebliebenen« Vorerfahrung und ihrer Reaktualisierung als auch die Einflüsse der Bikulturalität auf die Bewältigung der oben skizzierten Entwicklungsaufgaben verdeutlichen lassen. Da es sich um den Verlauf einer stationären Psychotherapie handelt, stellen wir zunächst kurz den stationären Behandlungsrahmen dar.

Der Behandlungsrahmen

Stationäre Psychotherapie unterscheidet sich von Psychotherapie im ambulanten Setting in verschiedener Hinsicht. Stationäre Behandlungen sind in der Regel zeitlich begrenzter als ambulante Therapien. Der zeitliche Rahmen variiert u. a. in Abhängigkeit von der Diagnose. Die Behandlungsdauer liegt etwa zwischen acht und 14 Wochen. Es handelt sich im stationären Rahmen also um Fokaltherapien, bei denen die zeitliche Begrenzung von Beginn an mit bedacht werden muss.

Die zweite Besonderheit besteht darin, dass stationäre Behandlungen mit einer räumlichen Trennung vom sozialen Umfeld, im Falle junger Erwachsener in der Regel von der Herkunftsfamilie, verbunden sind. Bei stark gebundenen Familiensystemen löst dies sowohl bei den Patienten selbst als auch bei den betroffenen Familien Angst aus, weil die Klinikaufnahme unbewusste Ablösungsimpulse verstärkt. Dies macht gelegentlich frühzeitige Familieninterventionen notwendig, um Behandlungsabbrüche wegen überhandnehmender Trennungsängste zu vermeiden.

Das dritte Merkmal stationärer psychotherapeutischer Behandlungen besteht darin, dass sie nicht durch einen einzelnen Therapeuten, sondern durch eine Gruppe von Therapeuten durchgeführt werden, die unterschiedliche Behandlungsverfahren verwenden. Neben der Einzeltherapie sind dabei die analytische Gruppenpsychotherapie sowie aktualisierende Verfahren wie die Kunst- und Gestaltungstherapie, Musiktherapie oder Konzentrative Bewegungstherapie (KBT) verbreitete Methoden. Die Kombination verschiedener Behandlungsverfahren hat neben der höheren Therapiedosis auch in der Wirkung einen additiven Effekt.

Ein viertes Merkmal besteht darin, dass Gruppenprozesse in der stationären Psychotherapie eine sehr große Rolle spielen. Durch das Zusammenleben in der Patientengemeinschaft können regressive Prozesse verstärkt werden, was sowohl ein Risikopotenzial als auch therapeutische Chancen mit sich bringt.

Die Klinik, in der die hier dargestellte Behandlung stattfand, verfügte über 62 Behandlungsplätze, davon 25 Betten im Rehabereich und 37 Betten im Akutbereich. Im Akutbereich kommen überwiegend jüngere Patienten in der Altersgruppe zwischen 18 und 30 Jahren zur Aufnahme. Von der klinischen Symptomatik her handelt es sich um Patienten mit Essstörungen, selbstverletzendem Verhalten, Problemen der sozialen Anpassung, Ablösungskrisen, schweren depressiven Einbrüchen sowie Identitäts- und Entwicklungskrisen mit emotionaler Instabilität. Die Klinik arbeitet nach einem entwicklungsorientierten, psychodynamischen Konzept, in dem auch paar- und familiendynamische Interventionen eingesetzt werden. Dies ist insbesondere bei adoleszenten Patienten und jungen Erwachsenen von großer Bedeutung, die noch in der Herkunftsfamilie leben und bei denen auch aus äußeren Gründen noch eine reale Abhängigkeit von dieser besteht. Die Familienverhältnisse sind regelhaft schwierig. Erfahrungen früher Trennung, hochgradig konflikthafte Beziehungen zwischen den Eltern, psychische Erkrankung eines oder beider Elternteile einschließlich schwerer Alkoholabhängigkeit sowie Missbrauch und Gewalt sind häufige Ereignisse in den Biographien der jungen Patientinnen.

Fallbericht

Frau A. kam nach einer mehrwöchigen Vorbehandlung in einer psychiatrischen Klinik, die wegen eines erneuten schweren depressiven Einbruchs notwendig geworden war, zur stationären Aufnahme. Depressive Krisen mit tiefer Verzweiflung und Suizidimpulsen reichten bereits bis in das 13. Lebensjahr zurück. Im Kontext dieser depressiven Selbstaufgabe hatte die Patientin mit 16 Jahren eine Essstörung mit heftigen Ess-/Brech-Anfällen entwickelt, die sich zunehmend mit einer Gewichtsabnahme verband. Die Verweigerung der Nahrungsaufnahme war mit dem Ziel verbunden, sich zu Tode zu hungern, sich »irgendwie aufzulösen und zu verschwinden«. In Zuständen unerträglicher Leere fügte sich Frau A. auch Schnittverletzungen zu, um sich »besser spüren zu können«. Ihre Stimmungsschwankungen regulierte sie mit exzessivem Alkoholkonsum. Eine erste psychiatrische Aufnahme wurde im Alter von 18 Jahren notwendig, kurz nachdem Frau A. eine Beziehung zu einem gleichaltrigen jungen Mann aufgenommen hatte und danach depressiv dekompensiert war. Nach der Entlassung aus dieser stationären Behandlung hatte sie bei oberflächlich scheinbar stabilisierter Stimmung erneut 12 kg abgenommen und befand sich nun bei der Aufnahme unserer Klinik in einem massiv abgemagerten Zustand.

Die Entscheidung, eine stationäre psychotherapeutische Behandlung aufzunehmen, war in ihr selbst entstanden. Die Eltern hatten sie in dieser Entscheidung zwar unterstützt, sie jedoch nicht gedrängt. Trotz der Verzweiflung gab es bei der Patientin einen deutlich spürbaren Wunsch, sich aus dem inneren und äußeren Stillstand ihrer Entwicklung zu befreien.

Auslöser für die schwere Entwicklungskrise, die mit dem Beginn der Pubertät eingesetzt hatte, war die Reaktualisierung der Erinnerungen an einen sexuellen Missbrauch, dem die Patientin im Alter von acht Jahren ausgesetzt gewesen war. Mit Beginn der Menarche im Alter von 13 Jahren stellten sich gleichzeitig mit der Reaktivierung der Erinnerungen an diese Missbrauchserfahrungen Suizidgedanken, Gefühle extremer Einsamkeit und Isolation und schwere Schuld- und Schamgefühle ein. Daneben wurden auch Symptome einer posttraumatischen Belastungsstörung mit Flashbacks, Angstzuständen und nächtlichen Alpträumen manifest, aus denen sie schweißgebadet aufwachte. In ihrer Herkunftsfamilie fühlte sich Frau A. isoliert und unfähig, ihre Erfahrungen ihren Eltern anzuvertrauen. Dabei spielten die strengen, religiös begründeten Moralvorstellungen des Vaters eine Rolle wie auch die Tatsache, dass der Täter dem weiteren Familienumkreis angehörte. Auf einer Reise mit dem Vater zu den libanesischen Großeltern im Alter von 17 Jahren, so berichtete sie, spürte sie u. a. aufgrund der fremden Sprache, wie wenig sie sich der Familie des Vaters und deren kultureller Tradition zugehörig fühlen konnte. Dies verstärkte ihr Grundgefühl, allein zu sein, keinen Ankerpunkt zu haben und sich »durch nichts definieren« zu können. Quälende Schuldgefühle aufgrund der reaktualisierten sexuellen Traumaerfahrungen förderten den Entschluss, ihrem Leben ein Ende zu setzen. Inspiriert durch einen Bericht in den privaten TV-Medien über ein magersüchtiges Mädchen und auch weil sie ihren Eltern einen offenen Selbstmord nicht antun wollte, beschloss sie, nichts mehr zu essen und sich zu Tode zu hungern. Innerhalb von wenigen Monaten nahm sie von 60 kg auf 48 kg Körpergewicht ab. Anschließend kam es zu einer weiteren Gewichtsabnahme bis zu einem Minimalgewicht von 38 kg. Die Hungerphasen wechselten mit Ess-/Brech-Anfällen ab, die vor allem in emotional schwierigen Situationen auftraten, wenn sie wütend war oder sich verletzt fühlte.

Frau A. ist die jüngere von zwei Schwestern und wuchs bei ihren Eltern auf. Der Vater stammte aus dem Libanon, war Moslem und als Angestellter in einem Taxiunternehmen tätig. Der älteste Bruder war bei der Geburt verstorben, was die Mutter in eine schwere Depression gestürzt hatte. Der verstorbene Bruder war während ihrer Kindheit und Jugend sehr präsent in der Familie. Er hatte als erstgeborener Sohn für die Familie große Bedeutung. Auch zur Zeit der Behandlung noch betete der Vater an jedem Todestag für seinen verstorbenen Sohn. Frau A. berichtete, dass sie sich in ihrer Kindheit stark an dem verstorbenen Bruder orientiert habe. Sie habe immer mit Jungen gespielt, männliche Sportarten gewählt und auch eine Kampfsportart erlernt. Ihre Mutter sei Deutsche und im Schichtdienst eines Verpackungsunternehmens tätig. Beide Eltern seien gläubig, der Vater als Moslem, die Mutter als Christin, während sie selbst sich keiner Religionsgemeinschaft zugehörig fühle.

Sie habe sich von ihren Eltern im Großen und Ganzen geliebt und angenommen gefühlt. Trotzdem wird im Zusammenhang mit dem Missbrauch deutlich, dass die Beziehungen zu den Eltern durch Schamgefühle und Hemmungen in ihrer Offenheit blockiert waren. Dies wurde durch den Umstand verstärkt, dass die Patientin bei größeren Familienzusammenkünften immer wieder erneuten Täterkontakt hatte, ohne darüber mit den Eltern sprechen zu können.

Frau A. besuchte die Grundschule, wechselte auf die Realschule, in der sie gut integriert war und die sie erfolgreich absolvierte, und begann anschließend eine Ausbildung als Steuerfachgehilfin. In dieser Ausbildung langweilte sie sich und fühlte sich unterfordert. Aufgrund der oben beschriebenen Probleme hatte sie jedoch keine Energie zur Verfügung, um die vom Vater bestimmte Ausbildungsentscheidung zu revidieren.

Die Beziehung zur älteren Schwester war konfliktreich. Die Schwester habe sich in der Familie stärker angepasst und sei weniger rebellisch gewesen als sie. Sie habe dem Vater nähergestanden und habe sich seinen Erwartungen stärker untergeordnet. Sie selbst habe eine engere Beziehung zur Mutter gesucht.

Bereits in den ersten Begegnungen wurde deutlich, dass Frau A neben ihren lange zurückreichenden Problemen auch über erhebliche Ressourcen verfügte. In einer für ihr Alter erstaunlichen Weise schilderte sie ihre Lebensentwicklung differenziert und reflektiert und beschrieb ihr Dilemma zwischen ihrem Wunsch, sich zu Tode zu hungern, und ihrem Wunsch zu leben. Letzterer hatte sie veranlasst, die Behandlung aufzusuchen. In der zierlichen, abgemagerten jungen Frau war eine überraschende Kraft spürbar, sich ihrer Verzweiflung und den seit vielen Jahren aufgestauten inneren Problemen zu stellen. Diese Entschlossenheit durchzog wie ein roter Faden den weiteren Behandlungsverlauf.

Relativ schnell stellte sich in der Behandlung eine positive Übertragungsbeziehung sowohl in der Beziehung zur behandelnden Einzeltherapeutin als auch in Bezug auf den therapeutischen Rahmen der Klinik her. Dieser Halt ermöglichte es Frau A. zum ersten Mal in ihrem Leben, die Mauern aus Schuld und Scham zu durchbrechen und über ihre Erfahrung eines innerfamiliären Missbrauches im Alter von acht Jahren zu sprechen, der in der Herkunftsfamilie (und auch in anderen Kontexten) nie hatte thematisiert werden können, und zwar auch dann nicht, als die Patientin ab dem 13. Lebensjahr eine zunehmend ausgeprägtere Symptomatik von Depression, Essstörung und Selbstverletzungen entwickelte. Besonders in den ersten Behandlungswochen war eine aktive therapeutische Haltung notwendig, um den massiven Verlassenheitsängsten der Patientin zu begegnen. Die Anerkennung der Realität der traumatischen Erfahrung unterstützte die Realitätsorientierung der Patientin und trug zu einer Stabilisierung der Selbst-Objekt-Grenzen bei. Die Patientin vermochte sich bevorzugt im Kontakt mit zwei weiblichen Therapeutinnen, ihrer Einzeltherapeutin sowie einer KBT-Therapeutin, mit der sie ebenfalls im Einzelsetting arbeitete, zu öffnen. Entsprechend dem analytischen Behandlungskonzept der Klinik wurde auf die inhaltliche Offenlegung des Traumas nicht insistiert. Die Auseinandersetzung mit dem traumaassoziierten Erinnerungsmaterial wurde jedoch durch die Bearbeitung der Zusammenhänge und Konsequenzen für das aktuelle Erleben gefördert. Die therapeutische Beziehung bot so einen Resonanzraum an, in dem die Patientin ihre Isolation durch Schuld und Scham und die Verzweiflung über ihre jahrelange Einsamkeit mit ihren Erfahrungen nach und nach offenlegen konnte.

Der stationäre Rahmen erwies sich in diesem Zusammenhang aus verschiedenen Gründen als hilfreich. Die räumliche Trennung von der Herkunftsfamilie bot der Patientin erstmals auch durch die räumliche Distanzierung die Möglichkeit einer Ablösung. Im engen, vom libanesischen Vater eher traditionell dominierten Familiengefüge war dies bis zu diesem Zeitpunkt nur wenig möglich gewesen. So konnte die Patientin eigene Fähigkeiten und Interessen entdecken und sich ausprobieren, z. B. indem sie mit Veränderungen ihrer Kleidung experimentierte. Die räumliche Distanz ermöglichte es ihr auch, sich mit den familiären Beziehungen aus der Ferne zu beschäftigen. Der Kontakt mit gleichaltrigen Patientinnen und Patienten in der Klinik, die ebenfalls Erfahrungen von sexuellem Missbrauch hatten machen müssen, erleichterte es der Patientin, eine größere Selbstoffenheit und Offenheit anderen gegenüber zu entwickeln, Gefühle der Schuld und der Scham schrittweise zu überwinden und auch zu einer besseren Selbstakzeptanz und Akzeptanz des eigenen Körpers zu finden. Während mehrerer Wochenendbeurlaubungen kam es immer wieder zu ausgeprägten Rückfällen in das pathologische Ess-Brech-Verhalten, das nun jedoch im Kontext reflektiert werden konnte.

Die stationäre Behandlung war in der Initialphase stark auf eine Beendigung der bedrohlichen Gewichtsabnahme ausgerichtet. Erst nachdem es der Patientin gelang, ihr Essverhalten langsam wieder unter ihre Kontrolle zu bekommen und eine langsame Gewichtszunahme einsetzte, rückte die Auseinandersetzung mit den Traumaerfahrungen in den Vordergrund. Dies führte zunächst zu einer massiven Verunsicherung mit entsprechend schwierigen Übertragungsphänomenen. Die Patientin befürchtete, dass die Therapeutin sie wegen des Vorgefallenen ablehnen und verabscheuen würde. Durch die stetig positive Gewichtsentwicklung wurde die Angst der Patientin, die Kontrolle über ihren Körper zu verlieren, zunehmend stärker; die Veränderung des Körpers durch die Zunahme des Gewichts intensivierte die Angst vor einer Rückkehr der Traumaerinnerungen. Dies wurde besonders intensiv, als es im Therapieverlauf zu einem Wiedereinsetzen der Periodenblutung kam, was zu erneuten intensiven Ängsten und einem depressiven Einbruch führte.

In einer körpertherapeutischen Einzelbehandlung offenbarte die Patientin das androgyne, jungenhafte Idealbild ihres Körpers und zugleich die verzerrte Selbstwahrnehmung ihrer körperlichen Proportionen. In einer sehr intensiven und bewegenden Sitzung wurde deutlich, dass sich Frau A. schon seit früher Kindheit mit ihrem verstorbenen Bruder identifiziert hatte. Sie erinnerte sich nun, dass sie sich in ihrer Kindheit viel mehr als Junge denn als Mädchen erlebt und gefühlt habe. Es ließ sich verstehen, dass in der Identifikation mit dem verstorbenen Bruder auch eine ödipale Hinwendung zum Vater lag, da der Bruder als erstgeborener Sohn für den Vater eine so große Rolle gespielt hatte. Das androgyne, anorektische Körperbild war so auch als eine Repräsentanz der in der Familie nicht abgeschlossenen Trauer um den toten Sohn zu verstehen, der den Kern der eigenen depressiven Entwicklung der Patientin gelegt hatte. Im Verlauf der Behandlung gelang es Frau A., schrittweise in einen Trauerprozess um den verstorbenen Bruder einzutreten und sich zunehmend aus der Stellvertreterposition eines »replacement child« (Anisfield/Richards, 2000) zu lösen. Dies führte zu neuen und sehr grundsätzlichen Fragen, wer sie sei, was sie in ihrer Identität ausmache, wie sie sich selbst als Frau darstellen und positionieren wollte. Es entstand m. a. W. ein offener Raum für die Suche nach der eigenen Identität, der bis dahin durch die Identifikation mit dem verstorbenen Bruder verschlossen gewesen war.

Zwangsläufig führte dieser neu gewonnene Spielraum der eigenen Identitätsentwicklung auch zu einer Verschärfung der Abgrenzungskonflikte den Eltern gegenüber, die allerdings glücklicherweise den Veränderungsprozess ihrer Tochter überwiegend mit Verständnis begleiteten. Die Eltern wurden in mehreren Familiengesprächen in die Behandlung einbezogen, um die Umsetzung der Veränderungsprozesse, die sich in der stationären Behandlung angebahnt hatten, in den familiären Kontext zu unterstützen. Zu einem späteren Zeitpunkt thematisierte die Patientin der Mutter gegenüber auch den sexuellen Missbrauch, sodass hier zumindest ansatzweise innerfamiliär eine Validierung und Öffentlichkeit ihrer traumatischen Erfahrungen hergestellt werden konnte.

Diskussion

In ihrer Diskussion geschlechtsspezifischer Unterschiede des Entwicklungsverlaufes bei männlichen und weiblichen Adoleszenten hebt Gerisch (2012) den Aspekt hervor, dass durch die biologische Reifung der Körper adoleszenter Frauen dem der Mutter ähnlicher wird, was Ängste vor einer regressiven Verschmelzung auslöse. Angriffe auf den eigenen Körper können unter diesem Gesichtswinkel auch als Versuche einer forcierten Separation/Individuation verstanden werden. Der Wunsch, durch Hungern zunächst den eigenen Körper zu entsexualisieren, ihn dem Ideal eines kindlich-asexuellen Körpers anzunähern, um ihn dann auszulöschen, kann somit eine Abwehr destruktiver Impulse gegen das Primärobjekt darstellen (Laufer/Laufer, 1984).

Fonagy und Target sehen einen wesentlichen Unterschied der weiblichen gegenüber der männlichen Entwicklung darin, dass aufgrund einer unzureichenden Mentalisierung destruktive Impulse nicht gebunden werden können und sich in der weiblichen adoleszenten Entwicklung dann bevorzugt gegen den eigenen Körper richten (Fonagy/Target, 1996).

In der Geschichte von Frau A. setzten auf der Ebene des manifesten Verhaltens die gegen den eigenen Körper gerichteten destruktiven Impulse mit der Pubertät ein und wurden durch die Menarche ausgelöst. Diese Ablehnung ihres eigenen weiblichen sexuellen Körpers konnte die Patientin im Rückblick auf ihre Entwicklung klar beschreiben. In ihrer Erinnerung standen die traumatisierenden Erfahrungen des sexuellen Missbrauchs in der Latenz im Mittelpunkt. Schuld und Schamgefühle sowie eine durch die Überstimulierung traumatische Ruptur des Ich- und Selbsterlebens machten sich in den Symptomen einer posttraumatischen Belastungsstörung bemerkbar. Diese Geschichte der Reaktualisierung der traumatischen Erfahrungen in der Adoleszenz konnte in der stationären Psychotherapie erstmals zur Sprache gebracht werden. Trotzdem hielt die Patientin an der Idealisierung der Primärobjekte in gewisser Weise fest. Sie löste sich äußerlich durch mehr Außenaktivitäten von den Eltern, stellte die überwiegend durch den Vater fremdmotivierte Berufswahl infrage und nahm auch deutlich an Gewicht zu. Ihre Entscheidung, die anorektische Gestaltung ihres Körpers aufzugeben, blieb jedoch fragil. Die Introjektion eines depressiven Primärobjektes (Green, 1993) behinderte die Besetzung und Bejahung des eigenen weiblichen und sexuellen Körpers. Bewegungen der Individuation und Separation blieben im unbewussten Erleben der Patientin gleichbedeutend mit einem zerstörerischen Angriff auf die Mutter. Aus dieser Perspektive ließen sich die Impulse zur Selbstauslöschung und Zerstörung des eigenen Körpers durch Schneiden, Hungern und Alkohol auch als ein Versuch verstehen, das (idealisierte) Primärobjekt zu schützen. Dieses Verständnis steht nur scheinbar in einem Widerspruch zu der oben zitierten Auffassung von Gerisch (2012). Die anorektische Entwicklung wurde bei Frau A. durch die traumatischen Erfahrungen des Missbrauchs, die mit Beginn der Pubertät durch die körperliche Reifung reaktualisiert wurden, ausgelöst. Den lebensgeschichtlichen entwicklungspsychologischen Kontext bildete jedoch eine frühe Depression. Frau A. hatte einen Ausweg aus ihrem Dilemma gesucht, indem sie sich mit ihrem toten Bruder identifizierte, um sich auf diesem Weg der Zuwendung ihrer Eltern zu versichern.

Noch mehr als bei Erwachsenen basiert die Psychotherapie von jungen Erwachsenen auf der Vermittlung einer korrigierenden emotionalen Erfahrung. Diese bestand in der berichteten Fallvignette vor allem darin, dass die antizipierte und befürchtete Beschämung durch die Versprachlichung traumatischer Erfahrungen ausgeblieben war und die Therapie eine haltgebende emotionale Resonanz anbot, in der die verdrängten und abgespaltenen Erinnerungsfragmente in die Kontinuität des Selbst wieder eingefügt werden konnten (Waller/ Scheidt, 2010). Gerade für junge Erwachsene mit einer unsicheren Selbst-Objekt-Differenzierung und erheblichen Ängsten vor der regressiven Verschmelzung in einer dyadischen Beziehung, bietet der Rahmen stationärer Behandlungen unterschiedliche Identifikationsmöglichkeiten und damit die Chance, neue emotionale Erfahrungen in einer sicheren, nicht bedrohlichen

Distanz zu machen. Dazu gehören auch Erfahrungen in einer Gruppe von Gleichaltrigen, die mit vergleichbaren Problemen konfrontiert sind. Sehr häufig ermöglicht dies den Beginn eines therapeutischen Prozesses, der dann in der Regel, wenn eine ausreichende Stabilität der Selbst-Objekt-Differenzierung erreicht ist, im ambulanten Setting über längere Zeit fortgesetzt werden muss.

Literatur

Anisfield, L./Richards, D. A. (2000): The replacement child: Variations on a theme in history and psychoanalysis. P*sychoanalytic Study of the Child*, 55: 301–318.

Cohen, Y. (2012): Die Entwicklung der sexuellen Identität bei Jugendlichen. In: Bründl, P./King, V. (Hrsg.): *Adoleszenz: gelingende und misslingende Transformationen*. Jahrbuch der Kinder- und Jugendlichen-Psychoanalyse, Bd. 1. Frankfurt a. M. (Brandes & Apsel): 53–69.

Fonagy, P./Target, M. (1996): Den gewalttätigen Patienten verstehen. Der Einsatz des Körpers und die Rolle des Vaters. In: Berg, M./Wiesse, J. (Hrsg.): *Geschlecht und Gewalt*. Göttingen (Vandenhoeck & Ruprecht): 55–90.

Freud, S. (1905): Drei Abhandlungen zur Sexualtheorie. *GW V*. Frankfurt a. M. (S. Fischer): 27–145.

Gerisch, B. (2012): Körperwelt. Suizidalität, Autodestruktion und Sexualisierung in der Adoleszenz. In: Bründl, P./King, V. (Hrsg.): *Adoleszenz: gelingende und misslingende Transformationen*. Jahrbuch der Kinder- und Jugendlichen-Psychoanalyse, Bd. 1. Frankfurt a. M. (Brandes & Apsel): 91–122.

Green, A. (1993): Die tote Mutter. *Psyche – Z Psychoanal*, 47: 205–240.

King, V. (2004 [2002]): *Die Entstehung des Neuen in der Adoleszenz. Individuation, Generativität und Geschlecht in modernisierten Gesellschaften*. 2. Aufl. Wiesbaden (VS Verlag für Sozialwissenschaften).

King, V. (2012): Neues Begehren. Psychische Bedeutungen von Sexualität und Körper in der Adoleszenz junger Männer und Frauen. In: Bründl, P./King, V. (Hrsg.): *Adoleszenz: gelingende und misslingende Transformationen*. Jahrbuch der Kinder- und Jugendlichen-Psychoanalyse, Bd. 1. Frankfurt a. M. (Brandes & Apsel): 29–50.

Laufer, M./Laufer, M. E. (1984): *Adolescence and Developmental Breakdown*. New Haven (Karnac). [Dt.: Laufer, M./Laufer, M. E. (1989). *Adoleszenz und Entwicklungskrise*. Stuttgart (Klett-Cotta).]

Murakami, H. (2014): *Die Pilgerjahre des farblosen Herrn Tazaki*. Köln (Dumont).

Waller, N./Scheidt, C. E. (2010): Erzählen als Prozess der (Wieder-)Herstellung von Selbstkohärenz. Überlegungen zur Verarbeitung traumatischer Erfahrungen. *Zeitschrift für Psychosomatische Medizin und Psychotherapie*, 56(1): 56–73.

Identitätsformationen kumulativ
traumatisierter Spätadoleszenter

Angelika Staehle

Arbeit, Identität und Liebe
Schwierige Passagen in der analytischen Behandlung eines jungen Mannes in der Spätadoleszenz

Einführung

Die Spätadoleszenz umfasst den letzten Teil der Adoleszenz, der vom 18. bis etwa zum 21. Lebensjahr reicht. Das war die bisher übliche Einteilung. Einige Autoren (Seiffge-Krenke, 2012; Salge, 2013) dehnen die Zeitspanne bis zum 25. Lebensjahr aus. In Anbetracht der heute zunehmenden Verlängerung dieser Lebensphase oft bis zum dritten Lebensjahrzehnt scheint dies angemessen. Es ist die Zeit, in der die Entscheidungen zum Berufseintritt, zur Heirat und Familiengründung bevorstehen. D. h., dass jetzt auf den Prüfstein kommt, was in der Kindheit und in der Adoleszenz genügend gut bewältigt und ob damit eine Basis für die anstehenden Entwicklungsschritte geschaffen werden konnte. Die psychologischen Kriterien zeigen, dass sich viele junge Menschen noch nicht bereit zum Erwachsenwerden fühlen. Die Einführung einer neuen »Entwicklungsphase« für diese Lebensspanne, wie die der »Emerging Adulthood« (Arnett, 2004; Seiffge-Krenke, 2012) erscheint mir jedoch nicht unproblematisch, da sie in »recht suggestiver Art und Weise impliziert, dass die im Werden begriffene Entwicklung auch zu einem erfolgreichen Ende gelangt« (Salge, 2013). Das konflikthafte Potenzial dieser Zeit des Übergangs wird dadurch entschärft. Es scheint heute schwerer zu fallen, die gravierenden individuellen und gesellschaftlichen Verunsicherungen anzuerkennen. Insbesondere die Wucht der Sexualität erscheint nur noch Aufmerksamkeit zu erregen, wenn sie in Form von Pornografie, Perversion oder durch sexuellen Missbrauch in Erscheinung tritt.

In meinem Beitrag werde ich mich im Rahmen einer Einzelfallstudie mit dem konflikthaften Potenzial und den damit verbundene Unsicherheiten befassen: Mit dem

> […] Oszillieren zwischen Hoffnung und Resignation, progressiven und regressiven Tendenzen, zwischen dem Versuch der Aneignung des eigenen Körpers, der eigenen Geschlechtlichkeit und dessen befürchtetem Scheitern, zwischen Rückzug in eine Tagtraumwelt und dem Versuch, sich in der Realität zurechtzufinden, zwischen dem ängstlichen Blick auf sich selbst und dem schaminduzierenden Blick der Anderen. (Salge, 2013: 2)

Zu Beginn möchte ich einen jungen Mann zu Wort kommen lassen, der sich einige Monate vor seinem Abitur in meiner Praxis anmeldete. Christian, wie ich ihn nennen werde, war gerade 20 Jahre alt geworden, ein feingliedriger, blonder, junger Mann, intelligent und einfühlsam. Er eröffnete das erste Gespräch mit dem Satz:

»Ich weiß nicht mehr, wer ich bin. Ich habe Angst, mich zu zeigen. Die Anderen könnten etwas Negatives von mir denken, so wie ich nicht gesehen werden möchte.«

Das bevorstehende Abitur bereite ihm keine Probleme. Er sei ein guter Schüler. Er wolle hier am Ort studieren. Daher sei er auf Empfehlung des Analytikers seiner Mutter zu mir gekommen, um sich vorsorglich einen Therapieplatz bei mir zu sichern. Er klagte über zwanghaftes Grübeln, das ihn ganz von der Realität entferne. Sein Kopf spiele verrückt, er denke dann immer weiter und könne nicht aufhören, verliere sich in seinem Kopftheater. Dies entferne ihn von der Realität. Manchmal fühle er sich gar nicht mehr. Auch habe er vielfältige Ängste: Ängste vor Krankheiten, Ängste vor dem Einschlafen. Sein größte Angst sei, dass er nie eine Freundin finde werde. So wie er sich jetzt fühle, das sei so extrem geworden, seit er vor drei Monaten von einer Schulkameradin, in die er sich verliebt habe, abgewiesen worden sei. Es sei das erste Mal gewesen, dass er sich für ein Mädchen interessiert und sich verliebt habe. Er grüble nun ständig darüber nach, was er falsch gemacht habe. Vorher habe er sehr erfolgreich bei »Jugend forscht« mitgemacht, das habe ihm Sicherheit und auch große soziale Anerkennung gegeben. Er schilderte, dass er zusammen mit einem Schulkameraden viele Projekte gemacht habe, bei denen es sich um Sicherungssysteme im technischen Bereich gehandelt habe. In der Arbeit am Computer und mit technischen Geräten habe er sich sicher gefühlt. Daher wolle er auch sein Studienfach in diesem Bereich wählen. Er habe in seiner Kindheit und Jugendzeit viele Umzüge und Schulwechsel gehabt und sei immer sehr schüchtern und zurückgezogen gewesen und erst auf dem Gymnasium und mit dem Erfolg seiner Projekte bei »Jugend forscht« sei es besser geworden. Aktuell sei ein neues Problem hinzugekommen, ein Problem mit den »Anziehsachen«. Es ginge dabei vor allen Dingen um die Hosen. Er müsse sich zwanghaft viele Male vor dem Spiegel umziehen, die Hose dürfe keine Falten werfen etc. Wohl fühle er sich nur noch in Jogginghosen, dann könne man keine Konturen sehen. Er sagt:

»Ich habe Angst, dass ich mich durch andere Anziehsachen verändern könnte und oder vor allen Dingen von jungen Frauen ganz negativ gesehen und von vornherein abgestempelt werde. Ich habe aber auch Angst davor, etwas Neues auszuprobieren, weil ich ja dabei theoretisch Fehler machen würde.«

Diese ersten Schilderungen Christians zeigen verdichtet die unzureichenden Grundlagen, die er für die anstehenden Aufgaben der Spätadoleszenz mitbringt. Seine Suche nach Identität verbunden mit einer großen Unsicherheit, wie er seine Liebessehnsüchte aushalten und gestalten könnte. Deutlich wird die konflikthafte Spannung zwischen seinem Bedürfnis nach Anerkennung seines sexuellen, männlichen Körpers und den gleichzeitig mobilisierten regressiven Wünschen, zurück in einen kindlichen Körper zu schlüpfen. Als er von den Jogginghosen sprach, musste ich unwillkürlich an Babystrampelhöschen denken. Für mich wurde sehr spürbar, wie unsicher er sich in seinem männlichen Körper fühlt und mit welch großer Scham dies verbunden ist.

Ich erfahre dann, dass er sich in einem schwierigen und spannungsreichen Konflikt mit seinen Eltern befindet. Seine Mutter sei seine wichtigste Gesprächspartnerin. Sie habe ihn immer unterstützt. Seinen Vater schilderte er eher abwertend, der sei egoistisch, denke nur an sich und habe ständig Angst zu verarmen. Er sei genauso voll Panik wie er selbst. Er schilderte dazu einige drastische Beispiele. Seine Mutter wolle nun in eine eigene Wohnung ausziehen. Sein Vater werde wohl zu seiner Freundin ziehen. Seine Mutter suche immer wieder bei ihm Unterstützung gegen seinen Vater. Er sei sehr enttäuscht über das Verhalten seines Vaters. Christian versuchte jedoch, mir gegenüber seine Belastung herunterzuspielen, wohl um seine Eltern, die sich in einer sehr heftigen Auseinandersetzung um die Finanzen befanden, nicht zu sehr bloßzustellen.

Es wurde deutlich, wie sehr der Raum, den Christian für seine adoleszenten Aufbrüche und Separierungserfahrungen benötigte, von den Eltern durch deren heftige Paarkonflikte und forcierte Trennungsaggression gleichsam besetzt wurde. Die Adoleszenten brauchen einen Freiraum für ihr eigenes Experimentieren und gleichzeitig noch den sicheren Hafen, der ihnen hilft, die Fahrt ins offene Gewässer zu wagen. Es ist schwer und oft schuldbeladen, das Nest, den Schutzraum der Familie, zu verlassen, wenn die Eltern es schon verlassen haben oder dabei sind es zu verlassen. Später wird sich im Prozess der analytischen Psychotherapie zeigen, dass Christian unbewusst eine projektive Identifizierung, die die Mutter unbewusst auf ihn richtet, auslebt. Er soll der einfühlsame, aggressionslose und sanfte Bruder/Vater sein, den die Mutter nicht hatte. Christian scheint große Angst vor seinen aggressiven Regungen zu haben, da er nicht zwischen seinem Experimentieren mit phallischem Sich-Zeigen und Rivalisieren sowie seinen Selbstbehauptungsstrebungen und destruktiven Regungen differenzieren kann. Er ist in Gefahr, in einer regressiven Bewegung an die innere und äußere Mutter fixiert zu bleiben, wenn er nicht die damit verbundenen Gefühle integrieren kann. Es geht nicht darum, diese kindlichen Selbstanteile loszuwerden, sondern darum, sie als zu sich gehörig in die erwachsene Identität assimilieren zu können, was bedeutet, Gefühle von Verletzlichkeit, Mangel und Abhängigkeit aushalten zu können.

Nachdem ich einen ersten Einblick in einige typische Themen und Konfliktkonstellationen der Spätadoleszenz am Beispiel von Christian gegeben habe, möchte ich die für diesen Fall relevanten psychoanalytischen Konzepte im Zusammenhang mit einigen aktuellen sozio-kulturellen Bedingungen darstellen. Entscheidend für die Auswahl der Konzepte und Modelle aus der psychoanalytischen klinischen Theorie zum Verständnis der spätadoleszenten Entwicklung ist, dass sie in ihrer Entstehung in der klinischen Praxis wurzeln. Damit will ich deutlich machen, dass es nicht darum geht, einen Patienten zu finden, der zu der bevorzugten klinischen Theorie passt, sondern umgekehrt, das Modell heranzuziehen, das zum Verständnis des speziellen analytischen Prozesses am hilfreichsten ist.

In dem darauf folgenden Teil wird anhand von klinischem Material von Christian gezeigt, wie seine Schwierigkeiten, den Weg zu einer männlichen Identität und einer reifen sexuellen Entwicklung zu finden, in der Therapie bearbeitet und seine Entwicklung wieder in Gang kommen konnte.

Besonderheiten der Spätadoleszenz aus psychoanalytischer Perspektive

Da es mir in dieser Arbeit vorwiegend um die klinischen Aspekte bei der psychoanalytischen Behandlung von jungen Menschen in der späten Adoleszenz geht, werde ich mich an den Entwicklungsaufgaben, an denen sie gescheitert sind oder zu scheitern drohen, orientieren und nur die zum Verständnis hilfreichen Konzepte und nicht die verschiedenen Theorieansätze zur Adoleszenz einzelner Autoren darstellen.

Die Spätadoleszenz ist eine Zeit des Abschieds vom Schutzraum der Familie und des Übergangs in ein mehr selbstbestimmtes und eigenverantwortliches Leben. Sie ist auch eine Zeit des Abschieds von den inneren Eltern der Kindheit und Jugend und des Aufgebens von kompensierenden Grandiositäts- und Omnipotenzvorstellungen sowie der Errichtung eines eigenen Wertesystems. Eine Hauptaufgabe ist sicherlich die Entwicklung eines einigermaßen stabilen Identitätsgefühls, dazu sind die Aneignung des eigenen männlichen oder weiblichen Körpers und die Übernahme sozialer Rollen als junger Erwachsener erforderlich. Die Fähigkeit zu intimen Beziehungen außerhalb der Familie ist ein weiterer wichtiger Entwicklungsschritt. Die Aufnahme einer Ausbildung oder eines Studiums konfrontiert die jungen Menschen mit neuen Aufgaben und einer neuen Kultur. Die Begegnung mit diesen äußeren Lebensanforderungen, die im Zusammenhang mit der Entwicklung von Über-Ich und Ich-Ideal stehen, bringt defizitäre ich-strukturelle Entwicklung, nicht zu vereinbarende libidinöse und aggressive Strebungen zum Vorschein und mobilisiert Ängste vor Desintegration bis hin zur Angst vor Selbstverlust. Die innere Ausstattung, die bis jetzt erworben wurde, kommt sozusagen auf den Prüfstand. Oder Freud folgend, es ist ein Zeichen seelischer Gesundheit, ob der junge Mensch nun eigenverantwortlich arbeiten, genießen und lieben kann.

Zur Identitätsentwicklung in der Adoleszenz

Identität ist ein Grenzbegriff, der das Intrapsychische und das Intersubjektive miteinander verklammert. Erik Erikson (1971) hat das Konzept der Identität in die Psychoanalyse eingeführt und erweiterte damit die libidotheoretischen und ich-psychologischen Perspektiven um die soziale Dimension. Erikson verankert das Gefühl einer persönlichen Identität in zwei gleichzeitig ablaufenden Wahrnehmungen: in der unmittelbaren Wahrnehmung der eigenen Gleichheit und Kontinuität in der Zeit sowie in der simultanen Wahrnehmung, dass auch andere diese Gleichheit und Kontinuität erkennen. Schon das Kind ist auf der Suche danach, wer es ist. Es identifiziert sich mit seinen Primärobjekten und deren Eigenschaften. Diese Identifizierungen können lange unverbunden oder widersprüchlich bleiben (Bohleber, 2012). In der Spätadoleszenz ist es erforderlich, die verschiedenen Identifizierungen zu integrieren. Die Auseinandersetzung mit der eigenen Identität ist auch immer eine Auseinandersetzung mit dem Nichtidentischen, dem Fremden. Die abgelehnten, nicht im Bewusstsein zugelassenen Anteile des eigenen Selbst werden als fremd erlebt. Gerhard Schneider (2004) spricht von dem negativen Pol der Identität als dem abgewehrten, ausgeschlossenen Anteil des eigenen Selbst. Der negative Pol fungiert auch »als Potential des Anders-werden-Könnens, also als Veränderungspotential, d. h. es gibt neben der Selbsterhaltungs- zugleich eine Selbstveränderungstendenz bis hin zur Selbstaufhebung« (Schneider, 2004: 49). Die Möglichkeit, dem Fremden in sich selbst und dem Befremdlichen in der äußeren Welt zu begegnen, hängt im Wesentlichen von der Qualität der inneren Objekte bzw. Introjekte ab. Junge Menschen, die weder die Angst noch die Faszination vor dem Fremden leugnen müssen, können die Auseinandersetzung mit dem Neuen wagen und mit einem Gefühl von Selbstwirksamkeit die sie umgebende Kultur mitgestalten.

Die immer wieder von Adoleszenten drängend erhobene Frage – so auch von Christian: »Wer bin ich? Wie werde ich von Anderen gesehen? Wer möchte ich sein und wer möchte ich nicht sein« – setzt die Fähigkeit voraus, zwischen eigenen Selbstentwürfen und Probehandeln und der Offenheit für die Perspektive des Anderen oszillieren zu können (Salge, 2013: 41). In dieser Frage steckt jedoch ein enormes Risiko, da sie mit den eigenen Mängeln und der Angewiesenheit auf den Anderen konfrontiert, vor allem wenn diese verleugnet oder abgespalten werden müssen. Die Frage der Scham spielt daher in den Identitätsfragen eine große Rolle. Es wird verständlich, dass die Adoleszenz die Zeit im menschlichen Leben ist, in der dieser Prozess hin zu einem Identitätsempfinden besonders spannungsreich und zu einer Zerreißprobe für das jugendliche Selbst geraten kann, vor allem wenn konflikthafte, unbewusste Inhalte mit ins Spiel kommen oder die Fähigkeit zur Selbstreflektion fehlt.

Der Adoleszente muss sich mit dem, was (unbewusst und bewusst) von seinen Eltern kommt, und mit seinen eigenen Ängsten und Phantasien über seine anatomischen und biologischen Geschlechtsmöglichkeiten auseinandersetzen und auch deren Begrenzungen betrauern. Nur dann kann eine Transformation der Beziehung zu den Eltern der Kindheit und eine differenzierende Integration der männlichen und weiblichen Identifizierungen gelingen (Staehle, 2011).

Seit zwei Jahrzehnten sind die unterschiedlichen psychosexuellen Entwicklungen und Wege der Identitätsfindung von männlichen und weiblichen Adoleszenten im Blickpunkt in zahlreichen psychoanalytischen Arbeiten. Die klassische Konzeption auf der Grundlage des von Freud postulierten Ödipuskomplexes hat durch die Verlagerung des Interesses auf die präödipale Zeit zu Erweiterungen geführt. Sensomotorische Erfahrungen, via interozeptiver und sensorisch-perzeptiver und taktiler Empfindungen in der Beziehung zur Mutter in der Säuglingszeit, bilden die Basis des geschlechtsspezifischen körperlichen Selbsterlebens. Das vermittelt sich von Beginn des Lebens an in einem komplexen Beziehungsgeschehen, das mit den unbewussten Phantasien der Mutter und des Vaters über die Männlichkeit ihres Säuglings verwoben ist. Die Entwicklung der Männlichkeit eines Jungen hängt auch sehr davon ab, inwieweit im Unbewussten der Mutter ein sicher verankertes inneres Vaterobjekt vorhanden ist. Für eine gelingende, vielschichtige, männliche Geschlechtsidentität ist die differenzierende Integration weiblicher und männlicher Identifizierungen der Dreh- und Angelpunkt. Es geht nicht darum, die männliche Geschlechtsidentität aus der Abgrenzung zur Mutter heraus zu entwickeln, wie das Greenson (2009) postulierte, sondern um die Entwicklung einer psychischen Bisexualität. Es wäre jedoch verkürzt, hier nur an die Geschlechtsrollen zu denken, sondern hierzu gehören die passiven und aktiven Befriedigungsmodalitäten, Phallizität versus Rezeptivität. Birksted-Breens (1996) Unterscheidung zwischen dem »Penis als Verbindung« (*penis as a link*) und »Penis als Phallus« beleuchtet den Aspekt phallischer Männlichkeit, der auf Omnipotenz beruht und in der Verletzlichkeit und Abhängigkeit verleugnet werden. Wird der Penis hingegen als Verbindungsorgan erlebt, dann steht er nicht mehr für phallische Macht, sondern für eine Verbindung zwischen den Eltern. Die Eltern sind untereinander verschieden, haben aber beide eine Beziehung zum Kind. Diese komplexe, trianguläre Welt beinhaltet die Möglichkeit, gegensätzliche Konzepte wie Gut und Böse, weiblich und männlich zu integrieren, und ermöglicht einen Raum für psychische Bisexualität und Anerkennung der ödipalen Situation (Britton, 1998; Herzog, 2005).

Am Ende der Spätadoleszenz entsteht dann nach Erikson (1971) in der normalen Entwicklung eine stabile gesellschaftlich-berufliche und sexuelle Identität mit der Bereitschaft zur verantwortlichen Rollenübernahme in Beruf und in partnerschaftlichen Beziehungen, verbunden mit der Bereitschaft zur Elternschaft. Heute ist jedoch durchaus die Frage angebracht, ob dieses Modell einer stabilen Identitätsbildung noch adäquat ist. Anstatt von einer kohärenten, einheitlichen Identität auszugehen, sollte man von einem Identitätsempfinden als einem inneren Beziehungsgleichgewicht ausgehen. Identität wird so als ein Prozess verstanden, in dem seelische Integration erstrebt wird. Diese zu erreichen, bleibt dann eine lebenslange Aufgabe, die nie abgeschlossen werden kann. Das »Ringen um die Bewältigung zentraler biographischer Themen« kann man heute geradezu als »Merkmal von Entwicklungsprozessen in modernisierten Gesellschaften« ansehen (King, 2007: 36).

Zum adoleszenten Körpererleben

Der pubertäre Triebschub und die damit einhergehenden körperlichen Veränderungen zwingen den Adoleszenten, sich mit seinem Körper zu beschäftigen und ihn neu in seine Identität zu integrieren. Die Anerkennung des eigenen sexuellen Körpers konfrontiert unnachgiebig mit der eigenen Geschlechtsidentität. Die neu erwachenden sexuellen und destruktiven Triebanteile ängstigen die Jugendlichen sehr und sie greifen zu einer Reihe von Abwehrmaßnahmen. Laufer und Laufer (1984) haben hervorgehoben, dass in der Adoleszenz der Körper als der Träger des Triebhaften zum Feind werden kann. Ihre Konzeptionen haben sie stark auf den Körper zentriert, was für den Jugendlichen in seine psychische Organisation integrierbar erscheint und mit dem, was verworfen werden muss. Heute gewinnt man bei vielen Adoleszenten den Eindruck, dass der Körper auch als ein Ersatz für ein sicherheitsspendendes und verlässliches Objekt in einer unsicheren Welt phantasiert wird. Der eigene Körper wird zum Ausdrucksinstrument und Austragungsort für exhibitionistische, aber auch destruktive Eingriffe, die mit der Phantasie, so die Kontrolle zu behalten, verbunden werden.

Die Konfrontation mit der Körperlichkeit ruft frühe Körpererfahrungen und damit verbundene archaische Ängste aus dem agora-klaustrophischen Spektrum wach. »Das Ich ist vor allem ein körperliches«, wie Freud schreibt, »es ist nicht nur ein Oberflächenwesen, sondern selbst die Projektion einer Oberfläche« (Freud, 1923b: 254). In der Anmerkung dazu schreibt er: »Das Ich leitet sich letztendlich von Körpersensationen ab, vor allem von jenen, die von der Oberfläche des Körpers entspringen. Daher mag es als geistige Projektion der Körperoberfläche betrachtet werden« (ebd.). Die Körperempfindungen und Körperwahrnehmungen sind jedoch nicht von Natur aus vorhanden, sondern entwickeln und formen sich im Austausch und in der Begegnung mit dem Primärobjekt. Bei Adoleszenten, die in ihrer frühen Zeit ein Zusammenbrechen ihres »Going-on-being« (Winnicott, 1978: 161ff.) – ihrer Kontinuität des Seins – erlebt haben, führt das dazu, dass sie ihren Körper und seine Empfindungen als Container für nicht mentalisierte Rohempfindungen missbrauchen. Die Aufgabe in der Adoleszenz, die frühkindlichen Identifizierungen und verinnerlichten Objektbeziehungen zu transformieren, kann jedoch nur gelingen, wenn die Mentalisierungsfähigkeit nicht durch frühe »Impingements« im Winnicott'schen Sinne (1984) oder »misslungenes Containment« nach Bion (1990) zu sehr beeinträchtigt ist. Wenn in der frühen Kindheit die Mentalisierung nicht genügend gut entwickelt werden konnte, trägt das wesentlich zum adoleszenten Zusammenbruch mit dem Scheitern der »Integration des sexuellen Körpers« bei, wie ihn Moses und Egle Laufer beschrieben haben. Es gelingt dann nicht, die sexuellen und nicht sexuellen Selbstzustände zu differenzieren, zu mentalisieren und in Psychosexualität zu überführen. Psychosexualität heißt, dass der Jugendliche die Sexualität zu Phantasien, Wünschen, Empfindungen und Werten verarbeiten kann. Scheitert der Adoleszente in der repräsentationalen Mentalisierung seiner neuen biologischen Sexualität, dann wird die Entwicklung der erwachsenen psychosexuellen Identität schwer beeinträchtigt. Nach Stark (2010, 2013) entsteht dann »die masturbatorische Position«. Sie ist eine Folge der gescheiterten Integration der Triebhaftigkeit in die repräsentationale Welt und kennzeichnet Menschen mit frühen Störungen. Ihre Symbolisierungsfähigkeit ist gestört und sie können ihre eigenen subjektiven Zustände (*states of mind*) nicht von denen anderer Menschen unterscheiden. Gedanken in der Gestalt von Wünschen, Hoffnungen und Erinnerungen werden nicht als Repräsentationen des eigenen Geistes verstanden. Dadurch wird die eigene Innenwelt nicht von der Außenwelt differenziert, Subjekt und Objekt werden nicht separiert erlebt.

Das Aufbrechen der sexuellen Lust und die ersten Liebesbeziehungen in der Jugendzeit sind für die Jugendlichen eine enorme Herausforderung und können zu einer großen Bedrohung ihrer Selbstkongruenz führen. Beide Partner einer Liebesbeziehung müssen zulassen können, die Projektionen des Anderen aufzunehmen und dann auch wieder für sich allein sein zu können. Winnicotts (1984: 38–46) »Fähigkeit zum Alleinsein in Gegenwart eines anderen Menschen« ist dazu Vorraussetzung. Dazu ist ein stabiles Gefühl für die Grenze des physischen und psychischen Selbst erforderlich. Starke Konflikte mit Separation und Individuation können zu massiven Ängsten führen, da das Vertrauen, nach der passageren Verschmelzung im Liebesakt wieder die eigenen Grenzen zu finden, fehlt – vor allem wenn Abgrenzung schuldhaft erlebt wird.

Doch in der Adoleszenz stellt sich eine erneute Chance zur Verarbeitung und Integration der männlichen und weiblichen Identifizierungen und der als

»fremd« erlebten sexuellen Gefühle und Erregungen. Die Arbeit an der Sexualität ist deshalb in der analytischen Therapie von Adoleszenten grundlegend. Der Heranwachsende muss sich mit dem, was (unbewusst und bewusst) von seinen Eltern kommt und mit seinen eigenen Ängsten und Phantasien über seine anatomischen und biologischen Geschlechtsmöglichkeiten auseinandersetzen und auch deren Begrenzungen betrauern.

Generationendynamik in der Adoleszenz

Die adoleszente Entwicklung ist ein interaktiver Prozess, an dem zwei Generationen beteiligt sind. Sowohl die Adoleszenten als auch die Eltern müssen die Auseinandersetzungen und die Infragestellungen der Ansichten und Werte des Anderen aushalten. Für die Adoleszenten wird es schwierig, wenn sie Trennungsimpulse als Angriff auf ihre Eltern erleben. Trennung wird dann mit mörderischen unbewussten Phantasien gleichgesetzt. Auch die auftretenden Schuldgefühle, wenn sie sich verselbstständigen wollen, ihren Eltern sozusagen kündigen wollen, können zu schwierigem Ausagieren führen. Auch müssen die Adoleszenten in dieser Zeit auf die Anerkennung der Eltern verzichten. Vera King spricht von einem »Anerkennungsvakuum« (2007: 48). Ich denke, dass dies sehr von der spezifischen Beziehung zwischen Eltern und Adoleszenten abhängt. Noch zu sehr auf die reale Anerkennung der Eltern angewiesene Adoleszente werden das »Vakuum« viel schwerer erträglich finden als andere, die die Anerkennung verinnerlicht haben. Die Fähigkeit, »allein sein zu können in der Gegenwart Anderer«, wie Winnicott es formuliert hat, ist auch hierbei erforderlich. Die Fähigkeit zum Alleinsein setzt wesentlich die Fähigkeit voraus, Gefühle des Verlustes und somit psychische Schmerzen aushalten zu können (vgl. Britton, 1998: 96; Bründl, 2010: 164). Auf unbewusster Ebene bedeutet dies, den Ausschluss aus der Urszene ertragen zu können.

Doch es sind nicht nur die Adoleszenten, die sich von der Welt der Kindheit verabschieden müssen, sondern auch die Eltern. Die Eltern müssen ihre Rolle als Versorgende verändern und den Adoleszenten mehr Verantwortung zumuten und ihnen Raum lassen, Fehler zu machen, auch zu scheitern. Jedoch dabei präsent bleiben und sich nicht gekränkt zurückziehen und den Adoleszenten das Feld überlassen.

> Adoleszente sind selbst noch im Werden begriffen, sie sind auch im Trennungs- und Verselbständigungsprozess auf Erwachsene angewiesen, auch wenn sie selbst oft anders erscheinen wollen. Sie sind in ihrer Subjektwerdung störbar und verletzlich. Zugleich aber müssen sie, um selbständig werden zu können, im psychodynamischen Sinne die Erwachsenen von ihren angestammten Plätzen schieben und diese innerlich attackieren. Darin liegt eine besondere Herausforderung für beide Geschlechter des adoleszenten Generationenverhältnisses. (King, 2007: 39)

Wenn die Eltern aufgrund ihrer eigenen unverarbeiteten Trennungserfahrungen diese unbewusst an ihre heranwachsenden Kinder weitergeben, geraten die Jugendlichen in eine unbewusste Kollusion mit ihren Eltern. Selma Fraiberg (2003) nennt dies die »Gespenster« im Kinderzimmer, die Besucher aus der nicht erinnerten, nicht mentalisierten Vergangenheit der Eltern. Doch auch wenn die Erwachsenen die adoleszenten Entwicklungen zulassen können, werden sie unweigerlich mit der Relativierung ihrer eigenen Weltsicht, ihrer eigenen Begrenztheit und ihrem Älterwerden schmerzlich konfrontiert. Peter Blos (1990) betont in seiner Studie über die Vater-Sohn-Beziehung, wie sehr die Söhne die begleitende Zustimmung auf dem Weg, der von ihren Eltern wegführt, brauchen.

Aus der Therapie eines männlichen Spätadoleszenten[1]

Mit Beginn des Studiums meldet sich Christian, von dem ich eingangs berichtet habe, wieder. Er hatte sich vorsorglich den Therapieplatz gesichert und sich in der Zwischenzeit immer wieder bei mir in Erinnerung gebracht. Doch nun war es schwierig, einen Termin für Therapiestunden zu finden. Er brachte seinen Terminkalender mit seinem Semesterplan mit und sagte mir, welche Termine für ihn passen würden. Ich verstand dies als eine für ihn zu Beginn notwendige Wahrung seiner Eigenständigkeit und als sein Bedürfnis, mit mir auf Augenhöhe zu verhandeln. Die damit verbundene tiefsitzende Angst vor einer erneuten Abhängigkeit griff ich zu dieser Zeit nicht auf. Ich sagte ihm, dass ich eine analytische Therapie für sinnvoll hielte, doch stimmte ich zu, zunächst mit einer einstündigen tiefenpsychologisch fundierten Psychotherapie zu beginnen.

Auf der Handlungsebene hatte es Christian geschafft, von zu Hause auszuziehen, eine Wohnung zu finden und den Beginn seines Studiums zu organisieren. Innerlich ist er sehr unter Druck und hat neue Symptome entwickelt: ein unwillkürliches Augenzucken und zitternde Beinbewegungen. Diese Tics beschämen ihn sehr. Hinzu kommt sein Problem mit den »Anziehsachen«, das sich sehr verstärkt hat. Er muss sich zwanghaft viele Male vor dem Spiegel umziehen, die Hose darf keine Falten werfen, besonders von hinten soll sie optimal sitzen. Am liebsten würde er nur noch Jogginghosen anziehen. Ich muss dabei wieder an Strampelhöschen denken. Für mich wird erneut sehr spürbar, wie unsicher er sich in seinem männlichen Körper fühlt und mit wie viel Scham dies verbunden ist.

Im Schutze einer milden positiven Übertragung beginnt er, sich im Studentenleben einzugewöhnen. Er wollte meine Anerkennung und suchte bei mir

---

[1]   Teile des klinischen Materials sind auch in Staehle (2014) enthalten.

123

Unterstützung für seine Arbeit an der Universität und die Gestaltung seines Alltags. Während er in den Therapiestunden auf konkrete Unterstützung verzichten konnte, war es nach wie vor seine Mutter, mit der er viel besprach und ihre Meinung einholte. Er telefonierte jeden Tag mehrmals mit ihr. Sein naturwissenschaftliches Studienfach interessierte ihn und er war zunächst zufrieden mit seiner Wahl. Diese technische, berechenbare Welt war ihm aus seinen »Jugend forscht«-Zeiten wohl vertraut. Er befreundete sich mit einer Mitstudentin, die in den ersten beiden Semestern Hilfs-Ich-Funktionen für seine sozialen Kontakte übernahm, während er ihr beim Lernen half und ihr den Studienstoff erklärte. In der ersten Zeit ging er nur zur Uni, wenn er wusste, dass Nina auch da war. Er fühlte sich jedoch schnell von den sozialen Kontakten überfordert. Jede Begegnung mit anderen Menschen spielte er vorher lange Zeit in seinem Kopf durch: was sie sagen, was sie von ihm denken könnten und wie er sich verhalten sollte. Doch er kämpfte mit sich und seinen Ängsten. Er kann von mir aufnehmen, wie sehr er alles kontrollieren muss und wie wenig er Unsicherheit aushalten kann.

Lange Zeit kam er immer in derselben Hose, da er es nicht schaffte, sich eine neue Hose zu kaufen. Früher habe er das immer mit der Mama gemacht und sie habe letztlich seine Sachen ausgesucht. Als er in einer Stunde überraschend mit einem neuen Hemd erschien und ich ihn darauf ansprach, gestand er, dass er noch das Preisschildchen drin gelassen habe, um zu testen, ob ich das Hemd gut finde. Sicher waren in dieser Szene Elemente seiner adhäsiven Mutterbeziehung mir gegenüber aktualisiert, doch nahm ich auf, dass er mir sein Bedürfnis zeige, anziehend sein zu wollen. Er wollte dann herausfinden, welche Sportangebote an der Universität ich für ihn gut fände und ob ich sie ihm zutrauen würde. Er probierte Verschiedenes aus, immer mit viel Grübeln und großen Ängsten verbunden. Schließlich entschied er sich für eine Wassersportart. Das stellte sich als eine große Herausforderung für ihn dar. Alle männlichen Studenten dort seien Muskelpakete. Doch mit den Frauen könne er mithalten. Das Wasser sei sein Medium.

Bei der Arbeit für sein Studium wurde deutlich, wie sehr er eine Sicherheit suchte, die es nicht gab. Er wollte immer optimal vorbereitet sein und die Sicherheit haben, am Ende des Semesters in den Klausuren die angestrebte Note zu bekommen. Er konnte beim Lernen keine Pausen machen, sich sozusagen nicht vom Lernstoff lösen. Dann konnte er oft nicht schlafen und schilderte Alpträume, in denen er verfolgt wurde.

Nun stand nach einem halben Jahr die erste Ferienunterbrechung bevor. Ich hatte Sorge, da ich seine Anstrengung, sich zusammenzuhalten, sehr spürte. Nach den Ferien erfuhr ich, dass er eine Magen-Darm-Infektion hatte, die so schlimm wurde, dass er ins Krankenhaus eingeliefert wurde. Seine Mutter war gekommen, um sich um ihn zu kümmern. Zu der Infektion waren massive Angstzustände und Panikattacken hinzugekommen. Er konnte nicht mehr schlafen und fühlte sich sehr verunsichert. Ihm wurde zugänglich, dass er die Therapie wirklich brauchte und er bat dringend, nun die Frequenz zu erhöhen. Wir vereinbarten eine analytische Therapie mit drei Wochenstunden. Ich schildere nun eine Stunde aus diesem Zeitraum:

Der Patient kommt auf die Minute genau wie fast immer. Er erscheint mir heute besonders blass und dünn. Er stellt seinen prallen Rucksack auf das Fußende der Couch. Dann holt er sorgfältig eine Wasserflasche, dreht sie auf und trinkt mit dem Rücken zu mir gewandt. Er setzt sich auf seinen Stuhl.

P.: *Es geht mir ganz schlecht. Zurzeit ist alles schwierig. Ich bin wieder ständig am Denken. Jede Situation, jede Handlung spiele ich in Gedanken durch. Ich bin daher nie in der Gegenwart. Daher weiß ich nicht, wie es mir geht, was ich fühle. Kann mich überhaupt nicht entspannen, auch nicht schlafen. Ich habe wieder Panikattacken, auch heute.*

A.: *Wie war das mit den Panikattacken, heute?*

P.: *Ich fühlte mich schon nicht gut, als ich aufwachte. Ich wollte gar nicht aufstehen. Habe alles mechanisch gemacht und bin dann zur Uni. Ich saß in der Mensa mit einem Kommilitonen, da sah ich aus den Augenwinkeln Jenny mit Anderen vorbeigehen. [Jenny ist eine Mitstudentin, die ihm gefällt und von der es sich vorstellen kann, dass sie zu Ihm passt. Er ist bisher einmal mit ihr spazieren gegangen.] Dann ging das sofort in meinem Kopf los: Hätte ich aufstehen sollen und sie ansprechen? Wäre das richtig gewesen? Schließlich bekam ich das Gefühl, ich habe wieder alles falsch gemacht. Ich verurteilte mich wieder ganz und gar. Ich bekam Panik. Ich musste sofort nach Hause und da wurde es etwas besser. Ich kann in solchen Situationen nur sofort nach Hause rennen oder fahren. Zu Hause konnte ich mich etwas beruhigen und kam dann jetzt zu Ihnen in die Stunde.*
Das Wochenende war auch ganz furchtbar. Ich konnte mich nicht entspannen, nichts tun, einfach einmal nichts denken. Ich plane und überlege alles bis ins kleinste Detail. Z. B. wenn ich in die Apotheke gehen. Ich überlege dann genau, was ich wann, wie sagen werde und wie die Reaktion darauf sein wird. Ich habe ständig Angst, etwas falsch zu machen. Ich muss es ganz richtig machen. Ich weiß, dass das der falsche Weg ist und dass das nichts bringt. Doch ich kann es nicht abstellen. Ich kann mich davon nicht befreien. Wenn ich nicht so unter Stress bin, kann ich die Gedanken wegschieben.

A.: *Sie haben Ansprüche an sich, dass sie wie ein Computer funktionieren. Alles wird vorprogrammiert.*

P.: *Ja, ich weiß, dass ich das mache. Ich möchte selbst, dass ich fühle, so wie es mir geht, und mich nicht ständig verurteile, dass ich etwas falsch mache. Ich mache das schon lange. Seit der Abweisung durch Sabrina in der Abiturklasse bemerke ich es an mir. Ich habe noch fast jede Szene mit ihr im Kopf, was ich gesagt habe und wie sie reagiert hatte. Ich bin die Szenen 100 Mal durchgegangen. Ich steigere mich da so rein und kritisierte mich dann selbst extrem.*

Es war ja schon viel besser und ich war manchmal richtig glücklich. Aber wenn ich in so einem Zustand bin wie am Wochenende, dann werde ich ganz hoffnungslos und denke, es wird nie besser werden.

A.: *Sie können sich selbst gar nicht beruhigen. Ich denke an ein Baby oder Kleinkind. Die Mutter und das Baby werden immer erregter und die Mutter kann es nicht beruhigen, weil sie selbst so unter Stress ist. Man kann sich vorstellen, dass ein kleines Kind dies wie eine Abweisung erlebt, keine Antwort, keine Resonanz zu erhalten, und sich selbst nicht beruhigen kann.*
[nach einer Pause] Sie rufen oft Ihre Mutter an, wenn es Ihnen schlecht geht und suchen dort Beruhigung.

P.: *Es beruhigt mich nicht, wenn ich meine Mutter anrufe. Aber ich mache es trotzdem. Es ist eine Erleichterung, wenn ich sprechen kann. Es ist auch so wichtig, dass ich hier mit Ihnen sprechen kann. Dadurch wird der innere Kritiker schwächer und es geht mir etwas besser. Ich bin immer froh, wenn hier Stunden sind. Sie haben das Beispiel von dem Baby erzählt. Das leuchtet mir schon ein. Meine Mutter war wirklich extrem belastet während der Schwangerschaft und auch ständig, als ich klein war. Sie war schon einmal mit meinem Vater zusammen, dann haben sie sich wieder getrennt und sind wieder zusammengekommen. Ich glaube, das war, weil sie mit ihm Mitleid hatte. Dann wurde ich geboren. Ich sollte wohl die Beziehung stabilisieren. Aber meine Mutter war wohl schon immer belastet durch ihren Vater und ihren Bruder. Das sind einfach Arschlöcher.*

A.: *Es ist wichtig, dass Sie bemerken, wie schlimm es ist, wenn Sie sich nicht beruhigen können. Es ist wie eine Wiederholung einer schon lange vergangenen Abweisung, eines Abprallens am Anderen. Doch es ist so entscheidend, dass Sie diese Verurteilung lockern können. Ich habe das mit dem Baby erzählt, um Ihnen einen Zugang zu sich selbst zu erleichtern, dass das nicht nur eine Unfähigkeit, eine Störung von Ihnen ist, sondern dass sie in einem Beziehungszusammenhang zu verstehen ist. [nach einer Pause füge ich hinzu]*
»Wenn jemand spricht, dann wird es hell«, sagte einmal ein kleiner Junge, der Angst vor der Dunkelheit hatte.

P.: *Es war ja schon einmal ganz anders und viel besser. Die Panikzustände waren weg. Ich hatte manchmal ein Glücksgefühl und konnte einfach sitzen und Musik hören und mich mit Gitarre spielen entspannen.*

A.: *Wir haben beide bemerkt, dass Unterbrechungen in der Regelmäßigkeit der Stunden, längere Pausen, Ihnen nicht gut tun.*

P.: *Ja, das stimmt. Ich habe eine Weile gebraucht, um mir dies zuzugestehen. Am Anfang habe ich gedacht, ich finde mit Ihrer Hilfe eine Erklärung und dann habe ich den Schlüssel zu meinen Problemen und kann sie beseitigen. Erinnern Sie sich an meinen Traum mit dem Schlüssel? Der Traum fällt mir gerade ein. Ich war im Traum in einem dunklen Gang und am Ende war eine Tür. Ich wollte die Türe öffnen, aber ich fand den Schlüssel nicht. Da bin ich aufgewacht. Ich muss den Schlüssel für meine Zustände finden. Ich möchte diese Zustände abstellen können.*

A.: *Diese Zustände sind nicht einfach abzustellen. Ein erster Schritt ist, sie nicht ausschließlich als eigenes Versagen zu bewerten und sich dafür nur zu ver-*

urteilen. Ihr Anspruch, alles richtig machen müssen, dass es nur richtig oder falsch gibt, bringt Sie so unter Druck. Sie haben doch versucht, einen konkreten Schlüssel, eine Methode, zu finden, als Sie sich für die Gruppe der Studentenberatung angemeldet haben. Was ist eigentlich daraus geworden?

P.: *Diese Gruppe hat nichts gebracht. Sie war für mich überhaupt nicht passend. Es waren lauter Leute, die eigentlich alle eine Therapie gebraucht hätten und ihre Probleme immer bei den Anderen sahen. Sie alle wollten eine Methode beigebracht kriegen, wie sie ihre Ängste loswerden. Das war nichts für mich. Meine Ängste und meine Schwierigkeiten haben ja mit mir zu tun, und das kann ich mir nicht von anderen wegmachen lassen. Vor allen Dingen hat mich die Gruppe sehr durcheinandergebracht. Ich habe sie dann wieder abgesagt.*

Ich habe Probleme mit mir selbst. Neu sind Schwindelgefühle. Ich kann nicht richtig aufnehmen. Auch heute mit Ihnen fühle ich mich konfus. Ich habe ja ganz durcheinandergeredet. Da war keine Linie drin. Ich erlebe alles wie durch einen Tunnel, sehe nichts links und nichts rechts. Ich spüre nichts. Ich kann mir nichts merken. Ich habe ja schon erzählt, wie furchtbar es am Wochenende war. Ich habe wieder die fixe Idee, dass ich nie eine Freundin finden werde. Dabei weiß ich genau, dass eine Freundin nicht meine Probleme lösen würde.

A.: *Eine Freundin würde nicht Ihre Probleme lösen, aber wir könnten doch das Bedürfnis, eine Freundin zu finden, auch übersetzen als ein Bedürfnis, dass Sie aus Ihrem Gefängnis heraus wollen, dass Sie Resonanz erhalten wollen, dass Sie jemand haben wollen, mit dem Sie sprechen können, der zu Ihnen gehört.*

P.: *Kennen Sie das Buch* Schach Novelle? *Der Protagonist geht auf und ab und redet mit sich selbst wie in einem Gefängnis. Er überlegt einen Schachzug und dann geht er wieder hin und her. Genauso mache ich es zu Hause. Ich würde auch hier hin und her gehen, wenn ich nicht auf dem Stuhl sitzen müsste.*

A.: *Wie ein Tiger im Käfig. [Als ich mich dies sagen höre, wundere ich mich. Tiger – damit habe ich ein kraftvolles Tier gewählt.]*

P.: *Ja, doch, ich mache mir den Käfig schließlich selbst. Es tut mir aber gut, wenn ich mit Ihnen spreche. Diese Zustände hatten sich ja schon sehr verbessert. Doch heute kann ich nicht so viel aufnehmen. Ich frage mich, ob Sie überhaupt verstehen konnten, was ich so alles durcheinandergesprochen habe. Es erscheint mir alles ganz konfus und durcheinander.*

A.: *Ich fand das nicht so durcheinander. Ich glaube schon, dass ich etwas von Ihrem Zustand verstehen und aufnehmen konnte. Doch ich glaube, jetzt gerade schlägt wieder Ihr innerer Kritikaster zu.*

P.: *Meine Mutter wundert sich auch immer, dass ihr Analytiker etwas von ihr verstehen kann.*

A.: *Ich denke, dass es notwendig wäre, dass Sie öfters kommen. Ich denke an dreimal in der Woche. Dann könnten wir dichter am Geschehen bleiben und erleben, wie sich Ihre Befindlichkeiten ändern und wann Ihr innerer Kritikaster zuschlägt.*

P.: Ja, drei Stunden wären mir sehr recht. Ich erlebe doch, wie das Mit-Ihnen-Sprechen mir oft sehr hilft. Ich könnte das auch einrichten. Ich habe Ihnen schon alle meine freien Zeiten mitgeteilt.
A.: Sie müssen das mit Ihrer Krankenkasse klären und sich die Antragsformulare schicken lassen. Wir können das dann am Donnerstag weiter besprechen.

Im weiteren Verlauf mit drei wöchentlichen Stunden vertraute mir Christian mehr über seine Körperängste und seine Scham wegen seines Körpers an: »*Ich habe nun wirklich keine breiten Schultern und bin nicht muskulös, also nicht so, wie man sich einen richtigen Mann vorstellt. Mit meiner Trichterbrust kann ich mich nicht zeigen.*« Später kann er mir gestehen, dass er Angst hat, sein Penis sei viel zu klein und stehe auch schräg. Ich erfuhr, dass er seit dem fünften Lebensjahr täglich onaniert und sich auch jetzt extrem häufig selbst befriedigt, vor allen Dingen wenn er sich ängstlich und unsicher fühlt. Ich dachte an einen einsamen Jungen, der in der Onanie einen Zufluchtsraum suchte, um die verwirrende Abhängigkeit durch Erregung loszuwerden und auch um sich selbst zu trösten. Christian sagte mir ziemlich verzweifelt: »*Die beiden Seiten, Vernunft und Triebhaftigkeit, verwirren mich sehr. Ich kann diese beiden Dinge einfach nicht zusammenbringen. Das Onanieren ist keine lustvolle Befriedigung, sondern ein Zwang.*«

Für den gesunden Jugendlichen ist die Masturbation ein Probehandeln, das ihm hilft, seine sexuellen Phantasien und Empfindungen zu erforschen, das durchaus von Schuld- und Schamgefühlen begleitet sein kann. Für Christian hingegen schien die Masturbation dazu zu dienen, die sexuellen Impulse loszuwerden, denen er sich ausgeliefert fühlte und die ihn schlecht und anomal erscheinen ließen.

Christian schilderte mir in den folgenden Stunden mit viel Scham, dass es beim Onanieren darum ginge, welche Empfindungen eine Frau dabei haben würde:

»*Es gibt praktisch nur um die Empfindungen, die eine Frau dabei haben würde. In meinen Phantasien fällt es mir extrem schwer, meine eigenen Empfindungen zu berücksichtigen. Ich habe irgendwie immer noch das Gefühl, dass das, was ich körperlich bieten kann, einer Frau sowieso nicht genug ist. Deswegen fällt es mir extrem schwer, mit meiner eigenen Phantasie eine erregende Vorstellung zu entwickeln.*«

»*Warum kann ich denn keine Freundin finden?*«, fragte er mich dann wieder eindringlich. Ich sagte zu Christian: »*Ich glaube, es macht Ihnen Angst, jemandem so nahe zu sein, in jemanden einzudringen. – Dann bekommen Sie große Angst, sich in der Frau aufzulösen, Ihre Köpergrenzen und jeglichen Halt zu verlieren.*« Nach einer Pause fügte ich hinzu: »*Beim Onanieren sind Sie mit sich allein und haben die Kontrolle – doch Sie phantasieren sich die erregte Frau dazu.*«

Ich verstand das so, dass Christian während seiner sexuellen Handlungen verzweifelt versuchte, einen Teil seines Selbst zu externalisieren, bei der Frau unterzubringen. Nicht mehr er war erregt, sondern es ging um die Erregung der Frau. Ich dachte, dass Christian etwas suchte, was zur Sexualität gehört: sie im Anderen zu erleben. Ruth Stein (1998, zit. n.: Fonagy, 2011: 484) hat so eindrücklich beschrieben, wie die Lust der Erotik dadurch entsteht, dass man sich in einen Gefühlszustand begibt, der sich anfühlt, als sei er der des Anderen. Schwierig und ängstigend für Christian dabei war, bei sich zu bleiben und für eine Zeitspanne gleichzeitig mit dem Anderen verschmolzen zu sein.

Einige Wochen später teilte er mir unter großer Scham mit, dass er Pornos im Internet schaue, um sich zu erregen. Das bringe ihn total in Konflikt, da er Männer, die so etwas machen, entsetzlich fände.

»Die Pornos, die ich angeschaut habe, waren so Anime-Videos. Also keine echten Menschen. Aber gewalttätig. Mich erregt Gewalt manchmal sehr stark. Ich will das aber nicht, weil es einfach nicht richtig ist, und will es auch nicht als ein Teil von mir akzeptieren, dass mich Gewalt manchmal erregt. Es ist einfach falsch. Jedes Mal wenn ich mich durch Gewalt (auch in meinen Phantasien) erregen lasse, habe ich das Gefühl, ein schlechter Mensch zu sein. Manchmal hasse ich mich für so was. Am liebsten würde ich im Moment meinen PC aus dem Fenster werfen, damit ich nicht mehr die Möglichkeit habe, an Pornos zu kommen. Natürlich mache ich das aber nicht. Ich finde es traurig, dass es im Moment eine Seite in mir gibt, die Gewalt erregend findet, und komme mit dieser Seite nicht klar.«

Ich nahm an, dass das erregende Pornoschauen für Christian ein »Hilfsmittel« war, um sich vom Körper seiner Mutter zu lösen und seinen eigenen zu spüren. Doch dieses »Hilfsmittel« half ihm nicht wirklich. Die zwanghafte Selbstbefriedigung wurde für ihn immer mehr zu einer Last. Er musste sich unablässig kontrollieren und verurteilte sich massiv, da die Diskrepanz zu seinen Idealen unerträglich für ihn wurde.

Christian hatte einen »schrecklichen« Traum, in dem es um seine Mutter ging:

»Es waren Menschen, die waren Lebewesen aus glühenden, flüssigen Steinen, die in Gesteins- und Lavawüsten lebten. Es gab sehr häufig Explosionen. Ich selbst wurde immer größer in menschlicher Gestalt, weiß aber nicht genau, warum das so war. Die Menschen konnten eine menschliche Form annehmen, waren aber trotzdem Lebewesen aus glühenden, flüssigen Steinen. Meine Familie wurde immer wieder von einer solchen Explosion erwischt. Ich blieb dabei weitgehend verschont. Immer wenn Mama erwischt wurde, hatte ich schreckliche Angst, dass sie nicht überlebt hatte. Papa war mir ziemlich egal. Am Ende wurde Mama noch einmal von einer ziemlich heftigen Explosion erwischt, vorher hatte ich sie noch im Arm und ihr gesagt, wie lieb ich sie habe.

Ich hatte Angst, dass ihr etwas passiert war, und lief den Berg hinunter und schrie: ›Mutter, Mutter!‹ Ich weinte dabei. Unten angekommen sah ich, dass ihr flüssiger Stein schon fast kalt und fest geworden war und dass nur noch ein bisschen daran glühte. Sie lebte also noch. Dann wachte ich auf.«

In dem Traum wird die existenzielle Bedrohung für die eigenen Körpergrenzen und die der Mutter erschreckend deutlich. Seine eigene Sexualität – die Explosionen – ist eine Bedrohung seiner Beziehung, ja der Existenz seiner Mutter. Der Vater wird ausgeschaltet, »er war mir ziemlich egal«.

Christian ging es in der Folgezeit sehr schlecht. Er ging nicht mehr aus der Wohnung und konnte sich beim Studium nicht mehr konzentrieren. Er fand alles sinnlos und aß kaum mehr etwas. Seine Angstzustände nahmen wieder sehr zu und er hatte massive Schlafstörungen. Er musste wieder bei Licht einschlafen. Doch er kam regelmäßig zu seinen Stunden und danach ging es ihm kurzfristig besser. In seinem Studium musste er Klausuren absagen, da er nicht in der Lage war zu lernen.

Anhand von weiteren Träumen war gut zu bearbeiten, welche existenziellen Ängste Christian mit seinen sexuellen Bedürfnissen verband. Erwachsenwerden, sich mehr als Mann fühlen, bedrohte seine abhängige Beziehung zu seiner Mutter. Ihm wurde deutlich, wie sehr er an seiner Mutter hing und wie stark er das Gefühl hatte, es ohne sie nicht zu schaffen. Seine Mutterbeziehung und seine Abhängigkeit von ihr traten nun in den Vordergrund. Er versuchte, sich stärker von seiner Mutter abzulösen, sie nicht mehr mehrmals täglich anzurufen. Als dann seine Mutter in Urlaub fuhr, merkte er, wie sehr es ihn ängstigte, wenn er sie nicht erreichen konnte. *»Ich hänge sehr an meiner Mutter, weil ich manchmal das Gefühl habe, ich schaffe es im Moment nicht ohne sie. Sie ist immer da, wenn ich sie brauche.«* Für mich war der unbewusste Hass, den er durch die Idealisierung seine Mutter zum Verschwinden brachte, spürbar.

Christian berichtet mir von für ihn sehr kränkenden Szenen mit seinem Vater. Als er sich einen Schubs gab und seinem Vater von seinen sexuellen Ängsten erzählte, sagte der Vater zu ihm: »Am besten Du gehst mal in ein Bordell. Wenn eine Frau sich von Dir nicht befriedigt fühlt, dann soll es die Frau halt sich selbst machen.« Christian war zutiefst betroffen, beschämt und gekränkt. Er sagte seinem Vater, dass er nicht glauben könne, dass er sein Vater sei, so fremd sei er ihm in seinen Einstellungen zu Frauen.

Es wurde nun immer spürbarer, dass Christians Mutter ein völlig entwertetes inneres Bild ihres Vaters, überhaupt von Männern, hatte. Manifest bezog sich dies vor allen Dingen darauf, dass Christians Vater sehr viele sexuelle Beziehungen vor ihr gehabt habe. Christian lebte sozusagen in einer projektiven Identifizierung mit dem entwertenden Männerbild seiner Mutter. In diesem Gefängnis musste er der bessere, ja ideale Mann sein, jedoch ein Mann ohne Sexualität und ohne Aggressionen.

Im weiteren Verlauf stand die kritische Auseinandersetzung mit seiner Mutterbeziehung sehr im Mittelpunkt. Zunächst hielt er an der Idealisierung seiner Mutter und auch in der Übertragung zu mir fest. Sein Vater bekam weiterhin alle negativen Werte ab. Zugänglich und bearbeitbar wurde nun, dass er das entwertete Männerbild seiner Mutter übernommen hatte und auch in seinen Vater projizierte. Auch hier waren Träume eine große Hilfe, in denen Christian zusammen mit der Analytikerin seine Tendenzen, den Vater auszuschließen und eine Triangulierung zu vermeiden, sehen konnte. Ihm wurde klar, dass er »seinen Vater mit den Augen seiner Mutter sah«, und »vielleicht ist mein Vater gar nicht so schlecht, wie meine Mutter ihn darstellt«, sagte er.

Christian entdeckte seine musischen Interessen. Er gründete mit zwei Studentinnen und einem Studenten eine Band, in der er Gitarre spielte und auch sang. Sie trafen sich jede Woche. Christian hatte in der Musik einen für ihn wichtigen Bereich gefunden. Er konnte nun – wenn es ihm gut ging – ruhig in seiner Wohnung bleiben, Gitarre spielen und eigene Lieder komponieren.

Auch in der Übertragung-Gegenübertragungs-Situation konnte Christian mit der Analytikerin Konflikte durchstehen und bearbeiten. Dabei ging es zum Beispiel um gewünschte Stundenverlegungen und um Enttäuschungen über die kleinteilige und mühselige therapeutische Arbeit. Er wurde bereit, mehr Verantwortung zu übernehmen und nach den Sommerferien einen Teil der Selbstbeteiligung für die Therapie durch Nachhilfeunterricht zu verdienen. Nachträglich wurde mir klar, dass ich das Ausmaß seiner Ängste, hervorgerufen durch die kritische Abgrenzung von und eine massive Auseinandersetzung mit seinem Vater, unterschätzt hatte. Christian hatte in den finanziellen Auseinandersetzungen seiner Eltern für seine Mutter Partei ergriffen. In dieser Auseinandersetzung hatte auch nach meiner Auffassung sein Vater kriminell agiert. In meiner Gegenübertragung hatte ich mich wohl zu sehr – zwar nicht ausgesprochen – mit Christian solidarisiert. Doch Christian machte eine Erfahrung, dass er eine Konfrontation mit seinem Vater durchstehen konnte.

Nach den nächsten Sommerferien überraschte mich Christian mit der Ankündigung, dass er die Therapie beenden wollte. Realer Hintergrund war, dass die Krankenkasse eine Selbstbeteiligung verlangte. Sein Vater würde die Differenz nicht übernehmen und er könne es auch nicht. Ich war enttäuscht und auch verärgert, da wir vor den Ferien alles besprochen und festgelegt hatten. Doch spürte ich, dass bei Christian im Untergrund eine große Angst vor Abhängigkeit von mir und massive Enttäuschung an seinem Vater akut geworden waren. Er sagte mir: Außerdem habe er die Ferien auch gut überstanden, und er wolle es nun allein versuchen. Ich sagte, dass ich es erfreulich finde, dass er die Ferien gut überstanden hat. Es sei ja kein Widerspruch, etwas alleine zu schaffen und doch gleichzeitig in Therapie zu bleiben. Doch das sei seine Entscheidung. Ich würde weiter mit ihm arbeiten wollen und hielte es auch für notwendig und sinnvoll. Ich hatte sehr mit mir innerlich zu arbeiten, um ihm wirklich die Freiheit zu lassen, auch die Therapie zu beenden. Gleichzeitig war ich mir ziemlich sicher, dass er weitermachen würde. Er schlug einen Termin in zwei Monaten für die Beendigung vor. Ich erwiderte, dass wir diese Zeitspanne nutzen könnten, um seinen Beendigungswunsch zu verstehen, und dann erst entscheiden. Er stimmte zu.

Als ich einige Zeit nach der Auseinandersetzung um die Fortführung der Therapie überraschend wegen einer Erkrankung die Therapie für zwei Wochen absagen musste, erhielt ich eine E-Mail, in der er mir mitteilte, dass er die Dienstagsstunde nicht mehr wahrnehmen könne. Nachdem die Therapie wieder weiterging, erfuhr ich, dass er statt der Therapiestunde nun eine Gesangsstunde bei einem Gesangslehrer hatte. Ich sagte ihm, dass er exakt den Termin der Therapie in eine Gesangsstunde umgewandelt habe. Nun, er probiere vielleicht aus, ob er die Freiheit riskieren könnte, seinen eigenen Weg zu finden. Es ginge um die Frage, ob ich das aushielte, ob ich bereit sei, weiter mit ihm zu arbeiten. Wir fanden einen Ersatztermin. Zu dem Gesangslehrer entwickelte sich eine spezifische Art der Nebenübertragung, wobei es um das Atmen, um sensorische Empfindungen ging, die wir gut in den Analysestunden aufnehmen und bearbeiten konnten. Sensorische Empfindungen und Wahrnehmungsmodalitäten, Hören und Sehen nahmen nun in den Stunden einen breiten Raum ein. In der Therapie kam eine sehr regressive Periode, in der es ums Riechen und Stinken ging, um eine zeitweise starke Hörempfindlichkeit.

In eine der Stunden kam er verstört und berichtete, er habe nicht schlafen können, da in der Nachbarswohnung ein Säugling entsetzlich lange geschrien habe und niemand gekommen sei. Ich sagte ihm, ich könnte mir vorstellen, dass das Schreien in ihm etwas aus seiner frühen Lebenszeit angerührt habe, da es ihn so erschüttert habe. Er erkundigte sich bei seiner Mutter und seiner Oma (mütterlicherseits), zu der eine vertrauensvolle Beziehung hatte, nach seiner frühen Zeit. Er erfuhr, dass seine Mutter während der Schwangerschaft mit ihm sehr belastet und depressiv gewesen war. In ihrem Elternhaus habe es viel Streit und Auseinandersetzungen gegeben, besonders mit ihrem Vater. Sein Großvater, der Vater seiner Mutter, habe deren Schwangerschaft sehr negativ beurteilt und ihr geraten abzutreiben, um ihre berufliche Karriere nicht zu gefährden. Seine Mutter habe in den letzten Wochen der Schwangerschaft liegen müssen und so viel Diazepam bekommen, dass sie nur noch schwer habe sprechen können. Das erzählte ihm seine Oma (mütterlicherseits) unter dem Siegel der Verschwiegenheit. Wegen vorzeitiger Wehen musste die Mutter dann ins Krankenhaus und wurde von ihm entbunden. Er soll ein sehr empfindlicher und unruhiger Säugling gewesen sein. Seine Mutter sei auch nach seiner Geburt depressiv gewesen und habe Medikamente nehmen müssen, daher habe sie ihn nur kurz gestillt. Auffallend sei seine extreme Geräuschempfindlichkeit gewesen, die bis heute anhalte. Einiges hatte er schon vorher gewusst, doch nie, so wie jetzt, emotional an sich herangelassen. Es wurde für uns beide nun verstehbar, dass er schon früh versucht haben musste, sich durch sein Denken selbst zu halten. Wie Winnicott schreibt: »[…] im Ausufern der geistigen Funktionen in Reaktion auf eine unberechenbare Bemutterung, bekommen wir zu sehen, dass sich ein Widerstreit zwischen dem Geist und dem Leibseelischen entwickeln kann« (1976: 165).

Christian wollte die Therapie fortführen. Er begann, sich weiter mit seinen Eltern auseinanderzusetzen. Er wagte, sie kritischer zu sehen und sich eine eigene Sichtweise zu bilden. Auf unbewusster Ebene wurde die Auseinandersetzung durch Träume deutlich. So träumte er, dass sein Vater bei ihm im Zimmer war und seine Netzwerkverbindungen mit all seinen persönlichen Daten auf seinem Computer löschte. Er habe im Traum geweint. In einem anderen Traum impft ihn sein Vater mit einer Spritze gegen seinen Willen. Er sei sich nicht sicher gewesen, ob sein Vater ihm nicht etwas Tödliches impfe.

Zur Veranschaulichung schildere ich einen Ausschnitt aus einer Stunde in dieser Phase der Therapie.

> P.: Ich merke, dass das schlechte Männerbild meiner Mutter sehr auf mich einwirkt. Meine Mutter sieht meinen Vater nur schlecht. Ich sehe eigentlich meinen Vater so, wie meine Mutter ihn sieht.
>
> A.: In der letzten Stunde haben Sie sich überlegt, dass Sie für ihre Mutter sorgen werden, da Ihr Vater ihr kein Geld geben will. [nach einer kurzen Pause] Sie sind nicht der Partner Ihrer Mutter und für Ihre Mutter verantwortlich.
>
> P.: Meine Mutter hat ein ganz ideales Bild, wie ein Mann sein sollte. So einen Mann gibt es gar nicht. Meine Mutter ist Anfang 40, doch sie könnte 20 Jahre alt sein. Sie ist noch nicht so reif. Aussehen tut sie wie 30.
>
> A.: Es ist sehr verführerisch, für die Mutter so wichtig zu sein, der einzig gute Mann zu sein.
>
> P.: Ja – ich bin da eingesperrt und erlaube mir keine sexuellen Erfahrungen. Ich spüre jetzt so eine Wut. [nachdenklich] Vielleicht hat das mit den Gewaltpornos zu tun?
>
> A.: Es geht darum, sich mehr von ihrer Mutter zu lösen. Die Gewaltpornos sind vielleicht ein Ventil, weil es so schwer ist, sich auf sich selbst zu verlassen und ihre Mutter außen vor zu lassen. Ich würde sagen: ihre Mutter in Anwesenheit wegdenken zu können.
>
> P.: Ich habe dann Angst, wie mein Vater zu werden. Doch vielleicht ist er ja nicht nur schlecht, wie meine Mutter ihn sieht, weil er viele Freundinnen vor ihr hatte.
>
> A.: Sie hängen wirklich zwischen den beiden Eltern: Entweder sind Sie der ideale Mann für Ihrer Mutter oder Sie werden zum »Arschloch-Vater«. Es geht doch darum, Ihren eigenen Weg zu finden.
>
> P.: Ich möchte deshalb in Finnland oder England ein Praktikum machen. Ich möchte ganz weit weg.

> *A.:Durch Wegfahren werden Sie Ihre innere Mutter nicht los. Doch ein Prakti-*
> *kum im Ausland ermöglicht Ihnen eigene, neue Erfahrungen. [Ich vermittle*
> *in meinem Tonfall, dass ich dem Patienten zutraue, ein Praktikum im Aus-*
> *land zu machen.]*
> *P.:Andrea, die ich in Finnland besuchen werde, hat gesagt, ich solle doch ein-*
> *fach etwas ausprobieren. Ich kann gut Englisch. Ich will das ausprobieren.*
> *A.:Ausprobieren und etwas riskieren. Auch riskieren, dass Sie hier Stunden ab-*
> *sagen, um wegzufahren. [nach einer Pause] Doch Sie müssen nicht alles*
> *gleich können. Man darf, ja man muss auch Fehler riskieren, um aus den*
> *eigenen Erfahrungen zu lernen.*
> *P.:Ich habe solche Angst, Fehler zu machen. Ich habe auch große Angst, dass*
> *die Angstzustände wieder zunehmen und ich nicht schlafen kann. Ich halte*
> *das dann nicht länger als zwei Tage aus. Ich habe von meiner Mutter noch*
> *ein Rezept für Tavor.*
> *A.:Dann nehmen Sie wieder etwas Konkretes von Ihrer Mutter mit ins Ausland.*
> *Doch die Therapie hier ist wichtig. Ihre Ängste und Wünsche in Worte zu*
> *fassen, das ist hilfreich.*
> *P.:Ja – ich komme wieder.*
> *A.:Dann bis morgen.*

Christian machte ein Praktikum im Ausland. Er hatte davor große Angst. Doch er wagte es und kam zurück, ohne dass er in massive Angstzustände geraten war.

Er gewann vermehrt Interesse an seinem Studium und war auch in den Klausuren recht erfolgreich. Nun tauchten verschiedenste Frauen auf, in die er sich verliebte. Eine von ihnen, Vera, findet er wirklich rundum passend für sich. Sie findet ihn zwar sympathisch, ist aber nicht in ihn verliebt. Das macht ihm sehr zu schaffen, doch er übersteht es. Er setzt sich mit seinen hohen, idealistischen Ansprüchen an Frauen auseinander. Er will nur mit einer Frau schlafen, wenn er sich ganz sicher ist, dass sie die Frau fürs Leben ist. Auch spielt er – zunächst in der Phantasie – mit verschiedenen Lebensentwürfen. Die Technik, die naturwissenschaftlichen Fächer füllten ihn nicht ganz aus. Er sei nach wie vor für sein Studium begeistert. Doch frage er sich, ob er wirklich in der Wirtschaft arbeiten wolle. Vielleicht ginge er zu »Ingenieuren ohne Grenzen«. Er müsse etwas finden, was wirklich Sinn mache. Er entschließt sich dann, zu einer studentischen Kulturgruppe zu gehen. Er kommt begeistert von dem Wochenende mit der Gruppe zurück. Zwei Wochen später erfahre ich von ihm, dass er eine Frau kennengelernt habe und mit ihr einen sehr schönen Abend verbracht habe. Sein Kopf spiele im Moment völlig verrückt. Er habe dem Mädchen gesagt, dass er sie süß finde, und sie habe ihn dann umarmt und sie seien sich sehr nahe gekommen. Kurze Zeit später habe er angefangen zu weinen, weil er es einfach nicht mehr ausgehalten habe. Wahrscheinlich spiele der Stress der Klausuren dabei eine Rolle. Er habe lange nicht mehr geweint, vor allen Dingen nicht, wenn das jemand anders gesehen habe. Doch Jana, das

Mädchen, habe volles Verständnis dafür gehabt. *»Sie geht mir nun nicht aus dem Kopf, und ich fühle mich ihr näher als vielen anderen Menschen, die ich seit Jahren kenne. Auf der einen Seite freue ich mich darüber und das Gefühl ist schön. Auf der anderen Seite ist es echt schwer für mich. Es ist einfach so viel Neues. Etwas noch nie Gespürtes, das schön ist, aber auch Angst macht und Unsicherheit. Die Uni ist auch sehr stressig, was noch erschwerend dazukommt. Ich bin verwirrt.«*

Christian hat nun eine feste Freundin. Sie schlafen miteinander. Beim ersten Mal hat er keinen Orgasmus, doch er muss es nicht selbstentwertend und als Beschämung sehen. Bei einer der folgenden intimen Szenen fällt seine Gitarre auf seinen Penis und er bekommt massive Ängste. In der folgenden Therapiestunde können wir das bearbeiten und auch verstehen, dass er es wie eine Bestrafung, eine Kastrationsdrohung erlebt haben könnte. Seine Beziehung zu Jana bringt ihn in Konflikt mit seinem Bedürfnis, für sich sein zu wollen und auch mal keine Lust zu haben, mit ihr zu »knuddeln«. Christian sagte: *»Es ist mir ganz wichtig, dass ich bei meinen Gefühlen bleiben kann und mich nicht ganz aufgebe, wie ich das damals mit Sabrina [die Schulkameradin, die ihn abwies] gemacht habe. Wenn ich daran denke, wie ich ihr nachgelaufen bin, ist es mir im Nachhinein echt peinlich. Ich habe nun nicht mehr die Vorstellung, dass durch eine Freundin mein Leben radikal verändert wird, dass ich ein ganz anderer werde und das dann alles gut ist.«*

Wir sprachen dann noch weiter, wie man sich beim Verliebtsein fühlt. Darüber, dass man zunächst viel in den Anderen hineinprojiziert, in ihm etwas sieht, was man sich wünscht, oder auch etwas von einem selbst und es dann allmählich wieder zurücknimmt. Dann kann man den Anderen als ganz vertraut, aber auch fremd erleben. Christian irritierte es sehr, wenn er bei sich merkte, dass es ihm zu viel wurde mit Jana, dass er Zeit für sich haben wollte. Er hatte dann sofort Angst, das sei das Ende der Liebe. Auch in seinen Träumen zeigten sich seine Veränderungen. Sie waren nun sehr viel mehr auf Beziehungen ausgerichtet und es erschienen weniger verfolgende, ängstigende Figuren. So träumt er z. B., dass Jana sehr weint, weil ihren Eltern etwas in den Ferien passiert ist. Er habe sich Jana sehr nahe gefühlt. Er habe mit ihr gefühlt und sie hätten beide im Traum geweint.

Christian entschied sich, noch weiter in Therapie zu bleiben. Es sei für ihn gerade jetzt wichtig, eine weitere Begleitung zu haben, die er mit Nachhilfestunden und durch einen weiteren Zuschuss der Krankenkasse finanzieren wird. Er konnte sich nun zugestehen, dass er Therapie noch brauchte, und hatte nicht mehr so große Ängste vor dem Abhängigwerden, mit der Bedeutung, in den unsicheren Schoß der Kindheit zurückzufallen.

Ich beende nun die Schilderung von Passagen aus der Therapie von Christian. Er war insgesamt 4½ Jahre in Therapie. Sein Studium schloss er sehr erfolgreich und mit Freude ab. Seine inneren und äußeren Beziehungen zu seinen Eltern hatten sich wesentlich verändert. Er fühlte sich sicherer in seiner männlichen Identität und kannte seine Stärken und auch seine Schwachstellen. Sein innerer »Kritikaster« hatte an Macht verloren, da sein Ich nicht mehr in einer Zwickmühle zwischen einem überfordernden Ich-Ideal und verfolgenden Über-Ich eingezwängt war.

Zusammenfassende Überlegungen zu Christians Entwicklung in der Therapie

Als Christian in Analyse kam, war er in seinen unbewussten Phantasien und Ängsten und auch real mit seinen Eltern massiv verstrickt. Sein zwanghaftes Denken, in dem es, wie in der binären Logik des Computers, nur richtig oder falsch gab, diente dazu, ihn vor seinen für ihn nicht kontrollier- und modulierbaren Affekten zu schützen. Er war sonst hilflos einem archaischen, verfolgenden Über-Ich, seinem inneren »Kritikaster«, ausgeliefert. Sowohl seine Gefühle, die ihn mit Abhängigkeit, als auch solche, die ihn mit seinem aggressiven Potenzial in Kontakt brachten, projizierte er in die Anderen oder in seinen Körper, was immer wieder zu hypochondrischen Befürchtungen führte. Dadurch verarmte sein Identitätsgefühl und seine Fähigkeit zur Selbstreflektion wurde eingeschränkt. Er wusste nicht mehr, wer er war, und musste ständig kontrollieren, was andere von ihm denken könnten. Hier passt die deskriptive Kategorie der vorübergehenden oder dauernden Identitätsdiffusion von Erikson (1959, zit. n. Bohleber, 1987: 66): eine Identitätsdiffusion, die dann entsteht, wenn »der junge Mensch sich vor eine Häufung von Erlebnissen gestellt sieht, die gleichzeitig von ihm eine Verpflichtung zu physischer Intimität [...] zur Berufswahl, zu energischer Teilnahme am Wettbewerb und zu einer psychosozialen Selbstdefinition fordern«. In diesem Zustand ist es nur schwer möglich, mit eigenständigen Selbstvorstellungen in einem »intermediate space« (Winnicott) zu spielen, d. h., eigenständige Selbstentwürfe in der Realität auszuprobieren und dadurch zunehmend ein stabileres Identitätserleben zu gewinnen. Im Identitätsgefühl und in der Fähigkeit zur Selbstreflektion sind immer die Spuren und die Geschichte der frühen Mutter-Kind- und Vater-Kind-Beziehung enthalten. Die in der Pubertät aufbrechenden inneren und äußeren körperlichen und psychischen Veränderungen werden dann potenziell als existenzielle Bedrohung erlebt, wenn sie auf nicht mentalisierte Erfahrungen, auf protomentales Funktionieren, aus der frühen Säuglingszeit treffen. Christian war wohl ein besonders sensitiver, aber auch vulnerabler Säugling, der mit einer depressiven Mutter und einem Vater, der nicht ausreichend triangulierend zur Verfügung stand, konfrontiert war. Bei Christian gehe ich davon aus, dass er schon in der Schwangerschaft und dann nach seiner Geburt massive Einwirkungen, »impingments« im Winnicott'schen Sinne, sein »Going-on-being« (Winnicott, 1976: 161ff.) – seine Kontinuität des Seins – unterbrachen. Die Entwicklung seiner Mentalisierungsfähigkeit wurde dadurch beeinträchtigt und die Verbindung von Körper und Psyche erschwert. Die Integration des sexuellen Körpers und des sexuellen Erlebens blieb bedrohlich, da sie nicht mentalisierend in Psychosexualität verarbeitet werden konnten. In der analytischen Psychotherapie von Christian war es daher in einer ersten Phase notwendig, zunächst seine Beziehung zu seinem Körper und seine sexuellen Gefühlen aufzunehmen und zu bearbeiten.

Ich möchte in diesem Zusammenhang auf Thomas Stark verweisen. Er formuliert pointiert:

> Die Aussperrung der aktuellen erwachsenen und der adoleszentären Sexualität aus der Analyse versperrt auch den Zugang zur psychoanalytischen kindlichen Triebhaftigkeit, d. h. den lebensgestaltenden kindlichen unbewussten Phantasien und Spielen, so zur Urszene, zu den frühen genitalen Ängsten und zur Bisexualität. Die gelingende Adoleszenz und die gelingende Analyse bedeuten immer eine erneute Auseinandersetzung mit diesen in einem repräsentationalen Format. Mit dem Scheitern der adoleszenten Entwicklung geht der repräsentational mentalisierte Zugang zur kindlichen Triebhaftigkeit verloren oder wird nicht möglich, wenn Störungen der kindlichen Entwicklung eine ödipale Struktur verhindert haben. (2013: 322)

Adoleszente mit einer unsicheren männlichen Identität, aber auch gesunde Adoleszente sprechen nicht so leicht über ihre sexuellen Erfahrungen und Begierden. Ihr gelebtes oder nicht gelebtes sexuelles Leben empfinden sie als etwas Intimes, das die Analytikerin nichts angeht. Die Angst vor Verurteilung und Beschämung ist sehr groß. In der ersten Zeit von Christians Therapie war es erforderlich, dass er ein Gegenüber in seiner Analytikerin fand, das seine Gefühle und Ängste innerlich aufnahm und in beschreibender Sprache zurückvermittelte, ohne tiefe Deutungen von unbewussten Inhalten oder Deutungen der Übertragung, wie es auch Lombardi und Pola (2011) hervorheben. Was nicht bedeutete, dass die Übertragung und Gegenübertragung außen vor blieb, sondern dass in und mit der Übertragung gearbeitet wurde, ohne explizit auf sie hinzudeuten. Ferro (2011) nennt dies die »Entwicklung des Containers«, die durch die »Fähigkeit des Eins-Seins« oder »Gleichklangs« geschieht. Damit ist nicht eine harmonisierende duale Beziehungsstruktur gemeint, sondern die Fähigkeit, sich auf die emotionale Wellenlänge des Patienten einzustimmen und so die emotionalen Zustände des Patienten aufzunehmen. Ich möchte in diesem Zusammenhang erwähnen, wie wichtig es meiner Auffassung nach ist, eine milde positive Übertragung zuzulassen. Ich meine, dass es für den Prozess hilfreich war, dass die Analytikerin innerlich eine Vorstellung vom Patienten hatte, dass er ein gesunder, sexuell anziehender Mann werden kann. Anne Alvarez (2011) hat darauf aufmerksam gemacht, wie wichtig es ist, in einer taktvollen Weise anzuerkennen, wenn Kinder oder Jugendliche etwas Neues ausprobieren, und zu verstehen, dass sie Freude und nicht nur Besorgnis und Angst im Anderen auslösen wollen. Sie schreibt:

> Die positive Übertragung anzuerkennen und zu durchleben ist manchmal schwieriger als die Handhabung der negativen. Wenn sie außerdem sexuell ist, verlangt sie unserer Gegenübertragungsreaktion einiges an Mut, Aufrichtigkeit und Respekt ab. (2011: 518)

Als Christian sich im dreistündigen Setting und mit seiner Analytikerin genügend sicher fühlte, brachte er seine sexuellen Themen ein. Die Gratwanderung für die Analytikerin bestand darin, eine eindeutige und ruhige Sprache zu finden, die weder vermeidend noch sexualisierend war. Seine sexuellen Handlungen und sein exzessives Pornografieschauen im Internet dienten vorwiegend dazu, das sexuelle Drängen loszuwerden. Seine Masturbation stand im Dienst der Vermeidung und Ausstoßung des Sexuellen. Gefühle des Scheiterns, des Versagens sowie der Einsamkeit und Scham waren in gemeinsam geteilte Sprache zu bringen. So entstand allmählich mehr psychischer Raum, in dem Christian über sich sinnvoll nachdenken konnte. Seine unbewussten Identifizierungen mit seiner Mutter und seine reale, adhäsive Abhängigkeit von ihr wurden ihm bewusst, und er konnte sich besser abgrenzen. Doch die zunehmende Separierung von seiner inneren und äußeren Mutter löste starke Ängste aus, die sich vorwiegend auf seine körperlichen Grenzen bezogen. Christians Ängste vor Verschmelzung und Verlust von Selbstabgrenzung waren besonders intensiv, da er ein prekäres Bild von Männlichkeit, was auch dem verinnerlichten Männerbild seiner Mutter entsprach, übernommen hatte. Die Identifizierung mit einem fürsorglichen und väterlichen Vater stand ihm nicht genügend zur Verfügung. Ihm wurde erschreckend deutlich, dass er bislang seinen Vater durch »die Brille seiner Mutter« gesehen hatte. Eine sich anschließende innere und äußere Auseinandersetzung mit seinen Vater zeigte, wie sehr er in einer paranoid-schizoiden Version der ödipalen Situation mit archaischen Kastrationsängsten (Steiner, 1999) gefangen war. In seinen Träumen wurde er von seinem Vater verfolgt, real befürchtete er, dass sein Vater ihm das Studium nicht weiter finanzieren würde. Nachdem dies genügend durchgearbeitet war, konnte er seine Wertvorstellungen von denen seines Vaters abgrenzen und dennoch die positiven Seiten von ihm wahrnehmen.

Seine zu Beginn der Therapie drängende Frage an seine Analytikerin, ob er keine Freundin finde, weil er nicht männlich genug sei, verlor an Dringlichkeit. Er erwartete nicht mehr, dass eine Freundin der Beweis für seine Männlichkeit wäre. Seine gewachsene innere Sicherheit und Separierung von seinen inneren und äußeren Eltern ermöglichten ihm, lustvolle, sexuelle Beziehungen zu jungen Frauen aufzunehmen. Er konnte zunehmend aushalten, sich vorübergehend mit der Frau verschmolzen zu fühlen, ohne zu befürchten, seine physischen und psychischen Grenzen zu verlieren und dann auch wieder für sich allein zu sein. Seine unbewussten, sadistischen, feindseligen Gefühle gegenüber seiner Mutter, die er beim Konsumieren von Gewaltpornos abreagiert hatte und die das Eingehen einer intimen Liebesbeziehung schwer beeinträchtigt hatten, gelangen ihm nun besser, von phallischer Stärke und Potenz zu differenzieren. Im Sinne von Birksted-Breen (1996) hatte nun sein Penis die Bedeutung eines Verbindungsorgans, das nicht mehr für phallische Macht stand. Er konnte seine kreativen Begabungen im musikalischen Bereich weiterentwickeln und genießen. In seinem Studium hatte er sich für eine Spezialisierung entschieden und wurde von seinem Professor sehr gefördert und geschätzt. Ich dachte an einen Aufsatz von James Herzog (2005), indem er »triadic reality« und die Fähigkeit zu lieben aufeinander bezieht. Christian hatte sich sozusagen ein »neues Elternpaar« mit seinem Professor und seiner Analytikerin geschaffen. Dies zeigte, dass er eine innere triadische Struktur entwickelt hatte. Christian war es nun möglich, seine psychische Bisexualität als eine Quelle für seine Kreativität und Empathie zu nutzen. Er konnte den Kampf mit seinem real nicht sehr verfügbaren Vater aufgeben und musste nicht mehr dem Männerbild seiner Mutter entsprechen. Es zeigte sich, dass das Heraustreten aus einem »geschlossenem sado-masochistischem Beziehungssystem« (Novick/Novick, 2010, 2012) neuartige, abgegrenzte Beziehungen zu seiner Mutter und seinem Vater und auch für die Eltern untereinander ermöglichte. Christian konnte nun eine intime Freundschaft zu einer jungen Frau aufzubauen, die ihrerseits seinen Realitätssinn und seine Sicherheit bezüglich seiner eigenen psychischen Verfasstheit stärkte. Mit einer größeren Sicherheit, sein Identitätsgefühl aufrechtzuerhalten und seinen gewachsenen Fähigkeiten, Trennung und Verluste auszuhalten, war er nun zunehmend fähig geworden, »zu arbeiten und zu lieben«.

Literatur

Alvarez, A. (2011): Verschiedene Formen der sexuellen Übertragung und Gegenübertragung in der psychotherapeutischen Arbeit mit Kindern und Jugendlichen. *Analytische Kinder- und Jugendlichen-Psychotherapie*, 152(4): 499–521.

Arnett, J. J. (2004): *Emerging Adulthood. The widing road from the late teens through the twenties*. Oxford (Oxford University Press).

Bion, W. R. (1990): *Lernen durch Erfahrung*. Frankfurt a. M. (Suhrkamp).

Blos, P. (1990): *Sohn und Vater. Diesseits und jenseits des Ödipuskomplexes*. Stuttgart (Klett-Cotta).

Bohleber, W. (1987): Die verlängerte Adoleszenz. Identitätsbildung und Identitätsstörungen im jungen Erwachsenenalter. *Jahrbuch der Psychoanalyse*, 21: 58–84

Bohleber, W. (2012): *Was Psychoanalyse heute leistet*. Stuttgart (Klett-Cotta).

Birksted-Breen, D. (1996): Phallus, Penis and Mental Space. *Int. J. Psycho-Anal.*, 77: 649–657.

Britton, R. (1998): Die fehlende Verbindung: die Sexualität der Eltern im Ödipuskomplex. In: Britton, R./Feldman, M./O'Shaughnessy. E. (Hrsg.): *Der Ödipuskomplex in der Schule Melanie Kleins*. Stuttgart (Klett-Cotta): 95–115.

Bründl, P. (2010): Die Beendigungsphase in der analytischen Psychotherapie von Jugendlichen und die Fähigkeit mit sich allein zu sein. In: Hauser, S./Schambeck, F. (Hrsg.): *Übergangsraum Adoleszenz. Entwicklung, Dynamik und Behandlungstechnik Jugendlicher und junger Erwachsener*. Frankfurt a. M. (Brandes & Apsel): 155–171.

Cohen, Y. (2012): Die Entwicklung des sexuellen Identität bei Jugendlichen, In: Bründl, P./King, V. (Hrsg.): *Adoleszenz: gelingende und misslingende Transformationen*. Jahrbuch der Kinder- und Jugendlichen-Psychoanalyse, Bd. 1. Frankfurt a. M. (Brandes & Apsel): 53–70.

Erikson, E. H. (1970 [1968]): *Jugend und Krise*. Stuttgart (Klett-Cotta).

Erikson, E. H. (1971 [1959]): *Identität und Lebenszyklus*. Frankfurt a. M. (Suhrkamp).

Ferro, A. (2011): Verbindung zum Unbewussten. *Analytische Kinder- und Jugendlichen-Psychotherapie*, 152(4): 523–546.

Fonagy, P./Gergely, G. G./Jurist, E. L./Target, M. (2002): *Affektregulierung, Mentalisierung und die Entwicklung des Selbst*. Stuttgart (Klett-Cotta).

Fonagy, P. (2011): Eine genuin entwicklungspsychologische Theorie des sexuellen Lustempfindens und deren Implikationen für die psychoanalytische Technik. *Analytische Kinder- und Jugendlichen-Psychotherapie*, 152(4): 469–497.

Fraiberg, S. et al. (2003): Gespenster im Kinderzimmer. Probleme gestörter Mutter-Säugling-Beziehungen aus psychoanalytischer Sicht. *Analytische Kinder- und Jugendlichen-Psychotherapie*, 120(4): 465–504.

Freud, S. (1905): Drei Abhandlungen zur Sexualtheorie. *GW I*. Frankfurt a. M. (S. Fischer): 529–554.

Freud, S. (1923b): Das Ich und das Es. *GW XIII*. Frankfurt a. M. (S. Fischer): 235–289.

Greenson, R. R. (2009): Die Beendigung der Identifizierung mit der Mutter und ihre besondere Bedeutung für den Jungen, In: Dammasch, F./Metzger, H.-G./Teising, M. (Hrsg.): *Männliche Identität. Psychoanalytische Erkundungen*. Frankfurt a. M. (Brandes & Apsel): 151–159.

Herzog, J. M. (2005): Triadic Reality and the Capacity to Love. *Psychoanalytic Quarterly*, 74: 1029–1052.

King, V. (2003): Der Körper als Austragungsort adoleszenter Konflikte. *Analytische Kinder- und Jugendlichen-Psychotherapie*, 119(3): 321–342.

King, V. (2007): Identitätssuche und Generationendynamiken in der Adoleszenz. In: Wiese, J. (Hrsg.): *Identitäten im Verlauf des Lebens*. Göttingen (Vandenhoeck & Ruprecht): 34–51.

Laufer, M./Laufer, M. E. (1984): *Adolescence and Developmental Breakdown*. New Haven (Karnac). [Dt.: Laufer, M./Laufer, M. E. (1989). *Adoleszenz und Entwicklungskrise*. Stuttgart (Klett-Cotta).]

Lombardi, R./Pola, M. (2011). Der Körper, Adoleszenz und Psychose. In: Mauss-Hanke, A. d. (Hrsg.): *Internationale Psychoanalyse*. Gießen (Psychosozial): 141–178.

Novick, J./Novick, K. K. (2010): Hindernisse am Entwicklungsübergang von der Adoleszenz zum Erwachsenenleben. Das geschlossene System der Selbstregulation. In: Hauser, S./Schambeck, F. (Hrsg.): *Übergangsraum Adoleszenz. Entwicklung, Dynamik und Behandlungstechnik Jugendlicher und junger Erwachsener*. Frankfurt a. M. (Brandes & Apsel): 13–31.

Novick, J./Novick, K. K. (2012): Transformationen im Jugendalter und in der Psychoanalyse der Adoleszenz. In: Bründl, P./King, V. (Hrsg.): *Adoleszenz: gelingende und misslingende Transformationen*. Jahrbuch der Kinder- und Jugendlichen-Psychoanalyse, Bd. 1. Frankfurt a. M. (Brandes & Apsel): 231–246.

Salge, H. (2013): *Analytische Psychotherapie zwischen 18 und 25. Besonderheiten in der Behandlung von Spätadoleszenten*. Berlin/Stuttgart (Springer).

Schneider, G. (2004): *Die narzisstische Gefahr der Veränderung*. In: Dreyer, K.-A. (Hrsg.): *Entwicklungen und Veränderungen. Aufgeben oder Aufgabe?* Tagungsband der Deutschen Psychoanalytischen Vereinigung. Bad Homburg (Geber + Reusch): 47–65.

Seiffge-Krenke, I. (2012): *Therapieziel Identität*. Stuttgart (Klett-Cotta).

Staehle, A. (2004): Zwischen Verlust und Aufbruch – Gedanken zur Beendigung der Behandlungen von zwei männlichen Adoleszenten. *Kinderanalyse*, 12(4): 355–375.

Staehle, A. (2011): »Bin ich ein Mann, oder?« Zur schwierigen Aneignung des sexuellen Körpers in der Jugend. *Analytische Kinder- und Jugendlichen-Psychotherapie*, 151(3): 349–367.

Staehle, A. (2014): »Wer bin ich? Mann oder Frau«? Aus der Analyse eines Adoleszenten. In: Quindeau, I./Dammasch, F. (Hrsg.): *Männlichkeiten. Wie weibliche und männliche Psychoanalytiker Jungen und Männer behandeln*. Stuttgart (Klett-Cotta): 143–162.

Staehle, A. (2014): »Der, der ich bin, grüßt wehmütig, den, der ich sein möchte.« Sexualität und Identität in der Adoleszenz. In: Kögler, M./Busch, E. (Hrsg.): *Übergangsobjekte und Übergangsräume Winnicotts Konzepte in der Anwendung*. Gießen (Psychosozial): 25–47.

Stark, T. (2010): Wunsch und Wucht. Die masturbatorische Position, der Zusammenbruch der Adoleszenz und die Zerstörung der Analyse. Zur psychoanalytischen Behandlung früher Störungen. *Psyche – Z Psychoanal*, 64: 437–464.

Stark, T. (2013): Sexuelles Erinnern, Phantasieren, Wünschen und Empfinden in der Analyse. Zur Bedeutung der Sexualität in der Psychoanalyse heute. *Psyche – Z Psychoanal*, 65: 305–329.

Steiner, J. (1999): Der Kampf um Vorherrschaft in der ödipalen Situation. In: Weiß, H. (Hrsg.): *Ödipuskomplex und Symbolbildung. Ihre Bedeutung bei Borderline-Zuständen und frühen Störungen.* Hanna Segal zu Ehren. Tübingen (edition diskord): 98–118.

Winnicott, D. W. (1976): *Von der Kinderheilkunde zur Psychoanalyse.* München (Kindler).

Winnicott, D. W. (1978): *Familie und individuelle Entwicklung.* München (Kindler).

Winnicott, D. W. (1979 [1971]): *Vom Spiel zur Kreativität.* Stuttgart (Klett-Cotta).

Winnicott, D. W. (1984): *Reifungsprozesse und fördernde Umwelt.* Frankfurt a. M. (S. Fischer).

Peter Bründl

Überlegungen zur psychoanalytischen Behandlung des traumatischen Prozesses in der Spätadoleszenz und im jungen Erwachsenenalter (18–25 Jahre)

Vor 50 Jahren beschrieb Edith Jacobson in ihrer wegweisenden Arbeit *Das Selbst und die Welt der Objekte* die vielschichtigen Entwicklungsprozesse in der Adoleszenz, die für die Identitätsbildung und die Selbstregulierung des späteren Erwachsenen besonders wichtig sind. Und dabei wies sie darauf hin, dass die meisten Erwachsenenanalytiker auf die Rekonstruktion der infantilen Geschichte ihrer Patienten fokussieren, anstatt sich intensiv auf eine gründliche Untersuchung der Adoleszenz ihrer Patienten innerhalb der analytischen Beziehung einzulassen. Bezug nehmend auf Freuds Dritte Abhandlung (1905) betont sie, dass die Neurosen der Erwachsenen ihre spezifische Gestalt im Verlauf der Adoleszenz angenommen hatten. Viele Erwachsene, insbesondere Delinquente, Borderline-Persönlichkeiten und Menschen, die an Perversionen leiden, hätten ihre adoleszenten Probleme in Form ihrer Symptome und ihrer oszillierenden Gemütsschwankungen bis in ihre 30er und 40er Jahre mit herübergenommen (Jacobson, 1973: 171).

Die meisten Analytiker stimmen inzwischen darin überein, dass die Adoleszenz entscheidende Weichen dafür stellt, wie die nicht lineare Weiterentwicklung im Erwachsenenalter vonstatten geht. Die Adoleszenz setzt mit der unkontrollierbar sich einstellenden Pubertät ein, auf die vielfältige körperliche, seelische, emotionale und kognitive Transformationen der Person folgen. An Intensität und Geschwindigkeit ist dieser Transformationsprozess nur noch mit der frühkindlichen Entwicklung etwa vom ersten bis zum vierten Lebensjahr vergleichbar (Novick/Novick, 2012). Die Art und Weise, wie der Jugendliche sich zu seinem nun geschlechtsreifen Körper verhält, der sich qualitativ merklich vom seinem ehemals unfruchtbaren kindlichen Körper unterscheidet, beeinflusst auch die Umgestaltung der Empfindungen des Jugendlichen für seine innere und äußere Realität. Denn jegliche Wahrnehmung und alle Eindrücke aus der Umwelt, alle Erlebnisse in der inneren und äußeren Realität werden durch den Körper vermittelt (Bucci, 1997) und werden in den sich kontinuierlich verändernden und transformierenden körperlichen, meist nicht sprachlichen Erinnerungs- und Symbolisierungssystemen verankert (Leuzinger-Bohleber et al., 2009; da Masi, 2014).

Im Verlauf der Adoleszenz lassen die Jugendlichen schrittweise ihre Kindheit und ihren kindlichen Körper zurück. Dabei kommt es in der normalen Entwicklung unweigerlich zu steten, zuweilen sogar simultanen progressiven und regressiven Prozessen der jungen Personen. Diese können z. B. einerseits auf radikaler Selbstbestimmung beharren und gleichzeitig bereit sein, sich völlig den meinungsbildenden Wertvorstellungen ihrer Gleichaltrigengruppe und deren Führung zu unterwerfen. Die Jugendlichen begreifen mit ihrem nun zeugungsfähigen, kraftvolleren aggressiven Körper, mit ihren neuen sich rasend schnell entwickelnden kognitiven und emotionalen Potenzialen zunehmend sich selbst und ihre sich transformierende Umwelt in einer so nie dagewesenen Weise neu (King, 2002).

Cohen (2014) vertritt die These, dass die Pubertät für die heranwachsende Person einen radikalen Riss in ihrer Selbstentwicklung zeitigt, in dem vorübergehend die Dimensionen der Zeit – Vergangenheit, Gegenwart und Zukunft – emotional in eine auf unmittelbare Bedürfnisbefriedigung zielende, grenzenlose Gegenwart oder in einen grenzenlosen Schmerz voller mörderischer Wut (Shengold, 2013) zusammenfallen. Erst im späteren Verlauf seiner Adoleszenz kann der Jugendliche allmählich seine beharrliche Einforderung von eigener Unsterblichkeit aufheben und wandert allmählich aus seinem Familienkosmos aus, um sich realitätsbezogener in der außerfamiliären Gesamtkultur mit ihrer Geschichtlichkeit (Bründl, 1994) produktiv anzusiedeln (Erdheim, 1993). Dabei individuiert er sich gegenüber seinen primären Liebesobjekten, erweitert seine Identität, um neue, nicht inzestuöse, außerfamiliäre intime Objektbeziehungen einzugehen und zielorientiert die Anforderungen des Erwachsenenlebens anzugehen.

Die Spätadoleszenz ist spezifisch gekennzeichnet durch die Auflösung früherer, residual fortwirkender Konflikte und Defizite, meist mittels vorübergehender Regression im Dienste übergreifender, zukunftsgerichteter Progression. Dieser Prozess erleichtert die Konsolidierung der persönlichen und sexuellen Identität, der neuen Ausbalancierung von Lust und Unlust sowie des erweiterten Realitätssinnes und bereitet zugleich den Weg zu einer echten Selbstständigkeit, zu Eigenständigkeit und zu größerer innerer Entscheidungsfreiheit.

Aber viele Heranwachsende können dies zwischen 18 und 25 Jahren noch nicht leisten. Bei ihnen gehen die Entwicklungsverzögerungen häufig mit Schwierigkeiten einher, ihre endgültige sexuelle Orientierung aufzurichten, zielgerichtete eigenständige Arbeitsfreude zu entwickeln und finanziell und emotional von ihren Eltern unabhängig werden zu wollen. Deshalb durchdringen sich unweigerlich in der analytischen Behandlung von solchen Spätadoleszenten zwischen 18 und 25 Jahren – anders als bei tatsächlich erwachsenen Patienten – der therapeutische Prozess mit den phasenspezifischen, nicht linearen Reifungs- und Entwicklungsprozessen. Die forschende psychoanalytische Haltung im Behandlungsverlauf, insbesondere bei Erwachsenen, versucht in der therapeutischen Beziehung mittels der Regression auftauchende bislang unerkannte innere Konflikte und damit einhergehende Fixierungen bzw. Abwehrstrategien aus der vorangegangenen Gesamtentwicklung aufzudecken und integrierbar zu machen. Aber bei Jugendlichen, wie auch bei Kindern, zielt die psychoanalytische Erforschungshaltung zusätzlich auch darauf, Hinweise auf den Stand der Entwicklung des Patienten zu gewinnen; d. h. die potenziell von der Reifung geforderten, neu sich aufbauenden und transformierenden psychischen Hierarchien ausfindig zu machen, welche progressiv andere Bedürfnisse sowie neue Abwehr- und Anpassungsstrategien mit sich bringen (Abrams et al., 1999).

Von Anfang an ist in der Analyse von Spätadoleszenten stets der von der Entwicklung dringlich eingeforderte Abschied von den Schutzfiguren der vergangenen Kindheit auch mit dem zukünftigen Abschied vom Analytiker (Novick/Novick, 2006) als Übertragungsobjekt, als neues Objekt (Loewald, 1980; A. Freud, 1965), bzw. als neues Entwicklungsobjekt (Hurry, 1998) verbunden.

Dabei gilt es für den Therapeuten zu bedenken, dass die Gleichwertigkeit und gegenseitige Bezogenheit der durchlebten Altersstufen bzw. der verschiedenen Dimensionen der Zeit jedoch nicht nur in Hinblick auf die nicht lineare Gesamtentwicklung der Person von der Geburt bis zum Tod gelten, sondern gerade auch für den psychoanalytischen Prozess als einen besonderen Entwicklungsprozess im eigenen Recht, der sich qualitativ vom evolutionären Strukturwandel im Erwachsenenalter unterscheidet (Colarusso/Nemiroff, 1979).

1971 formulierte Loewald:

> Die gegenwärtige Beziehung zum Analytiker wird nicht nur teilweise durch die Vergangenheit des Patienten (die, wie wir sagen, in der Gegenwart fortwirkt) bestimmt. Sondern auch durch eine ersehnte und gefürchtete Zukunft (die ihrerseits von der Vergangenheit mitbestimmt wird). Es trifft zu, dass die gegenwärtige Beziehung und die Erwartungen, die sie weckt, die Vergangenheit aktiviert, und Einfluss darauf nehmen, wie sie jetzt erlebt und erinnert wird. Diese Reintegration der Vergangenheit modifiziert ihrerseits die gegenwärtige Beziehung zum Analytiker (und natürlich auch zu anderen Menschen) und beeinflusst die vorgestellte Zukunft. Die Modifizierung der Vergangenheit durch die Gegenwart verändert nicht, was objektiv in der Vergangenheit geschah, doch sie verändert jene Vergangenheit, die der Patient als seine lebendige Geschichte in sich trägt. (Loewald, 1971: 126)

Ähnlich kamen die Novicks in ihrer viele Jahrzehnte langen klinischen Arbeit mit Kleinkindern, Kindern, Jugendlichen und Erwachsenen zu der Überzeugung, »dass keine Phase (des Behandlungsprozesses und des Lebensverlaufs) bedeutsamer ist als andere, dass frühe Erfahrungen nicht unbedingt wichtiger als spätere sind. Die einzelne Phase übt Einfluss auf andere Entwicklungsphasen aus und wird von ihnen beeinflusst. Das gilt auch für die Weiterentwicklung im Erwachsenenalter« (Novick/Novick, 2002: 14f.).

1988 postulierte Colarusso, dass Spätjugendliche und junge Erwachsene, die noch ganz getrieben ausschließlich in der Gegenwart leben bzw. leben möchten, scheinbar losgelöst von Vergangenheit und Zukunft, die transformierende Ablösung von den primären Objekten und die Reorganisation ihrer Vergangenheit hinauszögern, die ihre Kindheit mit einschließt. Gleichzeitig wehrten sie die von Über-Ich und Ich-Ideal geforderten zukunftsorientierten Anforderungen ab. Dies trifft besonders auf heranwachsende Personen zu, die in ihrer vorangegangenen Entwicklung ein frühkindliches Beziehungstrauma (Baradon, 2010), ein kumulatives Trauma (Khan, 1963), ein schweres Trauma von Deprivation und/oder sexueller Gewalt oder schwerer körperlicher Misshandlung erlitten haben. Zumal immer dann, wenn »Seelenmord« (Shengold, 1989) stattfindet, werden mit der Vernichtung der eigenen menschlichen Würde durch den Täter im Opfer die das Urvertrauen sichernden frühsten Objekte vernichtet. Gleichzeitig kollabieren die Dimensionen der Zeit und reißen dabei das schwarze Loch ins Selbst, das die nicht aushaltbare Erinnerung an die traumatisch bedingte archaisch-mörderische Wut abwehrt. Die komplexen interdependenten »Umwandlungen in der Pubertät« (S. Freud, 1905) bzw. in der Adoleszenz werden dadurch massiv erschwert, blockiert, eingeengt und verwerfen sich.

Bezeichnenderweise entwickelte Freud sein wegweisendes Konzept der Nachträglichkeit (1895, 1905) aus seiner Klinik mit Spätjugendlichen, wo er die potenziell (re-) traumatisierenden Aspekte des Jugendalters ausfindig machte. Diese waren für ihn ausschlaggebend dafür, dass die meisten Neurosen des Erwachsenenalters in der Pubertät ihren Anfang nahmen. Die Auswirkungen der durch die pubertätsbedingte Nachträglichkeit erst ihre manifeste, massive Wirkung erlangenden kindlichen Traumen halten prozesshaft lebenslänglich an. Sie erschweren und unterminieren von Grund auf die weiteren lebenslänglichen Entwicklungsabläufe. Dies zeigt sich durch Ängste, Depression, Dissoziation und sexuelle Störungen. Im Kindesalter blieben diese Störungen oft unbemerkt und wurden nicht diagnostiziert, weil die »intrusiven Erlebnisse« vom Kind zeitweise unter der Obhut der Eltern unter »kompensatorische Kontrolle« (Fischer/Riedesser, 1998) gebracht werden konnten. Insbesondere in der Latenz scheinen die kindlichen Traumen zu verschwinden, weil die Kinder mittels ihrer Phantasietätigkeit versuchen, zumindest kompromissartig ihren ödipalen Konflikt zu lösen, um Abstand von ihren polymorph-perversen Strebungen zu gewinnen (Bergmann, 1992). Aber die psychosomatische Belastungsstörung, die die Pubertät immer ist (A. Freud, 1936, 1969), lässt die

Traumen der Kindheit nachträglich »mit offenem Symptombild wieder aufleben« (Fischer/Riedesser, 1998: 97).

In welcher Weise das traumatische Erlebnis in der Erinnerung am Leben bleibt, hängt nach Oliner (2015) von vielen Faktoren ab. Die Erinnerungen können durch mangelnde Zeugenberichte über die individuell ganz subjektiv erlebte Katastrophe, aber auch durch eine überschwemmende Intensität verzerrt werden. Die mangelnde Reife des Selbst spielt eine Rolle, wie die äußere Wirklichkeit wahrgenommen werden kann. Kann die äußere Wirklichkeit noch nicht als getrennt vom eigenen Selbst erlebt werden, muss vom egozentrisch fühlenden Kind – auf archaische Seins- und Erlebnisformen zurückgreifend – omnipotent vom Kind selbst erzeugt und dadurch bedingte mit horrenden Schuldgefühlen in sein Unbewusstes vom Kind verdrängt und festgehalten werden. Insbesondere bei sexuellem Missbrauch sowie über die Teilnahme von Familienmitgliedern an Gewalt- und Kriegsverbrechen zersplittert die Verschwörung des Schweigens in der Familie die Fähigkeit der Person, lebendig zu erinnern, und führt zu massiver unbewusster Identifikation mit dem Aggressor und weitreichender Ich-Einschränkung (A. Freud, 1936; Shengold, 2015). Um den Heilungsprozess seines Patienten zu befördern, muss der Therapeut mit seiner ganzen Person, nicht nur mit den aktuell verfügbaren Potenzialen seines Patienten, sondern auch mit dessen ehemals verdrängten bzw. unaktiviert gebliebenen Potenzialen in Berührung kommen. Damit das Trauma integriert und assimiliert werden kann, bedarf es vorübergehend einer begleitenden Regression im Therapeuten, die auf eine tiefe Erfahrung von Eins-Sein (Cohen, 2010) zielt bzw. auf einen »Now Moment« im Sinne von Stern (2010).

Ohne Behandlung macht sich nach der Adoleszenz der aus der Kindheit herüberreichende traumatische Prozess häufig in der Bildung einer Borderline-Symptomatik, in schweren depressiven Verstimmungen, in psychosomatischen Erkrankungen, durch Rauschmittelabusus, in posttraumatischen Belastungsstörungen, Perversionen, durch Essstörungen und/oder dissoziativen Identitätsstörungen u. v. a. m. bemerkbar.

Meistens sind es gerade solche tief verletzte Spätadoleszente und junge Erwachsene, die die Mühen einer intensiven analytischen Langzeitbehandlung auf sich nehmen – was Jugendliche unter 16 Jahren kaum können (Laufer/Laufer, 1986) –, um dabei die Fähigkeit zur Symbolisierung, zur weitreichenden Selbstregulierung und die Hoffnung auf ein kreatives, sexuell befriedigendes Erwachsenenleben neu zu erobern oder zurückzugewinnen. Für spätjugendliche Patienten gilt aber, dass eine erfolgreiche analytische Behandlung mitten im fortschreitenden Entwicklungsprozess zum Abschluss gelangen soll. Dabei ist es nicht leicht, intrasubjektive und intersubjektive Kriterien dafür ausfindig zu machen, wann diese Behandlung des Spätjugendlichen oder jungen Erwachsenen zu einem richtigen inneren Abschluss gekommen ist (Berna, 1996;

Novick/Novick, 2005) und er sich authentisch den Zugang zu seinem eigenen Leben (Ladame, 2012) und zu seinem wahren Selbst (Winnicott) erarbeitet hat. Freud dagegen war sich nicht sicher, ob zumindest potenziell »es ein natürliches Ende einer Analyse gibt« (S. Freud, 1938: 62f.) und mit einer späteren Wiederaufnahme der Behandlung oder mit einer unbegrenzten Behandlung gerechnet werden muss.

Die im Hier und Jetzt der therapeutischen Beziehung zu antizipierende, in der Zukunft liegende Trennung vom Analytiker muss notwendiger Teil der historischen Vergangenheit des Patienten werden, dem durch die Behandlung ein fortschreitendes Maß an innerer Entscheidungsfreiheit, an Verselbstständigung und an anerkennender Mentalisierung seiner eigenen Begrenztheit zugewachsen ist (Loewald, 1980), sodass er besser mit sich selbst allein sein kann (Winnicott, 1954; Bründl, 2010). Letzteres ist Voraussetzung und Bedingung für gelebte Kreativität im Erwachsenenalter (Heimann, 1959).

Dass dies möglich wird, hängt nicht zuletzt damit zusammen, dass Nachträglichkeit zugleich spezifisch und unverzichtbar den psychoanalytischen Prozess im Kindes-, Jugendlichen- und Erwachsenenalter mitbestimmt. Denn Psychoanalyse und analytische Psychotherapie zielen im Prozess vorübergehender Regression im Feld von Übertragung und Gegenübertragung auf eine meist konflikthaft zu erarbeitende, affektstarke, oft sehr schmerzvoll erlebte Integration der in der therapeutischen Beziehung wieder aufgefrischt auftauchenden konflikthaften oder defizitären Positionen, auch aus der Vergangenheit im Dienste fortschreitender zukunftsorientierter Entwicklungsprozesse im Hier und Jetzt. Da der psychoanalytische Prozess weitreichende Analogien zum adoleszenten Entwicklungsprozess aufweist, ist er im besonderen Maße effektiv, Störungen, die durch eine stagnierende oder vorzeitig abgebrochene Adoleszenz bei Personen zwischen 18 und 25 Jahren entstanden sind, neu in Bewegung zu setzen und zu einem besseren Abschluss zu bringen (Erdheim, 1993; Bründl, 1994).

Diese theoretischen Skizzen des traumatischen Prozesses und der Spätadoleszenz sollen nun mit Ausschnitten aus einer weit zurückliegenden Behandlung einer jungen Frau verdeutlicht werden.

Frau E.

Die schwer depressive 23-jährige Frau E. (vgl. Bründl, 2005) suchte mich auf Empfehlung ihrer ehemaligen analytischen Jugendlichenpsychotherapeutin auf, die zur Enttäuschung von Frau E. nach einer drei Jahre zurückliegenden Beendigung kassenrechtlich die therapeutische Arbeit mit Frau E. nun nicht mehr erneut aufnehmen durfte.

Unmittelbar nach ihrer Menarche mit 13 Jahren war ihre Mutter schwer erkrankt. Sie musste zunehmend intensiv bis zu ihrem Tod nach fünf Jahren von Frau E. nach der Schule nachmittags, vormittags von einer Krankenschwester, abends und nachts von Frau E. zusammen mit ihrem Vater gepflegt werden.

Von ihrem 16. bis 20. Lebensjahr hatte sich Frau E. wegen ihrer schweren depressiven Verstimmungen, Wutausbrüchen, Brechanfällen und häufigen Kopfschmerzen in die analytische Behandlung bei ihrer Therapeutin begeben. Mit 17 wurde sie die Geliebte des Leiters einer Jugendgruppe, von dem sie sich seelisch und sexuell missbraucht fühlte. Aber sie wollte nicht ohne ihn leben, weil sie mit ihm ihre schmerzvollen Erfahrungen mit ihrer Mutter fast suchtartig besprechen konnte, so als hielte sie im Schmerz an der Abwesenden als schmerzvoll Anwesenden gegenwärtig fest (Novick/Novick, 1996). Nach dem Tod der Mutter und ihrem Abitur war sie zu ihm gezogen. Die fünf Jahre ältere, schwer suchtkranke Schwester war schon zu Beginn der Erkrankung der Mutter, die angeblich früher sehr zwanghaft gewesen war, aus der elterlichen Wohnung ausgezogen. Erinnerlich hatte sich Frau E. in ihrer Kindergartenzeit nachts immer zu ihrer Schwester ins Bett geflüchtet, weil sie sich nächtens allein von bedrohlichen, in ihrem Zimmer herumschwebenden Augen verfolgt gefühlt hatte.

Beim Erstgespräch nahm die zierliche, jünger als 23 wirkende Frau E. ganz selbstverständlich an, dass ich schon ihre ganze bisherige Geschichte erfahren hätte, fast so als verschwimme meine Identität mit der ihrer ehemaligen Therapeutin, aber auch mit ihr selbst. Sie sprach ungewöhnlich leise, mit fast kindlicher, tränenerstickter Stimme. Sie kauerte sich in ihren Sessel, bedeckte ihren Unterleib wie zum Schutz mit ihren Beinen. Ihre Brust bedeckte sie mit ihren gekreuzten Armen voller Schnittwunden. Immer wieder zog sie sich in ein bleiernes Schweigen zurück, das mir den Kontakt sehr schwer machte. Dann musste ich mich emotional und kognitiv ungeheuer anstrengen, den Dialog aufrechtzuerhalten. Offensichtlich erfasste mich diese heftig einsetzende traumatisierende Übertragung (Holderegger, 1999) in einer Weise, die mich verzweifelt spüren ließ, was es bedeutet, wenn man bis zum Rand der Erschöpfung versucht, einen Menschen doch noch zu erreichen, der sich vom Leben zurückzieht. Wieder verschwammen die Identitätsgrenzen zwischen ihr und mir während gleichzeitig ihr Schweigen mich auch wegzustoßen, fast zu vernichten drohte. Kehrwendig erlebte ich zugleich merklich Schuldgefühle darüber, die junge Frau in das tödliche Schweigen gestürzt zu haben, was ich mit einer fast verzweifelten Mobilisierung meiner angestrengten Empathie wiedergutmachen wollte.

Offensichtlich fühlte sich Frau E. trotzdem von mir so angenommen, dass sie mit ihrem großen Leidensdruck sich bald zu einer analytischen Psychotherapie mit einer Frequenz von zwei Sitzungen in der Woche bereiterklärte.

Im zweiten Behandlungsjahr, in dem sie von ihrer Mutter immer noch im Präsens sprach, als könnte sie die Vergangenheit, wie sie gewesen war, noch nicht hinter sich lassen und betrauern, wurde sie vor dem Abschluss ihres Universitätsstudiums so schwer suizidal, dass sie vorübergehend in unserem gegenseitigen Einvernehmen hospitalisiert werden musste. Denn sie hatte sich in verwirrten Zuständen immer wieder in Situationen begeben, in denen sie hätte vergewaltigt, gar ermordet werden können. Damals war es mir noch nicht möglich, Frau E. sinnvoll zu vermitteln, dass sie die für Individuation und Separation nötige Aggression aus tiefen Schuldgefühlen heraus destruktiv gegen sich wandte, um mit ihrer tödlichen Mutter zu verschmelzen. Nach ihrer Entlassung aus der Klinik erhöhten wir die Frequenz auf drei Mal die Woche. Anschließend konnte sie sich aus der sadomasochistischen Beziehung zu ihrem Liebhaber befreien, zog erstmals in eine eigene Wohnung, schloss ihr Studium erfolgreich ab und wagte es, erstmals alleine in Urlaub zu fahren.

Im dritten Behandlungsjahr nahm sie mit gut 25 Jahren eine sehr verantwortungsvolle, gut dotierte Stelle an und verliebte sich in einen etwas jüngeren Mann, mit dem zusammen sie ihre und seine Sexualität erstmals genießen konnte. Mir schien die Bedingung ihrer gegenseitigen Anziehung die fast unheimliche Analogie ihrer jeweiligen Leidensgeschichte in der Adoleszenz gewesen zu sein. Fast so, als könnten sie gegenseitig im anderen ihren traumatischen Prozess in Externalisierung wahrnehmen und versuchen, ihn dort zu behandeln. Nach einem halben Jahr wurde sie von ihrem Partner schwanger. Gegen vielseitigen Druck entschied sich das junge Paar gegen eine Abtreibung und für das Kind – auch wenn Frau E. fürchtete, sie könnte nun ihre durch die Therapie bewältigten Entwicklungsaufgaben regressiv wieder aufgeben und ihre Autonomie, Selbstregulierung, Selbstbehauptung und Eigenständigkeit verlieren.

Die bisherige Behandlung schien Frau E. dafür sensibilisiert zu haben, dass sie trotz ihrer merklichen Weiterentwicklung angesichts der bevorstehenden erneuten Identitätstransformation durch ihre erste Schwangerschaft (Bibring, 1959; Benedek, 1973), die auf die dritte Individuation hin zur Elternschaft zielte (Colarusso, 1990), und den Anforderungen der baldigen primären Mütterlichkeit (Winnicott) zu ihrer Sicherheit weiterer Behandlung bedurfte. Bis zwei Tage vor der Geburt kam sie weiterhin drei Mal die Woche zur Therapie. Es war ihr in der Schwangerschaft sehr schwer geworden, mit ihrem Körper und ihrem Inneren in Kontakt zu bleiben. Alleine zu Hause war sie irgendwie überzeugt, nicht schwanger zu sein, so als wäre der so konkret anwesende Fötus abwesend bzw. wäre sie nie fruchtbar geworden. Aber in den Behandlungsstunden fühlte sie sich hinreichend gehalten, dass sie sich wieder liebevoll ihrem Kind, ihrer körperlichen Realität als Schwangere und ihrer Beziehung zu ihrem Kindsvater stellen konnte. Es war, als bedürfe sie unausgesprochen von mir in der Mutter- bzw. Großmutterübertragung den Segen für ihre erwachsene Weiblichkeit und Prokreativität. Die Geburt verlief komplikationslos. Drei Tage später informierte sie mich telefonisch, dass sie ihren Sohn gesund zur Welt gebracht hatte.

Als das Baby acht Wochen alt war, kehrte sie zur Behandlung zurück, anfänglich mit dem Baby. Zu ihrem großen Kummer entwickelte es sich zu einem Schreibaby. Es schrie Tag und Nacht (außer in den Behandlungsstunden). Sie konnte es dann nicht trösten, und der kleine Sohn schlief nur unter großen Schwierigkeiten ein. Dies führte bei Frau E. erneut zu schweren Schuldgefühlen, zu Enttäuschung, verzweifelter Wut und Erschöpfungszuständen.

Die Situation änderte sich schlagartig nach der 407. Behandlungsstunde, an der das inzwischen 17 Wochen alte Baby nicht mehr teilnahm: Zu Beginn erzählte Frau E., dass sie am Vortag erstmals eine enge Freundin ihrer verstorbenen Mutter gebeten hatte, das Baby zu hüten, um auf Drängen ihres Mannes mit ihm erstmals wieder alleine abends ausgehen zu können. Unmittelbar anschließend assoziierte sie bedrückende Erinnerungen aus der Zeit ihrer Therapie als Jugendliche. Eine Tante hatte sich damals bereiterklärt, auf die Mutter aufzupassen, während Frau E. zu ihrer analytischen Therapeutin ging. Bei ihrer Rückkehr verließ die Tante immer voller Verachtung für Frau E. die Wohnung. Ich spürte, unter welchem Druck Frau E. jetzt in unserer Stunde stand, weil sie ihr Baby unter der Obhut ihres Mannes in ihrer Wohnung zurückgelassen hatte, um zu mir zu kommen. Dabei hörte ich Frau E. sagen, wie oft Gefühle aus der Vergangenheit doch in die Gegenwart einbrächen, um anschließend bitterlich zu weinen. Merkwürdigerweise analog dazu drängte sich mir dabei eine Episode wieder auf, die sie mir vor mehreren Monaten erzählt hatte: Vormittags hatte wie immer die Krankenschwester für die Mutter gesorgt. Es war Faschingszeit. Als Frau E. von der Schule zurückkam, hatte die Krankenschwester der Mutter viele kleine farbige Schleifen ins Haar gebunden.

Frau E. erinnerte mich hörbar daran, dass sie damals ihre Mutter als ihr gemeinsames Baby mit ihrem Vater erlebt hätte. Mir war, als würde die Gegenwart zumindest begrifflich die Vergangenheit verändern. Ich meinte zu Frau E., dass sie damals wirklich so etwas wie die Lebensgefährtin ihres Vaters gewesen sei und dass die Pflege ihrer Mutter, die so hilflos wie ein Baby war, ihr in der Jugend viele Entwicklungschancen und viel Lebensfreude verbaut hätte.

Frau E. erzählte mir dann weitere für mich neue Einzelheiten über den Verfall der Mutter, und plötzlich erzählte sie mir die Geschichte von den Faschingsschleifchen im Haar der Mutter, als vertraute sie mir dies zum ersten Mal an. Ich beantwortete dies damit, dass ich heute besser verstehen könnte als früher, warum sie sich so oft über ihre kindlich leise Stimme bei mir beklagt habe. Vermutlich habe sie begonnen so zu sprechen, als sie zärtlich versuchte, ihrer Mutter ein Gefühl von Sicherheit zu vermitteln, das sie selbst aus ihrer Kindheit unvergessen, aber nicht mehr erinnerbar kannte. Sie wollte damit wohl ihre Mutter trösten, beruhigen und aufmuntern. Frau E. entgegnete mir, dass ihr schreiendes Baby sie oft an den Todeskampf ihrer Mutter erinnere, das mache sie schier wahnsinnig. Sie sei oft so verzweifelt, dass sie sich kaum zurückhalten könne, ihr Baby nicht aus dem Fenster im vierten Stock zu schmeißen. Sie schluchzte herzzerreißend und unterschwellig wütend. Es sei doch ihre Schuld, dass ihr Baby ein Schreibaby sei. Wir wüssten doch, wie die Vergangenheit in die Gegenwart einbrechen kann.

Ich fühlte mich dringend gefordert, eine hilfreiche Deutung zu versuchen, und entschied mich innerlich, angesichts der mir archaisch erscheinenden Schuldgefühle von Frau E., die sich im Stundenverlauf abzeichnenden infantil-ödipalen und traumatisch-adoleszenten Tötungswünsche gegenüber der Mutter und auf mich in der Übertragung vorerst in mir unausgesprochen aufzuheben. Dabei war mir ohne das Bedürfnis nach Selbstenthüllung der Zugang zu meiner Deckerinnerung möglich, welche schlimme Wut ich selbst mit knapp drei Jahren auf meine Mutter gehabt hatte, als die Gestapo sie mir damals für drei Monate weggenommen hatte.

Nach einigem Stillhalten konnte ich sagen, dass ich das anders sehe: Ein Schreibaby zu haben, sei ein Trauma, das jeder Mutter, jedem Vater widerfahren könne. Aber tragischer Weise habe ihr eigenes, so lange währendes Trauma in der Adoleszenz ihr so viele Entwicklungsmöglichkeiten und Fähigkeiten zerschmettert. Das mache es ihr jetzt so schwer, unvoreingenommen ihr Baby selbst wahrzunehmen, anders als sie ihre Mutter wahrgenommen hatte. Stattdessen bringe das Schreien des Babys ihr aus der Vergangenheit ihre eigenen überschwemmenden Ängste und Gefühle zurück, als ihre Mutter mit dem Tod kämpfte. Die Mutter erscheine ihr rückblickend als so etwas wie ein Baby, aber ihrer todkranken Mutter konnte sie nicht helfen. Deshalb falle es ihr nun schwer, die Zeichen ihres wirklichen Babys, das ihr und ihrem Mann gehöre, mit seinem Lebensdrang richtig zu verstehen. Das Baby möchte unbedingt leben und kann Hilfe gebrauchen. Stattdessen missverstehe sie sein Schreien, als käme es von dem Menschen, den sie selbst von ihren Anfängen als Baby an geliebt und gehasst hatte. Deshalb wollte sie ja, was immer es sie auch gekostet haben mag, ihre Mutter am Leben erhalten. Und musste doch erleben, dass all ihre Anstrengungen nicht stark genug waren, den Todeskräften ihrer Mutter Einhalt zu bieten. So wie die in unserer Stunde bedeutsamen Faschingsschleifchen doch nicht die Wiederkehr des Lebens, sondern die Nähe des Todes ankündigten, die sie so grauenhaft fürchtete wie damals als Vorschulkind die sie nächtens verfolgenden bösen Augen.

Nach dieser Stunde konnte Frau E. ihrem kleinen Sohn besseren Halt geben. Er hörte auf, Tag und Nacht zu schreien, und nahm eine erfreuliche Entwicklung, wie auch Frau E. selbst, die ich beide lange zusammen beobachten konnte, wenn Frau E. – sichtlich stolz auf ihren charmanten und klugen Sohn – ihn gelegentlich später zu den Sitzungen mitbringen musste, weil der Babysitter nicht rechtzeitig gekommen war oder der Kindergarten geschlossen geblieben war.

Diskussion

Frau E.s Eintritt in die Pubertät mit 13 Jahren war im gesteigerten Maße traumatisch. Die tödliche Erkrankung einer Mutter und deren erschreckender Tod vor der möglichen, in der Reifungsmatrix intendierten Aufrichtung der eigenen Erwachsenenstruktur sind in sich selbst schon traumatisch für die noch abhängige Tochter. Dies führte zu einem frühpubertären Entwicklungszusammenbruch (Laufer/Laufer, 1986) und zur Verwerfung der eigenen erwachsenen Sexualität auch vor dem Hintergrund der Angst, der tödlich erkrankten Mutter magisch-omnipotent die Prokreativität geraubt zu haben. Dementsprechend blieb die reife weibliche Sexualität lange massiv schuldbeladen, bedrohlich und in vielfältig abgewehrten Formen agiert. Symptomatisch zeigte sich dies in den schweren depressiven Verstimmungen, Wutanfällen, Selbstverletzungen, in ihrer Suizidalität und in Rückgriff auf ihr frühes Beziehungstrauma in den psychosomatischen Beschwerden der Brechanfälle und häufigen Kopfschmerzen. Denn die traumatisierende Erkrankung der Mutter im Umfeld der Menarche zu Beginn der Pubertät von Frau E. hatte nachträglich auch ihre ursprünglich abgespaltenen, ihre damalige Selbstkohäsion und Selbstregulierung überfordernden mörderischen Affekte reaktiviert, die aus ihrem frühkindlichen Beziehungstrauma resultierten und die nun im Hier und Jetzt angesichts der fortgeschrittenen Entwicklung des Selbst und der Abwehrstruktur von Frau E. nach der Latenz aus der Abspaltung zurückkehrten. Symptomatisch hatten diese mörderischen Strebungen sich erstmals in der schweren infantilen Neurose mit den nächtlichen Ängsten des Kindes vor den in den paranoid verfolgenden Augen als kindliche Externalisierung schwerer archaischer Vergeltungsphantasien gezeigt. Auch die schwere Suchterkrankung der älteren Schwester, an der Frau E. noch lange (unter Verschiebung von den Gefühlen zur Mutter, sie heilen zu müssen) in der Therapie klammerte, legt die Vermutung nahe, dass die Mutter (schon transgenerational vermittelt) keine Sicherheit spendende, hinreichend gute mütterliche Haltung gegenüber ihren Töchtern hatte aufbringen können.

Die therapeutische Arbeit mit einer Frau im Alter von 16 bis 20 Jahren scheint ihr geholfen zu haben, ihren durch den frühpubertären Entwicklungszusammenbruch eingefrorenen adoleszenten Prozess wieder aufzutauen, teilweise die fehlenden Kontakte zu einer Gleichaltrigengruppe außerhalb des gymnasialen Vormittagsunterrichts zu kompensieren, die eine beginnende adoleszente Distanzierung von den primären Objekten unterstützen. Durch

den die Adoleszenz rekapitulierenden Entwicklungsprozess analogen psychotherapeutischen Prozess (Erdheim, 1993; Bründl, 1994) fand Frau E. Zugang
zum adoleszenten, latent gleichgeschlechtlichen ödipalen Konflikt, den sie
unter Abwehr und regressiv auf sadomasochistische Positionen in ihre Beziehung zu ihrem missbräuchlichen Liebhaber verschob, zu dem sie nach dem
Tod der Mutter einzog, um mit ihm im Schmerz ständiger Erinnerungsge-
gespräche die abwesende Mutter in Abwehr von Trauer innerlich als anwesend
zu halten (Green, 1993; Novick/Novick, 2012). Sicherlich half die Therapeutin der begabten Frau E., ihre Arbeitsfähigkeit aufrechtzuerhalten, sodass
sie das Abitur gut bewältigte und ein Universitätsstudium beginnen konnte.
Aber Frau E. konnte mit ihr nicht die Individuation von dem verinnerlichten,
gleichgeschlechtlichen präödipalen Elternteil (Blos, 1979) leisten, der innerlich passager einer erneuten Ermordung der Mutter gleichgekommen wäre.
Und deshalb konnte sie ihr Erwachsenenselbst nicht wirklich aufbauen. Die
kassenbedingte Beendigung der analytischen Jugendlichentherapie half para-
doxerweise Frau E., die Therapeutin zu verlassen, um innerlich den Verlust
der Mutter und ihre eigene Destruktivität nicht wirklich betrauern zu müssen,
sondern sie durch Verschiebung und Verleugnung abzuwehren.

Diese Blockierung echter Trauer macht mir rückblickend verständlich, warum in unserem Erstgespräch – unheimlich und bei ständig oszillierendem Rol-
lenwechsel im Feld von Übertragung und Gegenübertragung – die Differenzierung von Selbst und dem Gegenüber mit deren Identitäten, die Differenzierung
von Vergangenheit und Gegenwart immer wieder zusammenbrachen. Spürbar
war mir damals, dass Frau E. in der Annäherung an einen von der Reifungsmatrix geforderten Übergang in eine nachfolgende Phase im nicht linearen lebenslänglichen Entwicklungsprozess verzweifelt schmerzvoll die Wiederkehr
des Zusammenbruchs und des Absturzes in ein schwarzes depressives Loch
fürchtete. Nach dem stationären Klinikaufenthalt wegen ihrer Suizidgefähr-
dung – als Entsprechung zum frühpubertären Entwicklungszusammenbruch
nun in der therapeutischen Beziehung – gelang Frau E. im Verlauf der anschließenden dreistündigen Behandlung der Eintritt in das Erwachsenenalter
mit der Fähigkeit, eine intime befriedigende Beziehung zu einem außerfamiliären Liebes- und Hassobjekt sicher aufzunehmen und kompetent ihre beruflichen Verpflichtungen zu verfolgen.

Aber in der durch die Schwangerschaft und die Rückkehr der frühen Mut-
ter-Kind-Konstellation geforderten Transformation ihrer Identität als Mutter
(Bibring, 1959; Benedek, 1973) und Ehefrau kehrten mit voller Wucht die ma-
gisch-omnipotente Überzeugung an die Allmacht der Gedanken (schwanger
und zugleich nicht schwanger zu sein, die den Tod verleugnende Wiedergeburt
der Mutter in ihrem Baby) sowie schwere Schuldgefühle wegen archaischer
mörderischer Vergeltungswünsche zurück als Abwehr gegenüber reaktivierter

infantiler überflutender Hilflosigkeit und dem in der Zukunft bevorstehenden Ausgeliefertsein an die Geburt. So zeigte sich, dass der weiter wirksam gebliebene traumatische Prozess in Frau E. insbesondere in krisenhaften Übergängen den Übergangsraum in ihrer Innenwelt beschädigt, der ihr in nicht belasteten Phasen im Übergangsraum der Therapie zur Verfügung gestanden und geholfen hatte, innere und äußere Realität und die Dimensionen der Zeit zu differenzieren und gleichzeitig kreativ den gegenseitigen Austausch der getrennten Sphären emotional zu befördern.

In der geschilderten 407. Stunde um ihre Verzweiflung als Mutter eines Schreibabys entstand zwischen uns in einer unheimlichen Weise ein spielerischer und zugleich sehr ernster Dialog. Wahrscheinlich trug dazu bei, dass ich ihre destruktiven Impulse als heimlichen Pol ihrer Lebendigkeit (Kogan, 2002) in mir aushalten und lange habe aufheben können. Ohne das Bedürfnis zur Selbstenthüllung fand ich dabei wieder emotionalen Zugang zu meiner Deckerinnerung, wie schlimm wütend ich als Kind mit knapp drei Jahren auf meine Mutter war, nachdem sie die Gestapo in meiner Gegenwart verhaftet hatte, sie aber erst – wie durch ein Wunder – nach drei Monaten zurückkam. In diesem Dialog griffen wir geteilte, aber jeweils unterschiedlich voneinander sich einstellende Erinnerungen aus weit zurückliegenden Vergangenheiten, aus der Geschichte unserer analytischen Arbeit, aus der unmittelbaren Stunde und mit Antizipationen für die Zukunft, innere und äußere Realität so auf, dass Frau E. sich verstanden und in einer neuen Weise gehalten fühlte. In Ko-Konstruktion, die auf empfundene Momente erlebten Eins-Seins (Cohen, 2009) aufbaute, konnte das Unvergessene, aber nicht Erinnerbare gedacht, repräsentiert bzw. mentalisiert (Fonagy/Target, 1996) werden. Dabei verwandelten sich archaische Strebungen nach Zerstörung und Vergeltung durch das Überwiegen libidinöser Kräfte in unserer dialogischen Beziehung bedeutungsvoll in Lebensbejahung. Durch meine Resonanz fand Frau E. Zugang zu einem geteilten und gleichzeitig gegeneinander abgegrenzten Seelenraum, dessen erinnernde und nicht verleugnende, die Tatsächlichkeit bezeugende und die Menschenwürde anerkennende Haltung von ihr verinnerlicht werden konnte (Fonagy/Target, 1994). Erst dann konnte Frau E. selbst die Ablösung von der Vergangenheit und von ihrer frühen inneren Mutter als einen weiteren Verlustvorgang ertragen, der nur mittels verinnerlichender Trauerprozesse, wenn auch nicht auf Dauer, doch für eine gute Weile aufgelöst werden kann.

Ohne das Trauma während der analytischen Behandlung wären wahrscheinlich tiefe Schichten des Konflikts und der Defizite unbearbeitet geblieben. 1992 wies Maria Bergmann darauf hin, »dass nur bestimmte unbewusste Themen in der Analyse auftauchen, während andere verdeckt bleiben. Wenn sich jedoch die ›zu erwartende Umwelt‹ radikal verändert, werden im Unbewussten neue Veränderungen zugänglich« (Bergmann, 1992: 162). Dem möchte ich hinzufügen, dass nicht nur radikale Veränderungen in der Umwelt (etwa bei Migranten), sondern auch sehr belastende Identitätstransformationen unserer Patienten bislang Unvergessenes, aber Nichterinnerbares benennbar und integrierbar machen können, wenn die Schmerzen unserer Patienten in uns Therapeuten lebendigen Widerhall finden.

Die Arbeit mit Frau E. verdeutlichte mir auch, dass in jedem kreativen Akt, in jeder Geburt und bei jeder neuen Liebe nicht nur das Wiederfinden von Altem stattfindet (S. Freud, 1938), sondern dass sich in solchen Neuanfängen zugleich Liebe und Trauer über den Verlust durchdringen (Bergmann, 1987).

Bezeichnenderweise konnte Frau E. sich endgültig vor nun über 20 Jahren nach gut zehn Jahren Therapie mit mir und von mir verabschieden, nachdem ihre kleine Tochter nach einer guten präödipalen Entwicklung in die ödipale Entwicklungsphase und in den Kindergarten eingetreten war und ihr Sohn als deutliches Latenzkind die erste Klasse der Grundschule besuchte. Da ich seitdem nicht mehr von ihr gehört habe, darf ich annehmen, dass ihre zurückliegenden adoleszenten Krisen weder in ihrem Eheleben noch im adoleszenten Leben ihrer Kinder sich mit unüberwindbaren Schwierigkeiten wieder angemeldet haben.

Literatur

Abrams, S./Neubauer, P. B./Solnit, A. J. (1999): Coordinating the Developmental and Psychoanalytic Processes. Three Case Reports – Introduction. *Psych.Stud. Child*, 54: 19–24.

Baradon, T. (Hrsg.) (2010): *Relational Trauma*. London (Routledge).

Benedek, T. (1973): Parenthood as a developmental phase. *Psychoanalytic Investigations*: 378–407.

Bergmann, M. S. (1987): The Anatomy of Loving. The story of man's quest to know what love is. New York (Columbia UP).

Bergmann, M. V. (1992): An infantile trauma: a trauma during analysis and their connection. *Int. J. Psycho-Anal.*, 73: 447–454.

Berna, J. (1996): Zur Psychotherapie eines schweigsamen Jugendlichen. *Zs. Psychoanal. Theorie u. Praxis*, 6: 420–430.

Bibring, G. L. (1959): Some Considerations of the Psychological Processes in Pregnancy. *Pschoanal. Stud. Child*, XIV: 113–121.

Blos, P. (1979): *The Adolescent Passage. Developmental Issues*. New York (International UP).

Bründl, P. (1994): Überlegungen zur Entwicklung des Geschichtsempfindens. In: Pedrina, F. et al. (Hrsg.): *Spielräume. Begegnungen zwischen Kinder- und Erwachsenenanalyse*. Tübingen (edition diskord): 113–141.

Bründl, P. (2005): Trauma, Adoleszenz, symbolisierende Verwandlung und Elternschaft. *arbeitshefte kinderpsychoanalyse*, 35: 77–98.

Bründl, P. (2010): Die Beendigungsphase in der analytischen Psychotherapie von Jugendlichen und die Fähigkeit mit sich selbst allein zu sein. In: Hauser, S./ Schambeck, F. (Hrsg.): *Übergangsraum Adoleszenz. Entwicklung, Dynamik und Behandlungstechnik Jugendlicher und junger Erwachsener.* Frankfurt a. M. (Brandes & Apsel): 155–171.

Cohen, Y. (2009): Das Erleben von Eins – Sein – ein wesentliches Moment in der Behandlung von Borderline-Kiundern. *arbeitshefte kinderpsychoanalyse*, 42: 73–94.

Cohen, Y. (2014): Wie sieht der Jugendliche die Welt? In: Cohen, Y.: *Das traumatisierte Kind. Psychoanalytische Therapie im Kinderheim.* Hrsg. v. S. Drews/ M. Endres. Frankfurt a. M. (Brandes & Apsel): 219–229.

Colarusso, C./Nemiroff, A. (1979): Some observations and hypotheses about the psychoanalytic theory of adult development. *Int. J. Psych-Anal*, 60: 59–71.

Colarusso, C. (1988): The Development of Time Sense in Adolescence. *Psych. Stud. Child*, 43: 179–197.

Colarusso, C. (1990): The Third Individuation. The Effect of Biological Parenthood on Separation – Individuation Processes in Adulthood. *Psych. Stud. Child*, 45: 179–194.

Erdheim, M. (1993): Psychoanalyse, Adoleszenz und Nachträglichkeit. *Psyche – Z Psychanal*, 47: 35–48.

Fischer, G./Riedesser, P. (1998): *Lehrbuch der Traumatologie.* München (UTB).

Fonagy, P./Target, M. (1994): Understanding the compulsion to repeat. A clinical exploration. *The Bulletin of the Anna Freud Centre*, 17: 33–55.

Fonagy, P./Target, M. (1996): Playing with Reality I. *Intern. J. Psycho-Anal*, 77: 217–233.

Freud, A. (1936): Das Ich und die Abwehrmechanismen. In: *Schriften der Anna Freud, Bd. I.* München (Kindler).

Freud, A. (1965): Wege und Irrwege in der Kinderentwicklung. In: *Schriften der Anna Freud, Bd. VIII.* München (Kindler).

Freud, A. (1969): Pubertät als Entwicklungsstörung. In: *Schriften der Anna Freud, Bd. IX.* München (Kindler): 2399–2406.

Freud, S. (1895): Entwurf einer Psychologie. *GW Nachtragsband.* Frankfurt a. M. (S. Fischer): 375–477.

Freud, S. (1905): Drei Abhandlungen zur Sexualtheorie. *GW V.* Frankfurt a. M. (S. Fischer): 27–145.

Freud, S. (1938): Die Endliche und Unendliche Analyse. *GW XVI.* Frankfurt a. M. (S. Fischer): 59–99.

Green, A. (1993): Die tote Mutter. *Psyche – Z Psychoanal*, 47: 205–240.

Heimann, P.(1959): Bemerkungen zur Sublimierung. In: *Psyche – Z Psychoanal*, 13: 397–414.

Holderegger, H. (1999): *Der Umgang mit dem Trauma*. Stuttgart (Klett-Cotta).

Hurry, A. (1998): Psychoanalysis and Developmental Psychotherapy, London. [Dt.: Hurry, A. (2002): *Psychoanalyse und Entwicklungsförderung von Kindern*. Frankfurt a. M. (Brandes & Apsel), 2. Aufl. 2011.]

Jacobson, E. (1964): *The Self and the Object World*. New York (International Universities Press). [Dt.: (1973): *Das Selbst und die Welt der Objekte*. Frankfurt a. M. (Suhrkamp).

Khan, M. M. R. (1963): The Concept of Cumulative Trauma. *Psych. Stud. Child*, 18: 286–306.

King, V. (2002): *Die Entstehung des Neuen in der Adoleszenz, Individuation, Generativität und Geschlecht in der postmodernen Gesellschaft*. Opladen (Springer).

Kogan, I. (2002): Enactments in the lives and treatment of Holocaust survivors offsprings. *Psychoanal. Quaterly*: 251–273.

Ladame, F. (2012): Das adoleszente Drama von Leben und Tod. Bedeutungen der Suizidalität im Jugendalter. In: Bründl, P./King, V. (Hrsg.): *Adoleszenz: gelingende und misslingende Transformationen*. Jahrbuch der Kinder- und Jugendlichen-Psychoanalyse, Bd. 1. Frankfurt a. M. (Brandes & Apsel): 123–138.

Laufer, M./Laufer, M. E. (1986): *Adolescence and Developmental Breakdown*. New Haven (Karnac). [Dt.: Laufer, M./Laufer, M. E. (1989): *Adoleszenz und Entwicklungskrise*. Stuttgart (Klett-Cotta).]

Leuzinger-Bohleber, M./Canestri, J./Target, M. (Hrsg.) (2009): *Frühe Entwicklung und ihre Störungen. Klinische, kozeptuelle und empirische psychoanalytische Forsung. Kontroversen zu Frühprävention, Resilienz und ADHS*. Frankfurt a. M. (Brandes & Apsel).

Loewald, H. W. (1980): *Aufsätze aus den Jahren 1951–1979*. Stuttgart (Klett-Cotta).

da Masi, F. (2014): Das Unbewusste. Vergleichende Perspektiven in der klinischen Arbeit mit Neurose-, Borderline- und Psychosepatienten. *Forum d. PA*, 30: 241–255.

Novick, J./Novick, K. K. (2002): Parent work in analysis (Part II & IV). *J. Infant, Child, and Adolescent Psychotherapy*, 2: 1–27, 43–55.

Novick J./Novick, K. K. (2005): Working with parents makes therapy work. Lanham, Md. [Dt.: Novick J./Novick, K. K. (2009): *Elternarbeit in der Kinderpsychoanalyse. Klinik und Theorie*. Frankfurt a. M. (Brandes & Apsel).]

Novick J./Novick, K. K. (2008): *The dynamic interaction of transformation of parental and adolescent defenses; the importance of parent work concurrent with adolescent analysis*. Workshop presented at the Annual Meeting of the Association for Child Psychoanalysis, St. Louis.

Novick, J./Novick, K. K. (2012): Transformationen im Jugendalter und in der Psychoanalyse der Adoleszenz. In: Bründl, P./King, V. (Hrsg.): *Adoleszenz: gelingende und misslingende Transformationen*. Jahrbuch der Kinder- und Jugendlichen-Psychoanalyse, Bd. 1. Frankfurt a. M. (Brandes & Apsel): 231–246.

Oliner, M. (2015): *Psychische Realität im Kontext. Reflexionen über Trauma, Psychoanalyse und die persönlische Geschichte.* Frankfurt a. M. (Brandes & Apsel). [Engl.: Oliner, M. (2012): *Psychic Reality in Context. Perspectives on Psychoanalysis, Personal History and Trauma*; London (Karnac).]

Shengold, L. (1989): *Soul Murder.* New Haven. [Dt.: Shengold, L. (1995): *Soul Murder. Seelenmord – die Auswirkungen von Mißbrauch und vernachlässigung in der Kindheit.* Frankfurt a. M. (Brandes & Apsel), 2. Aufl. 2006.]

Shengold, L. (2015): *The Promise – Who is in charge of Time and Space?* London.

Stern, D. N. (2010): *Forms of Vitality.* Oxford (Oxford University Press). [Dt.: Stern, D. N. (2011): *Ausdrucksformen der Vitalität.* Frankfurt a. M. (Brandes & Apsel).]

Stern, D. N. et al (The Boston Change process Study Group) (2012): *Veränderungsprozesse. Ein integratives Paradigma.* Frankfurt a. M. (Brandes & Apsel).

Winnicott, D. W. (1953): Transitional objects and transitional phenomina. *Int. J. Psycho-Anal.*, 34: 300–319.

Winnicott, D. W. (1971): Die Fähigkeit zum Alleinsein. In: Winnicott, D. W.: *Reifungsprozesse und Fördernde Umwelt.* München (Kindler): 36–48.

Winnicott, D. W. (1971): *Vom Spiel zur Kreativität.* Stuttgart (Klett-Cotta).

Begleitung der psychoanalytischen Behandlung Spätjugendlicher

Kerry Kelly Novick / Jack Novick

Begleitende Elternarbeit während der psychotherapeutischen Behandlung Jugendlicher[1]

In seinem Editorial zum Band 2011 des *Journal of the American Academy of Child and Adolescent Psychiatry* führt David Reiss wichtige Studien auf, die die Interdependenz der Pathologien von Kindern und Eltern deutlich machen. Ausgehend von seiner Zusammenfassung der Forschung fordert er

> [...] eine bessere Integration der Einrichtungen für die seelische Gesundheit von Kindern und von Erwachsenen. Idealerweise sind zwei Ebenen der Integration vorstellbar. Als erstes sollte die Eltern-Kind-Dyade als Ganzes Gegenstand der Evaluierung sein und in einer zweiten, noch komplexeren Integration sollten Eltern und Kinder als Ganzes gemeinsam behandelt werden (ebd.: 432f.).

Schon 100 Jahre früher erklärte Freud (1911), dass es die Bedingung einer guten Entwicklung des Kindes ist, dass seine Mutter fürsorglich auf das Kind bezogen ist. Viele Jahre später erklärte Winnicott, dass es so etwas wie ein Baby nicht gäbe, es gäbe nur eine Mutter und ein Baby. In dem Zeitraum, der zwischen diesen beiden Feststellungen von Psychoanalytikern liegt, und in den Zeiten danach ist die Rolle der begleitenden Elternarbeit während der dynamischen Behandlung von Kindern und Jugendlichen vernachlässigt worden. Yanof nennt in seiner Besprechung unseres Buches *Working With Parents Makes Therapy Work* (2005, dt.: *Elternarbeit in der Kinderpsychoanalyse*, 2009) »ein Thema, über das in der Psychoanalyse kaum publiziert wurde, obwohl es uns in den Behandlungen von Kindern in der Regel ständig begegnet« (2005: 206).

Seit 1990 erarbeiten wir ein sich entwickelndes Model der Elternarbeit und haben unsere Ansichten in einem Buch (2005) und in nachfolgenden Artikeln und Vorträgen (2008, 2009, 2011) zusammengefasst. Die Elternarbeit erweist sich in diesem Model zu Recht als substanziell. Es setzt das ganze Spektrum der psychoanalytischen Deutungstechnik ein. Die Weiterentwicklung des Kindes über die Behandlungsphasen hinweg beeinflusst die Elternarbeit und wird dynamisch davon ihrerseits beeinflusst. Die Vorwärtsentwicklung des Kindes kann ähnlich einen tief reichenden Einfluss auf die Konsolidierung der Eltern als Eltern nehmen.

---

[1]   Aus: *Psychoanalytic Study of the Child* (2012). Mit freundlicher Genehmigung der Autoren.

Warum begleitende Elternarbeit
bei Kindern und Adoleszenten?

Die Elternarbeit hat ganz pragmatische Gründe. An ihr lässt sich zeigen, dass es Menschen hilft, eine Therapie zu beginnen, an ihr mit der notwendigen Arbeit festzuhalten und sie zum richtigen Zeitpunkt so zu beenden, dass die Früchte der Arbeit erhalten bleiben (Novick/Novick, 2005).

Hinzu kommen folgende weitere Gründe:

– Die Kinder leben weiterhin in ihrer familiären Umwelt und werden dorthin auch zurückkommen; die erzielten Fortschritte durch die Behandlung bleiben gut gesichert, wenn sich auch die Familie verändert hat.
– Die Elternschaft ist eine Entwicklungsphase, d. h. das entsprechende Wachstum der Eltern unterstützt die Veränderungen im Kind; die elterliche Pathologie wirkt zerstörerisch auf die in der Behandlung erzielten Fortschritte.
– Die Eltern machen einen Großteil der kindlichen Welt aus, manchmal den besten Teil (Furman, 1995). Sie haben auch Anteil an den Schwierigkeiten des Kindes, entweder als deren primäre Ursache oder sekundär, weil sie von den Auswirkungen der Schwierigkeiten beeinflusst werden.
– Eltern entwickeln in Bezug auf die jeweilige Behandlungsphase spezifische Ängste. Diese können die Fortführung und die Beendigung der Behandlung beeinflussen.

Im letzten Jahrzehnt wurde die der begleitenden Elternarbeit zugrunde liegende Idee während der Behandlung von Kindern zunehmend akzeptiert. Tatsächlich sprechen viele Kinderanalytiker inzwischen viel freier darüber, was sie immer schon gemacht haben. Mit Ausnahme der orthodoxen Kleinianer haben die Kinderanalytiker stets auf die eine oder andere Weise mit den Eltern ihrer Kinderpatienten gesprochen. Aktuelle Falldarstellungen von Kinderbehandlungen beziehen zunehmend die Beschreibung der Elternarbeit mit ein. Unabhängig von der jeweiligen Behandlungstechnik wird über die begleitende Elternarbeit bei Kleinkindern, Vorschulkindern und Grundschulkindern viel selbstverständlicher gesprochen.

Dagegen ist die Frage, ob und wie begleitende Elternarbeit während der Behandlung von Adoleszenten durchgeführt werden soll, kontrovers, stößt auf Konflikte und Widerstände. Fragwürdig scheint, wie dann die Schweigepflicht aufrechterhalten werden kann, und dies führt zu der umfasseneren Fragestellung nach der Konzeption von Entwicklungszielen in der Phase der Adoleszenz. Wir haben auf die weit aus der Vergangenheit herüberreichende psychoanalytische Beschreibung von der Unanalysierbarkeit der Adoleszenten aufmerksam gemacht, auf die hohe Zahl der vorzeitigen Beendigungen in den Behandlungen von Adoleszenten und auf den ständigen Wechsel der Fachkräfte in stationären und ambulanten Einrichtungen für Jugendliche (Novick/ Novick, 2009). Unserer Ansicht nach erhöhen sich die Erfolgsrate und die Beschäftigungsdauer der Therapeuten von Adoleszenten, wenn das Aufgabenfeld erweitert und die begleitende Elternarbeit in die Behandlung von Jugendlichen substanziell integriert wird.

Welche Annahmen liegen unserem Modell zugrunde?

- Elternschaft ist eine normale Entwicklungsphase mit ihren Subphasen, die dynamisch durch die Interaktionen mit den Kindern beeinflusst wird (Benedek, 1959).
- Eltern und Kinder interagieren lebenslänglich in komplexer Weise.
- Wachstum geschieht in sequenziellen Transformationen in Kindern, Eltern und in ihren Beziehungen zueinander.
- Entwicklung bezieht epigenetisch die Interaktionen auf allen Komplexitätsebenen ein, aber hauptsächlich im Kontext der lebenslänglichen Interaktionen zwischen dem Kind und seinen Eltern.
- Der »Zuwachs an Selbstregulierung ist der Grundpfeiler in der frühen kindlichen Entwicklung über alle Verhaltensbereiche hinweg« (National Research Council and Institute of Medicine, 2000: 3).
- Die Modalitäten der Selbstregulierung lassen sich durch die beiden Systeme beschreiben, die wir das »offene« und das »geschlossene System« nennen.
- Die Behandlungen von Kindern verfolgen zwei Ziele:
  • Wiederaufnahme der progressiven Entwicklung im Kind (A. Freud, 1959).
  • Wiederherstellung der Eltern-Kind-Beziehung als einer lebenslänglichen beidseitigen Resource.
- Für den Verlauf der Elternarbeit ist das Arbeitsbündnis der konzeptuelle Bezugsrahmen; sie vollzieht sich im offenen System der Selbstregulierung.
- Das Einfühlungsvermögen verbessert sich, wenn Anforderungen des Arbeitsbündnisses erfüllt werden können.

Diese Annahmen gelten unserer Meinung gleichermaßen für die Arbeit mit Adoleszenten und ihren Eltern. Wir mussten feststellen (DeVito/Novick/ Novick, 1994, 2000), dass die meisten psychoanalytischen Kliniker und Theoretiker streng an der Vorstellung festhalten, das Ziel der Adoleszenz sei Trennung, dass der normale Jugendliche um seines Trennungsprozesses willen vor seinen Eltern seine Wünsche und Aktivitäten geheim halten muss, dass Jugendliche für das unvermeidliche Aufeinanderprallen der Generationen aufgrund des normalen »Bedürfnisses gegen Autoritäten zu rebellieren« Verbündete brauchen. Diese Ansichten waren sowohl in der Ausbildung zur KinderanalytikerIn als auch im Blick der Gesellschaft auf die Adoleszenz axiomatisch, sie beeinflussten die Wahl der Behandlungstechnik bei der Durchführung von Jugendlichentherapien. Mit diesen Standardvorstellungen von der Entwicklung im Jugendalter galten Einmischungen der Eltern und die Unfähigkeit der jungen Person, sich zu trennen, als die hauptsächlichen Hindernisse für Behandlung und Wachstum von Adoleszenten. Deshalb überweisen viele Analytiker während ihrer Arbeit mit den Jugendlichen deren Eltern in der Regel an einen anderen Kliniker.

Wir sehen die Adoleszenz anders. Die wichtigsten Entwicklungsaufgaben gleichermaßen für Eltern und deren Tochter/Sohn sind unserer Ansicht nach, die Transformationen im Selbst und in der Beziehung zuzulassen im Kontext von Getrenntheit, aber insbesondere nicht körperlich-räumlich gemeinter Trennung (Novick/Novick, 2005, 2009, 2011). Für die jungen Menschen und ihre Eltern, die für sie sorgen, ist die Adoleszenz eine vielschichtige Herausforderung. Wenn die Jugendlichentherapeuten sich grundlegend darauf beziehen, dass das Jugendalter auf Transformation zielt, wird das Nebeneinander von Arbeit mit den Eltern und dem Jugendlichen allen Beteiligten zu einem neuen Beziehungsniveau verhelfen. Wenn Eltern sich nicht in analoger Weise verändern, wird es für den Jugendlichen doppelt schwer, ins Erwachsenenalter fortzuschreiten.

Wir betonen aber, dass im Zentrum der Behandlung unserer Ansicht nach die Einzeltherapie des Jugendlichen steht. Welcher theoretischen Orientierung oder behandlungstechnischen Theorie der Therapeut auch angehört, der Jugendliche wächst und verändert sich eben in der Einzelbehandlung. Die begleitende Elternarbeit unterstützt und erleichtert diese Bemühungen, ersetzt sie aber nicht. Wir berichten deshalb im Folgenden über fünf Spätadoleszente, vier junge Männer und eine junge Frau: wie sie und ihre Eltern den Übergang von der Spätadoleszenz ins junge Erwachsenenalter verhandelt haben. Dabei liegt der Fokus auf der Interaktion zwischen Elternarbeit und Einzelbehandlung des Jugendlichen.

Keine Behandlung kann und soll einer anderen gleichen. Unser Modell ist kein Rezept und versucht auch nicht, Regeln für die Durchführung von Analysen aufzustellen. Manche Jugendliche weigern sich dagegen, dass auch ihre Eltern kommen, manche Eltern beteiligen sich überhaupt nicht, andere greifen höchst subtil-manipulierend in das Leben ihrer Kinder ein, bedingt durch ihr Studium, ihre Arbeitsstelle oder ihren Militärdienst leben die jungen Leute zuweilen notwendigerweise weit entfernt von ihren Eltern, andauernde Scheidungsprobleme oder Pathologien können die Zusammenarbeit erschweren, der Tod oder eine Krankheit können die Eltern unerreichbar machen.

Trotzdem erscheint es uns jenseits eines pragmatischen und spezifischen Behandlungsplans zentral, dass der Analytiker im therapeutischen Raum die Eltern-Kind-Beziehung innerlich aufrechterhält. Mit dieser Arbeit postulieren wir, dass in der Jugendlichentherapie viel mehr schneller und tiefer erreicht werden kann, wenn der Analytiker bei allen Aspekten des therapeutischen Vorgehens diese Dimensionen mit einbezieht. Die Psychoanalyse ist die einzige Gesamtpsychologie, die die Komplexität der Individuen und ihrer Familien erfasst. Als solche generiert sie multimodale Behandlungstechniken. Mit unserem Bemühen, die begleitende Elternarbeit zu erkunden, erweitern wir das Behandlungsspektrum für den Therapeuten, zumal die Behandlung darauf zielt, dass der Jugendliche seine Kräfte zur Bewältigung und zur Anpassung steigern kann.

Erfahrungsgemäß ist eine zusammenfassende bildliche Darstellung der Gedanken hilfreich. Deshalb geben wir hier die Tabelle »Elternarbeit in den Phasen der Kinder- und Jugendlichentherapie« wieder. Sie listet auf, welche Aufgaben im Behandlungsbündnis anstehen, welche Gefühle und Ängste der Eltern dabei wach werden, welche Abwehrstrategien und Widerstände dabei auftreten können und wie der Therapeut dabei intervenieren kann.

Elternarbeit in den Phasen der Kinder- und Jugendlichentherapie

	Evaluation	Beginn	Mittlere Phase	Vorbereitung auf Beendigung	Beendigung
Bündnis-aufgaben der Eltern	– Mitwirkung an Veränderungen	– Zulassen, dass das Kind mit einem anderen Erwachsenen zusammen ist	– Zulassen von psychischer Getrenntheit, Individuation, Autonomie	– Freude an der Weiterentwicklung und Validierung des Erreichten	– Anerkennung der Trauer des Kindes – Internalisierung der Beziehung zum Analytiker
Affekte/ Ängste der Eltern	– Schuldgefühle, Hilflosigkeit – Gefühl zu versagen, Demütigung – Hass auf das Kind – Angst vor Feindseligkeit und/oder Bloßstellung – Angst, ausgeschlossen zu werden	– Angst, das Kind/seine Liebe zu verlieren – Schuldgefühle, weil authentische Liebesbeziehung fehlt	– Angst, verlassen zu werden – Angst vor Einsamkeit – Angst vor Liebesverlust – Angst vor Angriffen des Kindes auf die Persönlichkeit von Mutter/Vater	– Angst, verlassen/nicht gebraucht zu werden – Übertragungsangst, vom Analytiker abgeschoben zu werden	– Angst vor Traurigkeit, Liebe und Verlust – Angst vor der Reaktivierung von Kernkonflikten
Widerstände/ Abwehr-mechanismen der Eltern	– Externalisierung und Zuschreibung von Schuld an das Kind – Einfordern sofortiger Besserung	– Verschiedene Arten der Externalisierung	– Rückzug vom Kind – Schutz der Charakterabwehr und des Über-Ichs – Widerstand gegen Reaktivierung und potenzielle Revision der Vergangenheit	– Verfrühte Beendigung – Umkehrung der Passivität in Aktivität	– Vermeidung – Verfrühte Beendigung oder Rückzug
Techniken, Interventionen und Ziele des Therapeuten	– Den Eltern helfen, ihr Kind als einzigartiges Wesen zu sehen – Deuten sadomasochistischer Beziehungen	– Anerkennung des Wunsches, eine gute Mutter / ein guter Vater zu sein – Ein möglichst großer Teil der Arbeit sollte durch die Eltern erfolgen – Zugang zu primärer Elternliebe – Vertragsvereinbarungen – Unterscheidung zwischen Privatsphäre und Heimlichtuerei – Dem Drängen auf baldigen Therapiebeginn standhalten	– Konsolidierung der Stärken der Eltern – Deuten früher Ursachen der Gleichsetzung von Separation mit Verlust oder Tod – Bekräftigung der Vorstellung, dass Weiterentwicklung nicht gleichbedeutend mit Verlust ist – Unterstützung der Realitätsprüfung führt zur Wiedergutmachung	– Ein schlechter Abschied darf nicht als normale Entwicklung rationalisiert werden – Anerkennung des Bedürfnisses, das Abschiednehmen zu erlernen – Unterstützung von Veränderung	– Anerkennung der tiefen Bindung zwischen Eltern und Therapeut – Elternarbeit bis zum Ende der Therapie

Von der Evaluierung und dem Behandlungsvorschlag bis zum Beginn der Behandlung – Kevin

Die Evaluierung erscheint uns als eine entscheidende Phase in der Arbeit mit der Familie. Es gilt, die Welt des möglichen Patienten und seiner Eltern zu erfassen. Der Analytiker arbeitet daran, verschiedene seelische Transformationen anzustoßen. Indem er die Umstellungsfähigkeit der Eltern erkundet, Stärken, aber auch Widerstände und seelische Störungen ausfindig macht, baut er das Arbeitsbündnis auf. Dabei werden der Plan und die Bedingungen der möglichen Behandlung verständlich niedergelegt. All das braucht von Familie zu Familie unterschiedlich viel Zeit.

Kevins Mutter bat telefonisch um einen Termin für ihren 19-jährigen Sohn. Sie meinte, Kevin sei nicht an einer Therapie interessiert, weil er überzeugt sei, das eigentliche Problem sei sein Vater, der Vater müsste in Therapie gehen. Auch ihrer Meinung nach hätte ihr Ehemann große Probleme. Aber tatsächlich kämpfte Kevin mit ernsthaften Schwierigkeiten. Er sei nur auf Probe zum Studium zugelassen und sehr depressiv. Die beiden medikamentösen Behandlungen mit Antidepressiva hätten anscheinend nichts gebracht. Ein ganzes Jahr lang habe Kevin nicht mit seinem Vater gesprochen.

Sie war von weit her in die Universitätsstadt gekommen, um Kevin beim Umzug zu helfen, denn er hatte in seinem Studentenheim auf dem Campus gekündigt. Dürfte ihr Sohn mich anrufen, wenn er ihren Vorschlag annähme? Sie glaube aber, dass er sich wohl weigern würde. Ich schlug ihr vor, zunächst selbst mit mir einen Gesprächstermin auszumachen. Bei diesem Termin berichtete sie einiges aus der Geschichte der beiden elterlichen Herkunftsfamilien und vertrat die Hypothese, Kevins Schwierigkeiten gingen darauf zurück, dass sein Vater in Kevins Frühadoleszenz seine Arbeit verloren hatte. Wie sie über den Aufruhr und die Streitereien in der Familienfirma wegen der Rolle des Vaters berichtete, wurde klar, dass jeder in der Familie weiterhin davon betroffen war. Die Mutter war deshalb schwer traurig und frustriert. Ich bezeichnete dies anschließend als ein Familientrauma, um ihr einen Weg zu zeigen, wie sie mit Kevin darüber so sprechen könnte, dass er mich aufsuchen würde.

Anstatt Kevin zu sagen, er brauche Therapie, schlug ich ihr vor zu sagen, dass sie mit mir über den Verlust der Arbeit gesprochen habe, wie zornig der Vater darüber wurde und er sich dann zurückgezogen habe, welche Wirkung dies auf alle gehabt habe. Sie dürfte ihm sagen, dass ich es als ein Trauma bezeichnet hätte. Alle Familienmitglieder bräuchten es, darüber zu sprechen. Ihr hätte es geholfen, mit mir darüber zu sprechen, vielleicht könnte das auch Kevin helfen.

Noch am gleichen Nachmittag rief Kevin an. In den darauf folgenden Tagen sah ich ihn mehrmals. Zunächst ließ er Dampf ab, weil sein Vater kontrollierend und abwertend sei und ihn beschäme. Er habe keinen Respekt mehr vor seinem Vater und wolle auch nicht mehr mit ihm reden. Ich bemerkte dazu, nachdem ich gehört habe, was seine Mutter und er mir erzählt haben, könnte ich verstehen, warum er so enttäuscht und wütend sei. Ich frage mich aber, warum er so viele Schwierigkeiten beim Studium und mit seinen Freunden habe, wenn doch das Problem ausschließlich der Vater sei. Kevin meinte, das sei die Schuld des Vaters, denn vorher hätte er sich nie so gefühlt wie jetzt. Er erzählte von seinen akademischen Problemen, von seiner Isoliertheit und von der Entfremdung von seinen Kumpeln. Er hätte Sorge, sie könnten ihn seltsam finden, möglicherweise sogar gaga.

Das klinge ja danach, als schade er sich selbst, um es seinem Vater heimzuzahlen. Ich stützte mich auf sein Interesse an der Nahostpolitik und meinte, er sei so etwas wie ein Selbstmordattentäter, der sich selbst zerstört, um den Feind anzugreifen. Kevin fühlte sich ganz betroffen von diesem Vergleich. Ich ergänzte, dass das Selbstmordattentat die Waffe der Hilflosen sei. Ob sich Kevin auch hilflos fühle? Ob er daran interessiert sei, andere Möglichkeiten der Wirkmächtigkeit herauszufinden?

Wir trafen uns wieder in der darauf folgenden Woche und sprachen darüber, wie er die Kraft finden könnte, angemessene Lösungen zu erkunden und ohne Medikamente zurechtzukommen. Ich führte das Bild von den seelischen Muskeln ein. Kevin war davon so betroffen, dass er seine Mutter anrief und ihr sagte, wie hilfreich er den Vergleich fände, den wir gemeinsam erarbeitet hätten. Sie rief mich an, um mir mitzuteilen, wie sehr Kevins Engagement sie ermutige – seit Jahren hätte sie ihn nicht mehr so positiv sprechen hören. Das gab mir die Möglichkeit, ihr zu sagen, das Kevin und ich darüber im Gespräch seien, wie die medikamentöse Behandlung zu beenden sei.

Kevins Mutter fing an, von Therapie zu sprechen. Ich stimmte zu; dies schien nun realistisch eine Möglichkeit zu sein. Ich würde mit Kevin darüber sprechen. Aber der Behandlungsplan könne erst dann zustande kommen, nachdem ich mit ihr und ihrem Mann über die zweifache Zielsetzung der Behandlung und die Bedingungen unserer Zusammenarbeit gesprochen hätte. Ich erklärte, durch die Behandlung sollte Kevin wieder befähigt werden, sich für progressive Lösungen zu entscheiden; dies schließe Anstrengungen zur Verbesserung der Eltern-Kind-Beziehung mit ein. Ich bat sie, dies ihrem Mann zu vermitteln und ihm mitzuteilen, dass ich gerne bald mit ihm sprechen würde.

Ich besprach mit Kevin, wie wir eine Analyse mit vier Wochenstunden angehen könnten. Unser besonderes Ziel sei, seine Stärken zu entdecken, darauf aufzubauen und an der Transformation seiner Beziehung zu seinen Eltern zu arbeiten. Ich erklärte ihm, dass in seine Behandlung, welcher Art auch immer, auch seine Eltern einbezogen sein müssten. Er hatte nichts dagegen. Kevin wollte, dass ich mit seinem Vater sprechen sollte, weil er immer noch überzeugt davon war, dass alle Schwierigkeiten auf den Vater zurückgingen. Kevin wollte für sich Behandlung und hielt zugleich an dem Wunsch fest, ich solle auch seinen Vater behandeln und verändern.

Obwohl Kevin wegen der Schweigepflicht unbesorgt schien, griff ich das Thema auf und erklärte den Unterschied zwischen Privatsphäre und Geheimnis. Ich erklärte, dass alle Details seiner Lebensgeschichte, auf die wir zusammen auf die eine oder andere Weise stoßen würden, als Privatsphäre absolut der Geheimhaltung unterliegen. Seine Gedanken und Gefühle gehören ihm ganz allein, und es liegt bei ihm zu entscheiden, ob er sie mit mir oder jemand anderem teilen will. Handlungen seien öffentlicher Natur; gefährliche oder potenziell gefährliche Handlungen seien nicht Teil der Privatsphäre. Wir würden in so einem Fall daran arbeiten, was da zu tun sei.

Weil ich innerlich mit der Transformation seiner Beziehung zu seinen Eltern beschäftigt war, sagte ich zu Kevin, ich würde Informationen mit ihm teilen, die im Gespräch mit seinen Eltern aufgekommen wären. Letztendlich würden er und seine Eltern dann freier miteinander sprechen und es genießen, sich über ihre Erfahrungen auszutauschen.

Wir haben wiederholt über den Unterschied zwischen Privatsphäre und Geheimnis publiziert. Es geht einher mit der Differenzierung zwischen dem realitätsbezogenen Erleben im offenen System und den Machtbeziehungen im geschlossenen System, in dem mit Geheimnissen Herrschaft ausgeübt wird (Novick/Novick, 2001, 2005, 2009). Trotzdem bleibt die Schweigepflicht immer ein gewaltiger Stolperstein im Inneren des Jugendlichentherapeuten während der Elternarbeit. Deshalb gilt es, Behandlungstechniken ausfindig zu machen, die dem Therapeuten die Sicherheit geben, dass er die Privatsphäre seines Patienten schützen kann und er den Eltern helfen kann, die Frustration darüber auszuhalten, nicht alles zu wissen, und was dem Therapeuten hilft, die Kommunikation und den Austausch zwischen Eltern und Kind zu befördern: Dadurch werden Getrenntheit und Trennung neu definierbar.

Von Anfang an sprechen wir mit den Eltern und deren Jugendlichen über den Unterschied zwischen der Privatsphäre und dem Geheimnis. Die Privatsphäre ist eine Gegebenheit im Seelenleben und ein mit dem gegenseitigen Respekt zwischen eigenständigen Personen verbundenes Recht. Das Geheimnis ist häufig durch feindseliges Verschweigen motiviert; der dabei angedeutete Hinweis auf Wissen dient dazu, sich gegenüber den Ausgeschlossenen vom Geheimnis machtvoll zu erleben. Die Differenzierung zwischen Privatsphäre und Geheimnis gibt dem Therapeuten ein Vokabular an die Hand, mit dem er Familiengeheimnisse, Geheimnisse der Eltern und solche der Jugendlichen erkunden kann. Wenn die Unterscheidung fälschlicherweise unterbleibt, wird der Analytiker anfällig für eine »verschweigende Gegenübertragung« als innerer

Widerstand gegen das Sich-Einlassen auf bestimmte Bereiche der Privatsphäre seines Patienten. Dies kann sich destruktiv dadurch auswirken, dass bestimmte Persönlichkeitsbereiche sich in mächtige Geheimnisse verwandeln. (Novick/Novick, 2009: 36f.)

Kevin reagierte auf unser Gespräch über Privatsphäre und Geheimnis mit einem Anruf beim Vater und sprach dabei zum ersten Mal nach einem Jahr wieder mit ihm. Bis dahin war es nur zu Kontakten mit der Mutter gekommen, aber in Folge von Kevins Telefonat kam auch der Vater zum nächsten gemeinsamen Elterngespräch. Dabei äußerte der Vater seine Dankbarkeit für die Veränderungen, er sei beeindruckt, dass Kevin die Initiative dafür übernommen hätte, die Medikamente abzusetzen. Voller Begeisterung stimmte die Mutter den Arbeitsmodalitäten in der Analyse zu, einschließlich der regelmäßigen Elternarbeit über Telefon und gelegentliche persönliche Treffen, sofern sie in die Universitätsstadt kommen würde. Der dankbare Vater war trotz allem ambivalent und wünschte sich, dass von Monat zu Monat vereinbart werden sollte, ob die Arbeit weiterginge. Er schlug für das Honorar, den Bezahlungsmodus und die Bezeichnungen auf den Rechnungsformularen kontrollierend verschiedene Maßnahmen vor. All dies musste später aufgearbeitet werden, aber zu dem Zeitpunkt bestätigte mir dies, wie realistisch zutreffend Kevin die Haltung seines Vaters beschrieben hatte.

In den Elterngesprächen über Telefon erzählten mir die Eltern mehr aus Kevins Lebensgeschichte und vermittelten mir lebendig, wie er als kleiner Junge gewesen war. Ich nahm zunehmend wahr, wie sehr Kevin *vor* dem Familientrauma zu seinem Vater hochgeblickt und ihn idealisiert hatte. Ich konnte mit den Eltern und mit Kevin aufgreifen, wie wichtig ihnen allen diese gegenseitige Liebe gewesen war und welchen Verlust sie alle hatten erleiden müssen. Obwohl der Vater zwiespältig blieb, wurde doch deutlich, wie sehr er seinen Sohn liebte. Seine primäre elterliche Liebe zu erfassen, war essenziell wichtig für mich, um in Zeiten standzuhalten, in denen der Vater wieder seine arg zurechtweisende Haltung einnahm. Ich konnte klar darauf bestehen, dass eine Regelung von Monat zu Monat die Behandlung unterminieren würde. Weil er doch letztlich das Beste für seinen Sohn tun wollte, akzeptierte er, dass ich es war, der am besten wusste, wie Kevins Behandlung durchzuführen sei.

Ich ermutigte beide Eltern, mich jederzeit anzurufen oder mir eine E-Mail zu schicken, sobald sie Fragen hätten oder sich Sorgen machten. Im Verlauf der ersten Analysewochen rief die Mutter mehrmals an, sie mache sich Sorgen wegen Kevins Stimmungen. Sie fragte sich, ob es nicht besser sei, sie käme. Diese Telefonate halfen mir, nun unmittelbar Muster in der Dynamik ausfindig zu machen, die in den Anfangssitzungen mit Kevin nicht sichtbar geworden waren. Jedes Mal, wenn die Mutter anrief, erzählte ich es danach Kevin und wollte wissen, ob ihm bewusst sei, dass sein Kummer seine Mutter so angstvoll mobilisierte, dass sie zu seiner Rettung einfliegen wollte. Ziemlich schnell entwickelten wir ein knappes Vokabular für solche Situationen und für deren Auftauchen.

Nachdem Kevin anfing, sein Bedürfnis, der Mutter Sorgen zu machen, sie zu kontrollieren, brachte er es in die therapeutische Beziehung. In humorvoller Weise zeigte Kevin, dass er es geschafft hatte, in einer anderen Weise mit seiner Mutter in Beziehung zu treten. Sobald wir zusammen seinen weinerlichen und dramatisierenden Ton aufgreifen konnten, meinte er scherzend, er sollte wohl besser seine Mutter anrufen, damit sie per Flugzeug käme. Nach sechs Wochen fuhr er für Thanksgiving nach Hause. Alle in der Familie merkten die Veränderung in Kevin. Sie fanden es toll, wie sehr er an Leichtigkeit und Engagement hinzugewonnen hatte. Dagegen erzählte mir Kevin, er hätte sich ganz komisch gefühlt und nicht gewusst, was er sagen und wie er sich benehmen sollte.

Dieser Ausschnitt aus der Dynamik illustriert die komplexe und unmittelbare Interdependenz zwischen der Einzelbehandlung und der gleichzeitigen begleitenden Elternarbeit. Als erste brachte die Mutter durch ihre Niedergeschlagenheit »die Verbindung mittels Schmerz« (Novick/Novick, 1996) ein. Ich griff dies mit Kevin auf. Daraufhin wurde ihm zunehmend bewusster, dass er seiner Mutter so in einer einzigartigen Beziehung nahe bleiben konnte. Kevin und ich arbeiteten dies durch; gleichzeitig sprach ich mit beiden Eltern über deren Anteil an der Dynamik. Meine gut gesicherte Beziehung zur Mutter machte es möglich, dass ich ihr andere Möglichkeiten vorschlug und sie darin bestärkte, wie sie Kevin besser entsprechen könnte. Ganz unerwartet verbündete sich der Vater mit mir und meinte, er sei immer besorgt gewesen, seine Frau würde zu kuschelig mit Kevin umgehen.

Während des langen Wochenendes im November fühlte sich Kevin gänzlich leer. Dies zeigte an, in welche Richtung mit der analytischen Arbeit fortzufahren war und welche Rolle der Schmerz in seiner jetzigen Persönlichkeitsorganisation und in seiner Lebensgeschichte spielte. Es wurde uns klar, dass es noch vieler Anstrengungen bedurfte, um seine Verhaltensformen im geschlossenen System beiseitezulegen und Alternativen ausfindig zu machen, wie er sich zu sich selbst und anderen verhalten könnte. Kevins Analyse war inzwischen gut abgesichert in der Anfangsphase angekommen. Natürlich war vorauszusehen, dass Kevin, seine Mutter und sein Vater zu jeweils unterschiedlichen Zeiten harte Widerstände aufrichten würden.

Kevin veränderte sich in mehrfacher Weise in diesen frühen Monaten seiner Analyse. Auch die Eltern wagten sich in mancher Hinsicht an Transformationen und bearbeiteten Aspekte ihrer Beziehungen sowohl gegenseitig zu sich selbst als auch zu Kevin und seinen Geschwistern und zu den Einsichten, die im Austausch ihrer Geschichtserzählungen entstanden waren. Sie fühlten sich nicht mehr länger hilflos und mussten deshalb auch ihre Verantwortlichkeit nicht mehr externalisieren. Sie machten sich zu eigen, wie wichtig sie als Eltern für den Jugendlichen waren, und standen ganz zu der doppelten Zielsetzung der Behandlung. Sie fühlten sich nicht ausgeschlossen, aber respektierten die Privatsphäre von Kevins Analyse.

Kevin verließ allmählich seine ständige, beharrliche psychisch unbewegliche Haltung voller Groll und begann, dynamisch an seiner Persönlichkeitsstruktur zu arbeiten. Er gestattete sich das Zusammensein mit seinem Analytiker, ging mit ihm zusammen die Arbeit an. Er gab seine Fixierung auf eine sadomasochistische Position auf und fing an, sich zu den Eltern als jeweils unterschiedliche Individuen zu beziehen. Er fing an, seine inneren Konflikte zu erleben. Diese Weiterentwicklungen waren durch die begleitende Elternarbeit angereichert und beschleunigt worden.

Von der Anfangsphase
zur Mittelphase der Behandlung –
Melinda

Melindas Mutter rief an, weil ihre 18-jährige Tochter im ersten Studienjahr an Panikattacken litt. Melinda war schon bei einem kognitiven Verhaltenstherapeuten mit geringem Erfolg in Behandlung gewesen. Die Mutter wollte wissen, ob ich auch Techniken der kognitiven Verhaltenstherapie anwende. Ich antwortete ihr, dass ich behandlungstechnisch multimodal entsprechend den jeweiligen Bedürfnissen und dem jeweiligen Entwicklungsstand des Patienten arbeite. Sollten sich Melinda und ich für eine Zusammenarbeit entscheiden können, dann würde ich auch die Eltern mit einbeziehen. Aber medikamentöse Behandlungen mache ich nicht. In diesem Zusammenhang erzählte mir die Mutter, dass sie selbst seit Jahren sehr ängstlich sei und verschiedene Behandlungsmethoden ausprobiert hätte. Sie und die anderen Familienmitglieder nähmen alle Psychopharmaka. Natürlich frage sie sich, ob dies auch Melinda helfen würde, obwohl diese keine Medikamente nehmen wolle.

In der darauffolgenden Woche hatte Melinda bei mir ihren Ersttermin. Nach der Evaluierungsphase begannen wir mit zwei Sitzungen pro Woche eine »Erkundungsarbeit«, um gemeinsam ihre vielschichtige Situation herauszufinden, aber auch, ob und mit wie viel Gewinn sie sich auf solch eine Behandlung einlassen wolle und könne. Mit Melindas Mutter telefonierte ich ein Mal im Monat. Es war für Melinda stimmig, dass dies zur Arbeit dazugehörte.

Melindas Panikattacken hörten schnell auf, nachdem sie sich gut in der Behandlung eingerichtet hatte. Sie füllte die Stunden mit ihren heftigen Gefühlen und ihren Erzählungen, die ihrem langjährigen Freund galten. Sie merkte, wie sehr sie sich darauf verließ, dass er ihre Gefühle regelte. Obwohl sie mit ihm brechen wollte, fürchtete sie, dass sie alleine nicht zurechtkäme. Ein Großteil der anfänglichen Arbeit drehte sich um ihre Stärken und um ihre Vorstellung, doch für sich selbst sprechen zu können. Entscheidend war eine frühe Deutung, dass sie ihn zu einer Mutterfigur gemacht habe und abwechselnd das Gefühl hatte, auch sie müsse ihn bemuttern.

Zu Beginn des zweiten Studienjahres entschloss sich Melinda, sich von ihrem Freund zu trennen, als sie merkte, dass sie sich zurückgehalten hatte, die möglichen Erfahrungen und Chancen, die das Leben im College bot, zu erleben. Zunächst kam sie mit der Trennung gut zurecht. Offensichtlich brach aber die Beendigung dieser Beziehung den Eltern das Herz. Sie hofften weiterhin, die jungen Leute würden wieder zueinander finden, und bezeichneten die Trennung als vorübergehend. Das setzte Melinda unter enormen Druck.

Ich verstand, dass die Mutter dem jungen Mann nachtrauerte, der schon jahrelang zur Familie gehört hatte. In der Elternarbeit konnten wir über den Verdacht der Eltern sprechen, ich sei für die Trennung verantwortlich. Die Mutter meinte, sie und ihr Mann hätten Witze darüber gemacht, dass »der Psy wohl den jungen Kerl nicht ausstehen kann«. Das war aber gar nicht witzig. Ohne die Elternarbeit hätte dies wahrscheinlich bei einem jungen Menschen, der sich immer noch den elterlichen Wünschen anpasste, zu einer verfrühten Beendigung geführt. Ich entgegnete, mein derzeitiges Behandlungsziel sei, Melinda selbst herausfinden zu lassen, was sie wolle und begehre. Anschließend ließ sich darüber sprechen, wie sehr die Mutter in Melindas Leben verstrickt war. Um diese Zeit konnte Melinda zunehmend mehr Rückgrat zeigen. Selbstsicher konfrontierte sie ihre Eltern und ihre Geschwister mit der Aussage, dass sie Melinda nicht respektierten und ihr nicht genügend Raum gäben, ihr eigenes Leben zu leben.

Melinda befreundete sich mit einem neuen jungen Mann. Die Beziehung zu ihm war viel reifer. Melinda bemühte sich sehr, ihre Ängste in sich zu halten, und vermied, ihn wieder zu einer Mutter zu machen. Aber leider war Melinda einfach zu sehr davon überwältigt, dass ihr Freund wegen eines Praktikums vorübergehend in eine andere Stadt ziehen musste. Da erinnerte ihre Mutter die grippekranke Tochter an ihren alten Freund. Es kam erneut zu Panikattacken. Bei einem Gespräch mit Mutter und Tochter schlug ich vor, ihre Behandlung zu intensivieren. Wir erhöhten die Behandlungsfrequenz auf vier Mal die Woche. Mit der Mutter arbeitete ich weiterhin telefonisch.

Sobald Melinda in Analyse war, zeigten sich viel detaillierter die weit zurückreichenden Muster einer exklusiven Nähe zur Mutter durch ihre gemeinsame Anfälligkeit für Panikattacken. Melinda erinnerte Neues aus ihrer Kindheit. Beispielsweise freute sie sich voller Aufregung bei der Vorstellung, beim

Schultheater auftreten zu dürfen. Sie sagte ihrer Mutter, sie »kann es gar nicht mehr erwarten«. Worauf ihre Muter meinte: »Oh, Du hast ja Angst.« Immer wenn Melinda voller Begeisterung war oder fleißig für eine Aufführung oder eine Prüfung büffelte, bezeichnete ihre Mutter diese Gefühlslagen als Angst. Die Mutter betonte nachdrücklich, sie verstehe das, weil sie sich so ähnlich seien, und bot Melinda alle ihre eigenen Tricks an, wie sie sich ablenken und ihre Gefühle loswerden könne.

Melinda brachte diese Dynamik in die Übertragung. Sie organisierte sich um die Überzeugung, die einzige Möglichkeit, mich festzuhalten, sei ein hilfloses, ängstliches Kind zu sein. Sie hatte sich so ganz anders um ihren neuen Freund bemüht, und er hatte sie trotzdem verlassen. Was würde aus der Analyse werden, wenn sie keine Ängste mehr hätte? Würde ich ihr dann noch Stunden geben? Würde ich mich dann noch für sie interessieren? Und dann sagte sie plötzlich am Anfang einer Stunde: »Ich freue mich so über die Veränderungen. Ich merkte beim Herkommen, dass ich gar keine Angst habe, und wusste, dass sie mit mir reden und alles wissen wollen würden, wie ich meinen angstfreien Tag verbracht habe.« Anschließend überkam sie bei der Assoziation darüber, dass sie schon mehrere Tage nicht mit ihrer Mutter gesprochen habe, eine große Traurigkeit. Früher hatte sie doch mehrmals am Tag ihre Mutter angerufen, um Trost und Rat, wie sie mit allen möglichen aktuellen Ängsten umgehen solle, zu finden.

Während dieser Phase arbeitete ich mit ihrer Mutter daran, dass aus der Angst eine exklusive Bindung zwischen ihnen hervorgegangen war. Ihre Mutter nahm sich dies zu Herzen und bemühte sich bewusst darum, nicht mehr in alter Weise mit ihr in Beziehung zu treten. Aber sie fühlte sich dabei auch etwas verloren. Mit meiner Hilfe gelang es ihr, von ihrer automatischen Reaktion auf Melindas Angst Abstand zu nehmen. Am Telefon bat sie Melinda, ihr noch von den anderen Tagesereignissen zu erzählen, und schlug Melinda vor, ihre Angst lieber in die Therapie einzubringen. Diese Anstrengungen schufen für Melinda den Raum dafür, ihr Verständnis von Angst als Bindungsmodalität zu überschreiten und deren andere Funktionen zu bedenken. Wir begannen, die Abwehrfunktion ihrer beständigen Sorge zu erforschen. Sie meinte: »Was verberge ich mit meinen Ängsten?« Legitime, altersentsprechende, realistische Fragen nach dem eigenen Selbst tauchten auf, als sie mit aufrichtiger Unsicherheit überlegte, welche ehrgeizigen Erwartungen ihre Eltern an ihre Karriere hatten und welche Beziehung sie zueinander hatten. Sie erkannte, dass sie streng an der omnipotenten Überzeugung festgehalten hatte, es sei feindselig, ihren eigenen Vorstellungen und Gefühlen zu vertrauen; damit würde ihre Familie nicht umgehen können.

Die exklusive Angstbindung zwischen Melinda und ihrer Mutter verwandelte sich in eine lebendige Beziehung zwischen zwei eigenständigen Menschen und schuf für beide neuen Raum, andere ehrlich einzubeziehen, insbesondere Melindas Vater. Er hatte Melindas Behandlung stets unterstützt, hatte aber nie an den Elternstunden teilgenommen. Melinda meinte, sie habe ja immer das Gefühl gehabt, dass er sie nicht wirklich verstünde, mein Empfinden war, dass er hinausgedrängt worden war.

Während dieser Zeit rief der Vater am Wochenende Melinda an und unterhielt sich ganz entspannt mit ihr über ihre Tätigkeiten, ganz im Gegensatz zu seiner ehemals merkwürdigen Art, sie wie ein kleines Kind auszufragen. Melinda war davon sehr berührt und glücklich über ihr Gefühl, einen richtigen Vater zu haben. Kurz danach hatte ich einen ersten Gesprächstermin mit ihm. Er erlebte sich jetzt an der Elternarbeit, an Melindas Behandlung und Weiterentwicklung wirklich beteiligt.

Die mittlere Behandlungsphase – Frank

Franks Eltern suchten nach einer medikamentösen Behandlung mit kognitiver Verhaltenstherapie, da bei ihm eine schwere Zwangsstörung diagnostiziert worden war. Beide Eltern befanden sich in Langzeittherapien und Franks Mutter nahm seit der stationären Behandlung ihres Zusammenbruchs, als Frank noch kein Teenager war, beständig Medikamente. Ich schlug eine Evaluierung vor, um herauszufinden, was am sinnvollsten für Frank sei, der im ersten Jahr innerhalb eines herausfordernden Universitätsprogramms studierte.

Frank litt tatsächlichen an einer schweren Zwangsstörung. Die ersten 18 Monate der Analyse brachten gewaltige Anstrengungen und einen großen Fortschritt. Wie üblich hatte ich die beiden Behandlungsziele erläutert, Frank erwiderte darauf ganz erleichtert, dass auch seine Eltern jemanden hätten, der ihnen helfe. Gleichermaßen waren seine Eltern froh darüber, die Chance zu haben, am Prozess mitzuwirken und die mögliche Veränderung ihrer Beziehung zu Frank unterstützen zu können, die sein ganzes Leben lang durch ihre Sorge um sein Angstniveau belastet gewesen war. Sie hatten große Schuldgefühle, dass ihre psychischen Schwierigkeiten sich möglicherweise auf seine Entwicklung ausgewirkt hätten.

In der Anfangsphase vollzogen die Eltern die erste Transformation. Sie verstanden, dass seine Schwierigkeiten und seine Zwangsstörung nicht genetisch oder hirnorganisch bedingt waren, sondern vielmehr eine von ihm gefundene Lösung für einen Konflikt darstellten, die ihnen völlig einleuchtete. Im Einvernehmen mit Frank erzählte ich den Eltern von Franks Konflikten darüber, dass er sich für den Zusammenbruch der Mutter und die Wutanfälle seines Vaters verantwortlich fühlte. Da rief sein Vater: »Mein Gott, genau wie bei mir, daran arbeite ich schon lange in meiner Therapie.«

Diese Eltern waren liebevoll und fürsorglich, aber sie hatten sich Frank entfremdet. Sie erlebten ihn irgendwie als fremdartig, nicht verstehbar und unzugänglich. Diese Distanz ließ sich nicht mehr aufrechterhalten, als sie mich voller Panik anriefen. Frank hatte mit ihnen am Telefon darüber gesprochen, wie wütend er auf einen Professor sei. Seine Mutter fürchtete daraufhin, er könnte die Kontrolle über sich verlieren und bräuchte deshalb dringend Medikamente. Sein Vater schien überhaupt keine Vorstellung zu haben, wie er mit den Gefühlen von Frank und den Ängsten seiner Frau umgehen sollte.

Ich machte ihnen deutlich, dass wir im zweiten Analysejahr uns auf Franks Vertrauen in sich selbst und auf seine Gefühle konzentriert hatten, die er nun als Signale nutzte und nicht als etwas, das durch Zwangsgedanken verdichtet und dann unterdrückt werden musste. Frank wurde spontaner, verspielter und ausdrucksstärker. Für ihn war es ein großer Fortschritt zu wissen, dass er stockwütend auf seinen Professor war, er seine Eltern davon telefonisch schlicht informieren konnte, die Erfahrung hinter sich lassen konnte, um dann nach vorne zu schauen. Sein Vater bemerkte dazu, so zu denken, müsse gefeiert werden, statt sich darüber Sorgen zu machen. Er fügte hinzu, er merke erst jetzt, dass sie nie und nimmer von Frank gehört hätten, er sei wütend. Das war ein Wendepunkt.

Als ich Frank von meinem Gespräch mit seinen Eltern erzählte, sagte er, er habe nie gemerkt, wie viel Sorgen und Schwierigkeiten er ihnen bereitet hätte: Sollte er sie nicht lieber anrufen und sich entschuldigen? Daraufhin konnten wir seine alte omnipotente Überzeugung analysieren, seine Gedanken wären gefährlich, er habe den Krankenhausaufenthalt seiner Mutter oder die unkontrollierbaren Wutanfälle seines Vaters bewirkt. Er und seine Eltern arbeiteten hart daran, die Funktion solcher Vorstellungen für ihre jeweilige Persönlichkeit zu verändern.

Diese Vignette fasst bildhaft die Arbeitsweise in der Mittelphase zusammen. Frank konzentrierte sich weiterhin darauf, wie und warum er omnipotent von der destruktiven Gewalt seiner Gedanken überzeugt war; die Zwangssymptomatik hatte ihm im geschlossenen System als Lösung angesichts seiner Hilflosigkeit, die er in seiner ganzen Kindheit erleben musste, gedient. Die Eltern mussten lange daran arbeiten, die alten Muster ihrer Beziehung zu Frank zu verändern, der in externalisierter Form ihre eigenen Schwierigkeiten mit ihrer Affektregulierung widerspiegelte. Die begleitende Elternarbeit machte diese parallelen Veränderungen möglich, die es Frank und seinen Eltern erlaubten, sich gegenseitig zu helfen.

Von der mittleren Phase zur vorbereitenden Phase hin zur Beendigungsphase –
Basil

Am Ende seines ersten Studienjahrs war Basil in eine Krise geraten; er hatte in den Prüfungen versagt, hatte keine Freunde und war suizidal. Ohne gemütsaufhellende Medikamente fühlte er sich gänzlich handlungsunfähig, aber er beruhigte sich selbst ständig mit Marihuana und Alkohol. Er verbrachte viel Zeit mit pornographischen Seiten auf seinem Computer. Er hatte grandiose, fast wahnhafte Vorstellungen, er sei im Sinne Darwins allen anderen, insbesondere Frauen, haushoch überlegen. Er hasste seinen Vater und war mit seiner Mutter in eine hochambivalente Anhänglichkeit verstrickt.

Während der frühen Evaluierungsphase der Analyse hielten beide Eltern ständig telefonischen Gesprächskontakt und kamen wiederholt zu direkten Gesprächen. Ihre jeweiligen Einstellungen und Vorstellungen von Elternschaft waren anscheinend völlig konträr. Der Vater war aufsässig und aggressiv, ungeduldig mit Basil und seiner Frau, deren extreme Ängste ihn in hilflose Wutausbrüche explodieren ließen. Die Mutter hatte in ihrer Herkunftsfamilie viele Verluste erlebt. Später hatte sie viele Fehlgeburten. Ruhe und Sicherheit waren anscheinend für sie unerreichbar. Behandlungstechnisch sprach ich die Wutanfälle und die Ängste von Anfang an. Ich schlug den Eltern vor, sie sollten mich anrufen, wenn solche Gefühle aufkämen, anstatt sie an Basil weiterzugeben. Die Unterhaltungen mit Basil sollten eher dazu dienen, reifere Diskussionsformen zu entwickeln, die Interaktionen zum Krisenmanagement sollten sich in gemeinsame Interessen verwandeln, von denen es viele in der Familie gab.

Am Ende des Studienjahrs verlassen die Studenten gewöhnlich die Universitätsstadt. Das unterbricht die Analyse und mindert die therapeutische Wirkung. Dennoch ist es oft unrealistisch, von ihnen zu erwarten, nur um der Behandlung willen zu bleiben, anstatt zu jobben, ein Praktikum zu machen oder zur Entwicklung nötige Zeit in der Familie zu verbringen. Wenn dem so ist, sollte unserer Ansicht nach die therapeutische Arbeit durch regelmäßige Telefonate oder Sitzungen per Skype fortgeführt werden. Die jungen Leute von heute finden das ganz normal. Die Eltern sind anfänglich oft überrascht davon, aber gewöhnlich dankbar dafür, dass die Arbeit weitergeht. Das vermittelt zugleich Live-Material aus dem Leben des Adoleszenten und seiner Eltern sowie über die aktuelle Eltern-Kind-Beziehung. Dies schafft laborartig für die Eltern und den Jugendlichen neue Möglichkeiten, miteinander umzugehen.

Die Unmittelbarkeit macht es leichter, die Verantwortlichkeit des Jugendlichen oder seine defensive Vermeidungshaltung aufzugreifen. Mit den Eltern können wir so leichter Themen direkt ansprechen und ihnen ihre eigenen Anteile aufzeigen, wie sie pathologische Interaktionen aufrechterhalten. So beschrieb beispielsweise Basil, wie er seine Mutter zum Supermarkt fuhr. Sie flippte voller Angst aus, er würde den Wagen zu Schrott fahren und sie beide umbringen. Als Basil mir das in einer Sitzung erzählte, gab er zu, dass er in diesem Fall viel waghalsiger gefahren sei als sonst. So konnten wir die dramatische Dynamik zwischen Mutters unverhältnismäßiger Angst und seinen Provokationen erforschen; diese Dynamik erzeugte eine hochgespannte Atmosphäre, die ihrerseits intensive kindliche Erregungen reaktivierte.

Als Basil ein Jahr später wieder zu schnell Auto fuhr, konnte die Mutter das unmittelbar ansprechen und ihn fragen, warum er denn das mache. Ohne zu streiten verlangsamte er die Geschwindigkeit und sagte ihr, offensichtlich gäbe es immer noch einen Teil in ihm, der sie als seine total erschreckte, anklammernde, verrückte Mutter zurück haben möchte. Beide erzählten von diesem Vorfall voller Stolz und Freude darüber, wie sehr sie sich verändert hätten.

Nach zwei Jahren Analyse hatte Basil glänzende Universitätszeugnisse, hatte aufgehört zu kiffen und die ärztlich verschriebenen Pillen zu nehmen, dachte nicht mehr an Selbstmord und machte sich realistische berufliche Zukunftspläne. Wenn er sich gelegentlich im geschlossenen System auf Lösungen einließ, z. B. wenn er Pornos anschaute, dann brachte er dies in die Stunde ein und untersuchte selbst, mit was er sich wohl auf seine alte Art herumschlug. Ausgelöst wurde dies meist durch einen Erfolg oder durch eine Weiterentwicklung. So konnten wir ganz schnell analytisch an seinen Konflikten und an seiner Verwirrung über seine Beziehung zu seinem Vater und zu seinen eigenen männlichen Identifikationen arbeiten.

Basils Eltern kämpften weiterhin mit ihren konträren Verhaltensmustern, aber sie begriffen, dass sie auch in Zukunft an solchen Entwicklungsaufgaben arbeiten mussten. Sie nutzten die etwas weniger häufigen Elternstunden per Telefon gut, als Basil zunehmend die Verantwortung für ihre Beziehung zu ihm selbst schulterte. Bei einer Sitzung mit den Dreien, als seine Eltern zu Besuch waren, um ihm beim Umzug in ein neues Apartment in einem mehrstöckigen Haus zu helfen, äußerte sich Basils Vater ganz begeistert, aber seine Mutter erschien zögerlich und besorgt. Basil legte seinen Arm um sie, lächelte und sagte: »Keine Angst, Mami, ich springe nicht. Ich bin doch zu sehr ins Leben verliebt, um so was zu tun.«

Gegen Ende seines dritten Jahres machte er sich Gedanken, woran wir abschließend noch zu arbeiten hätten. Die Bemerkung – »schließlich ist doch schon alles abgedeckt« – war vorher wiederholt aufgetaucht als Widerstand gegen die nächste Entwicklungsaufgabe, die wir bearbeiten konnten. Diesmal achteten wir beide sehr darauf, ob es um die Vermeidung von etwas Bestimmten ginge. Beide fühlten wir aber, dass wir jetzt an dem entscheidenden verbleibenden Thema arbeiteten. Ich redete mit Basil über die Beendigung der analytischen Arbeit, wie wichtig es sei, sich dafür Zeit für die »Vorbereitungs- phase der Beendigung« zu nehmen, um sicherzugehen, dass wir beide für die schwere Arbeit des Abschieds bereit seien (Novick/Novick, 2006).

Das verbleibende hauptsächliche Thema war, dass Basil Selbstbehauptung mit Aggression verwechselte. Unsere Kultur legt solches zwar nahe, aber Ba- sils Vater agierte es. Er führte seine persönlichen und beruflichen Erfolge da- rauf zurück, dass er »Schrittchen für Schrittchen« die gegnerische Position zerstörte. Für Basils Vater war Aggression die *conditio sine qua non* der Männ- lichkeit. An verschiedenen Stellen, an denen Basil in seinem Leben unterhalb dieser Idealnorm blieb, nannte ihn der Vater weibisch, schwach, kindisch oder schwul. Basil hatte begonnen, seinen Hass auf seinen Vater zu analysieren, und war trotzdem ganz mit dieser Einstellung identifiziert; er kämpfte dabei sowohl mit intensiven Selbstbeschuldigungen wie mit selbstgerechter rasender Wut. Teilweise kam dieser schreckliche Konflikt in seiner Suizidalität und in seiner Grandiosität zum Ausdruck.

Zu Beginn unserer Diskussion um die Vorbereitungsphase zur Beendigung schlug sich Basil damit herum, wie sich seine Identifikation mit den Über- zeugungen seines Vaters auf ihn auswirkten. Er erlebte nun neu den Konflikt zwischen den Lösungen im offenen System und solchen im geschlossenen System, wie wir es beschrieben haben. Sein Blick auf die Welt war nun ein anderer. Aggression hatte nun eine emotional wichtige Signalfunktion, stell- te aber eine Beeinträchtigung und einen Rückzug von der Realität dar, wenn sie als emotionale Waffe benutzt wurde, um andere klein zu machen (Novick/ Novick, 2002b). In seiner inneren und äußeren Wirklichkeit führte dies zu ei- nem heftigen Schlagabtausch mit den Wertvorstellungen seines Vaters. Basils Vorschlag, es sei vielleicht an der Zeit, die Frequenz der Gespräche mit den Eltern wieder zu erhöhen, fand meine Zustimmung.

Basil teilte seinen Eltern mit, dass wir uns in der »Vorbereitungsphase zur Beendigung« befinden. Das bedeute nicht, dass wir schon in der Schlussphase angekommen seien; allerdings dächten wir darüber nach, wie wir uns dafür vorbereiten sollten. Seine Mutter befürchtete, ich plane, die Analyse sofort zu beenden. Sein Vater war besorgt, dass Basil dafür noch nicht bereit sei, weil er immer noch »Herausforderungen ausweicht«. Er glaubte, Basil würde auch weiterhin vermeiden zu kämpfen, zumal Basil sich auf ein hart umkämpftes Arbeitsfeld begeben wolle und aus Mangel an Aggression dort dann versagen würde.

Meine Arbeit mit der Mutter war strikt geradeaus, aber entscheidend. Ich sprach damals getrennt mit den Eltern, weil jeder ganz andere Themen verhan- delte. Ich machte klar, dass die Vorbereitungsphase zur Beendigung erklärter- maßen dafür gedacht sei, bei allen Beteiligten verfrühte Aktionen zu vermeiden. Dabei gäbe es kein Zeitlimit, alle Themen könnten zur Sprache kommen, und wir alle wollten sicher dafür sorgen, dass Basil bereit sein wird, dass er die wichtige Arbeit der Beendigung und darüber hinaus leisten kann. Ich sicherte der Mutter die Zusammenarbeit und den fortwährenden Kontakt zu, dass dies gelinge. Dieser Gedankenaustausch ermöglichte es ihr erneut, über ihre anhaltenden Ängste zu sprechen und ihr dafür Anerkennung zu zollen, ihre Ängste aus ihrer Beziehung zu ihrem Sohn herauszuhalten; dass sie aber ständige Unterstützung von Basil und mir bräuchte, um so handeln zu können. Sie verbirgt ihre Ängste auch vor ihrem Ehemann, weil sie ihn nur wütend machen. Ihre Angst vor den Wutausbrüchen ihres Mannes erwies sich als günstiger Start zu einer langen Arbeitsstrecke mit Basils Vater. Es ging dabei um dessen Überzeugung, seinen Erfolg verdanke er nur seiner Aggression im Gegensatz zu seinem Vater, Basils Großvater, der seinem Gefühl nach ein Weichei gewesen sei.

In Basils Einzeltherapie zeigten sich viele Parallelen mit der begleitenden Elternarbeit beim Vater. Mit beiden wurde die fixe Überzeugung erforscht, Männlichkeit sei identisch mit Aggression, die den Erfolg zeitige. Dies repräsentierte für Basil eine Identifikation mit seinem Vater, das einzige anhaltende Gefühl, das ihn mit dem Vater verband. Für den Vater stellte die Aggression eine negative Identifikation mit dem eigenen Vater dar. Unterstützend war dabei seine laufende Therapie, die ihn ermutigt hatte, sich nicht mehr wegen seiner Aggression schuldig zu fühlen. Zuweilen fürchtete ich, dass die Arbeit mit Basils Vater zu nichts führen würde. Zu Behandlungsbeginn hatte er mir erzählt, wie er sich auf ein wichtiges Geschäft vorbereite: »Die Vorstellung, dass der Kunde meiner Familie das Essen aus dem Mund raubt, bringt mich auf Hochtouren. Ich werde dann so wütend, dass mich niemand aufhalten kann, mir den Deal zu schnappen.«

Aber bei diesen Bemühungen blieb ich nicht allein, Basil sprang mir bei dieser Arbeit als Verbündeter zur Seite. Er spürte, dass sein Vater merkte, dass Basil mit seiner aktiven Selbstbehauptung Erfolg hatte. Er meinte, sein Vater scheine wirklich überrascht davon zu sein, mit wie viel Lust und Freude Basil arbeite, die Dinge anpacke und beharrlich weiter verfolge.

Basil meinte zu mir: »Es freut mich sehr, wenn ich eine Eins bekomme, aber das ist nur das Sahnehäubchen. Es fühlt sich einfach gut an, wenn ich meinen Verstand einsetze, ähnlich wie beim Laufen meinen Körper.« Ich ließ mir von Basil die Erlaubnis geben, das bei meinem nächsten Termin an seinen Vater weiterzugeben zu dürfen. Als es dazu kam, zeigte der Vater, wie überrascht und beeindruckt er davon war, dass Basil jetzt geistige Herausforderungen genieße, anstatt sich vor ihnen zu drücken. Und er fügte hinzu: »Und abends scheint er gar nicht erschöpft zu sein so wie ich nach der Arbeit. Wir beide haben da wohl was Bestimmtes. Er scheint ein recht erfolgreicher Kerl zu werden. Vielleicht hat er es gar nicht nötig, abends auszugehen und jeden zusammenzuschlagen.«

Basil und sein Vater schlugen sich noch monatelang in der Arbeit damit herum, dass es unterschiedliche, lustvolle Möglichkeiten gibt, als Mann erfolgreich zu sein. Uns allen schien nun der richtige Zeitpunkt gekommen, um den Termin für den Abschied nach drei Monaten festzulegen.

Beendigung der Behandlung und danach – Luke

In unserem Buch über Elternarbeit (Novick/Novick, 2005) berichten wir über den Verlauf der sechs Jahre dauernden Analyse von Luke, der nach einem Selbstmordversuch mit 16 beinahe gestorben wäre. Stets führte eine positive Veränderung von Luke bei seinen beiden Eltern zu dramatischen und oft stürmischen Reaktionen, weil sie sich von Gefühlen besonders herausgefordert fühlten. Als zu einem bestimmten Zeitpunkt der Erzählung der Mutter ihre körperliche Misshandlung während ihrer Kindheit ans Licht kam, entschloss sie sich, die Elternarbeit abzubrechen. Aber mit Lukes Vater bestand ein hinreichend gutes Arbeitsbündnis, sodass er weiterhin zu den regelmäßigen Elternstunden kam. Wie im Einzelnen die begleitende Elternarbeit und die Einzeltherapie von Luke von der Anfangs- bis zur Beendigungsphase verlaufen ist, lässt sich zusammen mit den dort beschriebenen Grundpositionen und den jeweiligen Themen in diesem Buch nachlesen. Im Folgenden fassen wir Einiges davon zusammen.

Es ist bemerkenswert, dass es gänzlich an Diskussion über die Beendigungsphase in der Behandlung von Spätadoleszenten fehlt. Die meisten Adoleszenten beenden ihre Therapie, worauf wir aufmerksam gemacht haben (Novick, 1999; Novick/Novick, 2006), verfrüht. Der hohe Anteil an zu früh endenden Behandlungen durch uns, durch unsere Schüler und Kollegen war einer der Faktoren, der uns achtsam überlegen ließ, welche Rolle die Elternarbeit hilfreich übernehmen könnte, damit Behandlungen gut anlaufen, weitergehen und zur richtigen Zeit zu einem guten Abschluss kommen.

Seitdem wir begonnen haben, Konzepte und Behandlungstechniken der begleitenden Elternarbeit selbst zu praktizieren und zu unterrichten, zeigte sich mehr Erfolg in unseren Behandlungen und die Aneignung dieser Ideen durch andere. Wir entdeckten zunehmend, dass selbst Adoleszente zu einer vollen Analyse fähig sind und sie im gegenseitigen Einvernehmen stärkend und wachstumsfördernd beenden können, trotz der aus frühen Zeiten der Psychoanalyse herüberreichenden pessimistischen Haltung gegenüber der Adoleszentenanalyse (Novick/Novick, 2009, 2011).

In unserem Arbeitsfeld zeigt sich erneut eine grundsätzliche und stark anwachsende Würdigung dessen, wie bedeutsam die Beendigung ist (Schlesinger, 2005; Salberg, 2010; Novick/Novick, 2006). Die Analytiker von Kindern und Jugendlichen erkennen zunehmend, dass das Ende der Behandlung nicht nur für den Patienten bedeutsam ist, sondern auch an die Eltern spezifische Anforderungen mit entsprechenden Verletzlichkeiten, Herausforderungen und Gefahren stellt.

In der begleitenden Elternarbeit ist für uns besonders die Beendigungsphase des Prozesses von entscheidender Bedeutung. In dieser Phase werden die Eltern dabei unterstützt, ihren Kindern zu helfen, gut und sinnvoll die Behandlung zu beenden. Damit entsprechen die Eltern den legitimen Bedürfnissen ihrer Kinder nach einem sie unterstützenden und wertschätzenden Gegenüber, nachdem der Analytiker nicht mehr zur Verfügung stehen wird. Gleichzeitig wird dadurch ihre ihnen ganz eigene und inzwischen weiterentwickelte Fähigkeit zur guten Elternschaft gestärkt. Wir übersehen nicht, dass wir damit hohe Anforderungen an die Eltern stellen und die Ängste um Traurigkeit, Liebesverlust, Ängste vor der Neubelebung tief verankerter schmerzhafter Trennungskonflikte wecken können. Möglicherweise versuchen dann Eltern, diese Ängste durch Vermeidung oder vorzeitiges Ausscheren aus der Elternarbeit abzuwehren, oder aber sie nutzen die Elternarbeit als neue Chance für einen wirklich guten Abschied.

Lukes Vater reagierte u. a. damit auf die bevorstehende Beendigung, dass er sich zurückzog und überlegte, nicht mehr zu den Elternstunden zu kommen. Natürlich würde er weiterhin Luke mit der Therapie unterstützen, er selbst aber sei ganz zufrieden mit seiner Beziehung zu seinem Sohn; deshalb sei das jetzt ein günstiger Moment, die Elternarbeit zu beenden. Ich konzentrierte mich bei diesem Gespräch darauf, wie er sich verändert hatte, vor allem zu wie vielen unterschiedlichen Gefühlen er nun Zugang gefunden hätte. Ich würde mich allerdings doch fragen, ob er sich nicht etwas zurückzöge. Ich erklärte ihm, dass Luke seine Stunden dazu nutze, zunehmend auf seine Gefühle zu achten; sein Vertrauen in seine Fähigkeit, seine Emotionen angemessen und sinnvoll zu handhaben, wachse deutlich. Ich deutete an, dass Spannungen entstehen können, wenn Menschen ganz unterschiedlich mit ihren Gefühlen umgingen, da könnte es zu einer größeren gegenseitigen Distanz kommen. Während wir so sprachen, fiel dem Vater ein, dass aufgrund der Militärtradition in seiner Herkunftsfamilie Gefühle unterdrückt wurden. Man lobte ihn, den »tapferen kleinen Soldaten«, weil er nicht geweint hatte, als sein Vater in den Krieg gezogen ist, wo er umkam, als er selbst erst vier Jahre alt war.

Lukes Vater kam während der gesamten Beendigungsphase seines Sohnes zur begleitenden Elternarbeit. Seine elterlichen Kompetenzen konsolidierten sich weiterhin. Er konnte sich aber auch der Zerbrechlichkeit seiner Frau bewusster werden und bessere Wege finden, mit ihr umzugehen. Er half Luke, seinen Abschied von der Analyse und von seinem Analytiker zu betrauern.

Letztendlich machten Vater und Sohn ihren Frieden mit der Tatsache, dass – in unseren Worten – sadomasochistisches Funktionieren innerhalb des geschlossenen Systems erhalten und zugänglich blieb. Es war nicht ausgelöscht worden, aber hatte an Intensität durch alternative Möglichkeiten im offenen System abgenommen. Auch zukünftig würden sie nach der Analyse daran arbeiten müssen, die Konflikte zwischen den beiden Systemen der Selbstregulierung ausfindig zu machen, um diese Konflikte dann zu lösen. Weil sie während jeder Behandlungsphase die anstehenden Aufgaben des Behandlungsbündnisses gemeistert hatten, hatten sie die Fähigkeiten dazu erworben. Vater und Sohn konnten deshalb der Zeit nach der Analyse realistisch ins Auge sehen. Sie hatten eine Sensibilität dafür erworben, die Signale zu erkennen, die die Rückkehr zum geschlossenen System anzeigten, und wussten, dass sie gut ausgestattet worden waren, um mit den Konflikten umzugehen. Dazu gehörte auch, dass sie jederzeit ihren Analytiker wieder kontaktieren könnten, wenn sie es wollten oder bräuchten.

Schwierigkeiten im Verlauf der begleitenden Elternarbeit

Die obigen fünf Vignetten beschreiben die erfolgreiche Überwindung vieler Hindernisse, die in der Behandlung als Schwierigkeiten auftauchen können und zu einer plötzlichen oder vorzeitigen Beendigung führen können. Möglicherweise spiegeln sie aber weder die Details der Schwierigkeiten der Elternarbeit noch die Auswirkungen der Psychopathologie der Eltern auf den Prozess wider. Auch wenn wir versuchen, die starken Seiten der Eltern in das Unternehmen einzubeziehen, müssen wir uns trotzdem der düsteren individuellen und kulturbedingten Dimensionen von Hass und Destruktivität der Eltern gegenüber ihren Kindern (Young-Bruehl, 2011) und ihrer möglichen Bereitschaft bewusst bleiben, ihre Kinder den eigenen psychischen Bedürfnissen oder für die Aufrechterhaltung der Ehe zu opfern.

Abwehrstrategien von Eltern

Beispielsweise idealisierte Kevins Vater die rohe Behandlung, die er durch seinen Vater erfahren hatte. Oft predigte er Kevin: »Mein Vater war sehr streng mit mir und sagte immer, ich werde ihm dafür dankbar sein, wenn ich mal älter bin. Und das war ich! Deshalb erwarte ich auch, dass Du eines Tages froh darüber bist, mit welcher Strenge ich Dich liebe.« Aber das, was Kevins Vater »strengevolle Liebe« nannte, war in Wirklichkeit lebenslängliche, unaufhörliche Unzufriedenheit, harsche Kritik und Vergleiche voller Neid mit jeglichem, was Kevin mit anderen, einschließlich ihm selbst, machte. Die offene

Negativität des Vaters machte es Kevin leicht zu externalisieren. Es dauerte lange, bis Kevin einsehen konnte, dass er die Attacken internalisiert hatte und er sich eng mittels eines sadistischen Über-Ichs im Sinne des geschlossenen Systems mit seinem Vater verbunden hatte (Novick/Novick, 2004).

Für Kevins Vater war es schwer, die eigene Idealisierung des missbräuchlichen Verhaltens seines Vaters allmählich infrage zu stellen. Erst als die Elternarbeit dynamisch in Schwung kam, konnte er davon Abstand nehmen, Kevin andauernd zu kritisieren. Für Kevin entstand dadurch ein Raum, in dem er Verantwortung für seine eigene Destruktivität übernehmen konnte.

Überprüfung der Familiengeschichte

Im Material von Frank zeigte sich das wiederkehrende Muster von Niedergeschlagenheit und merklicher Zunahme der Zwangssymptome immer im Anschluss daran, wenn er sich gut und erfolgreich gefühlt hatte. Bei Trennungen trat das noch deutlicher auf. Ich fragte seine Mutter, ob aus ihrer Familiengeschichte Verluste und Trennungen bekannt seien. Sie verneinte, es hätte nichts Vergleichbares von Bedeutung gegeben.

Aber in Wirklichkeit ging Franks Familie nach seiner Geburt in das Heimatland seiner Mutter zur dortigen großen Verwandtschaft zurück. Die Mutter beschrieb, wie Frank in der Wärme der Familie, der Kinderpflegerinnen und der Gemeinschaft aufgeblüht sei. Die ursprünglich geplante Karriere des Vaters dort schlug fehl, sodass die Familie zurückkehren musste, als Frank zwei Jahre alt war. Die Mutter war sicher, dass der ganz kleine Frank davon ganz unberührt geblieben wäre. Ich merkte dazu an, dass selbst ganz kleine Kinder große Veränderungen wahrnehmen, die in ihnen noch später nachklingen. Daraufhin erzählte die Mutter, dass sie nach der Rückübersiedlung eine schwere Depression durchmachen musste.

Schwierige oder schmerzvolle Ereignisse in der Familiengeschichte, aber auch Familiengeheimnisse können nur allzu leicht den Fortschritt der Behandlung hemmen und vergiften. Bleiben sie unausgesprochen, kann das als Bestätigung der omnipotenten Überzeugung erlebt werden, dass Gedanken und Gefühle tatsächlich gefährlich sein könnten. Dadurch entstehen destruktive Verwerfungen innerhalb der Behandlung.

Franks Mutter kam dann nicht zu den folgenden Elternsitzungen, weil sie sie vergessen hatte. Als wir uns wieder trafen, meinte sie, das offen zur Sprache gebrachte Thema hätte sie ganz durcheinandergebracht. Es sei sehr schmerzvoll für sie gewesen und hätte ihr wieder Schuldgefühle gemacht. Sie hätte ständig daran denken müssen, dass Frank mit seinem ersten Zuhause zugleich seine Mutter verloren hätte. Dank der Belastbarkeit unseres Arbeitsbündnisses konnte ich ihren Schmerz und ihren Wunsch würdigen, vor unserer Arbeit und den schwierigen Gefühlen davonzulaufen. Aber ich konnte ihr auch sagen, wie stark ihre primäre Liebe für Frank sei. Um dieser Liebe willen konnte sie viel aushalten. Sie brachte noch viele Details ein, die uns rekonstruieren ließen, wie der kleine Junge sich seine Theorie geschaffen hatte, dass seine Freude darüber, im Zentrum liebender Aufmerksamkeit zu stehen, gemeinsam mit seinen merklichen Erregungen während seiner Entwicklung dort direkt zu Verlust und Verlassenheit geführt hätten.

Dieses Material machte die Art der Zwangssymptome und die Weise, wie Frank sie zur Regulierung jeglicher gefährlicher Gefühle einsetzte, in der Behandlung viel besser zugänglich. Es half auch den Eltern, ihre Gefühle miteinander zu teilen und darüber zu sprechen, obwohl dies früher in der Familie deutlich gehemmt gewesen war.

Pathologische Interaktionen der Eltern

Geschiedene Eltern sind für alle Kinder- und Jugendlichen-Psychotherapeuten eine harte Herausforderung. So sind oft etwa einer oder beide Elternteile völlig uninteressiert, an der Elternarbeit teilzunehmen. Es heißt dann: »Ich brauche doch keine Behandlung«, oder: »Kümmern Sie sich nur um mein Kind«, oder: »Mit der/dem will ich auf gar keinen Fall im selben Raum sein.« Solche Einstellungen machen uns wachsam dafür, dass möglicherweise die Familie im hohen Maße mittels Externalisierung funktioniert. Externalisierung haben wir in unserem 2005 erschienenen Buch und in unserer Veröffentlichung von 2009 ausführlich diskutiert. Hier sei nur angemerkt, dass solch eine Pathologie der Eltern die Behandlung des Adoleszenten arg erschweren, wenn dem Kind als Sündenbock alle Familienprobleme aufgebürdet werden oder wenn die Geschiedenen weiterhin heftig miteinander streiten und als Eltern deshalb bereit sind, ihr Kind dabei zu opfern. Auch die Verantwortung kann externalisiert werden, wenn das Kind beim Analytiker abgeschoben wird, die Eltern auf ihre Bedeutsamkeit für die weitere Entwicklung verzichten und sich weigern, sich auf die Elternarbeit einzulassen.

Geschiedene Eltern verdeutlichen zugespitzt die Schwierigkeiten, die sich meist in jeder begleitenden Elternarbeit einstellen, z. B. Externalisierung, Weigerung sich einzulassen, Ablehnung von Verantwortung, Missbrauch der Therapie, um die pathologische Ausbalancierung der Familie aufrechtzuerhalten, die Kinder für eigene Bedürfnisse zu benutzen, etc. All dies ließe sich als negative Therapiemotivation beschreiben (Novick/Novick, 1996, 2007), womit die Eltern ihre Kinder zum Therapeuten bringen, um die Therapie scheitern zu lassen. Es gibt auch Situationen, die so von unstillbarer Bitterkeit und Hass erfüllt sind, dass die Behandlung nicht begonnen oder aufrechterhalten werden kann.

Auch wenn anfänglich das Niveau an Feindseligkeit recht hoch sein mag, haben wir Möglichkeiten gefunden, unser Modell von der begleitenden Elternarbeit einzubringen. Gegenüber Eltern zu verdeutlichen, dass sie sich nicht von ihrer wichtigen Elternrolle haben scheiden lassen können, sie von dem doppelten Therapieziel zu überzeugen, mag besondere Anstrengungen kosten. Die Aufgabe, die Beziehungen zu zwei einander feindseligen Eltern zu transformieren, ist noch schwieriger für die jugendliche Person, insbesondere mit Eltern, die Loyalitätskonflikte schüren. Unser Modell schafft dem Therapeuten Raum, damit kreativ umzugehen. Man kann mit beiden Eltern in der Sitzung arbeiten oder alternierend in Sitzungen mit nur einem der beiden, über Telefon, E-Mail oder Skype unter Einschluss des jugendlichen Patienten oder nicht etc. Entscheidend ist dabei die Flexibilität und die Bereitschaft, sich den jeweiligen Besonderheiten der Familie anzupassen.

Beispielsweise beschrieben wir in unserem Buch zur Elternarbeit die Therapie von Christina, deren Eltern in Christinas Kleinkindalter einen heftigen Scheidungskrieg führten: Im Alter von vier bis sieben war Christina in Kinderanalyse gewesen. Im Verlauf der begleitenden Elternarbeit zur Kindertherapie gelang es ihren Eltern und Stiefeltern, zusammen als Eltern wirklich für das Kind da zu sein und die Bedürfnisse des Kindes über die eigenen narzisstischen Wünsche zu stellen.

Anscheinend belastete Christina in den Übergangsphasen während ihrer Entwicklung die elterliche phasenspezifische Dominanz. Alte Abwehrstrategien der Eltern in ihren gegenseitigen Beziehungen und in der zu Christina flammten wieder auf und belasteten stets die progressive Entwicklung von Christina, sobald sie in eine neue Entwicklungsphase eintreten sollte. Als sie in der Spätadoleszenz vor dem Schulabschluss sich für ihr endgültiges Studienfach entscheiden sollte, erlebte Christina ihre Eltern als unwahrscheinlich fordernd und rigide, zumal die Eltern sich darüber in den Haaren lagen. Christina drängte darauf, mich wieder aufsuchen zu können.

Nach der zweiten Sitzung war deutlich, dass es ihr derzeit wirklich gut ging, sie sich aber von der Pathologie ihrer Eltern bedroht fühlte. Wir trafen uns mit allen vier Elternteilen, um all die besorgniserregenden Schwierigkeiten gemeinsam zu besprechen. Obwohl der Fokus der Sitzung auf den konkreten Problemen lag, wie die Eltern Christina unterstützen könnten, das für sie richtige Studienfach zu wählen, schien meine Gegenwart dazu beizutragen, in den Eltern wieder die richtige elterliche Haltung aufzurichten, die sie schon früher einmal erreicht hatten. Die unübliche Gruppierung von zwei geschiedenen Eltern, den beiden Stiefeltern und der Spätadoleszenten in einem Raum entsprach ganz den komplexen Bedürfnissen dieser Familie.

Zusammenfassung

Die Entwicklungsperspektive

Die oben beschriebene Arbeit ist sowohl in der über 100 Jahre alten psychoanalytischen Tradition als auch in der Fähigkeit der Psychoanalyse verortet, sich kontinuierlich zu erweitern und neue Forschungsergebnisse zu integrieren. Vor vielen Jahren schlug Freud, der mit der ganz alten Kontroverse »Anlage oder Umwelt?« konfrontiert war, 1916 die Ergänzungsreihen vor, auf der sich diese beiden Faktoren ständig gegenseitig beeinflussen. Erikson erweiterte dies 1950 auf die epigenetische Reihung, bei der über den gesamten Lebensverlauf hinweg Entwicklung aus komplexen Interaktionen hervorgeht. Die aktuellen Neurowissenschaften gehen in dieselbe Richtung. Der Neurobiologe Steven Hyman aus Harvard erklärt, dass

> [...] die alte Debatte, Anlage oder Umwelt, schon lange wissenschaftlich irrelevant geworden ist. Stattdessen forschen wir an vorderster Front, wie die Wirkmechanismen zu verstehen sind, durch die die Umweltfaktoren mit dem Genom interagieren, um die zerebrale Entwicklung und die Aufrechterhaltung lebenslänglicher vielfältiger Formen der Neuroplastizität zu beeinflussen. (Hyman, 2009: 2419)

Seit Freud haben die Psychoanalytiker den Vorgang zunehmend erfasst, dass Verhalten nicht durch das Gehirn oder das Genom alleine vorbestimmt wird, sondern bei entscheidenden Entwicklungsmomenten sich damit überschneidet, wie angeborene Faktoren zum Ausdruck kommen und dann mit den Auswirkungen der Umwelt interagieren, um all die vielfältigen Verhaltensformen hervorzubringen, die Menschen aller Altersstufen aufweisen. Neurowissenschaftler stellen jetzt fest, dass »es bei der Neurobildgebung, wie im Leben auch, es mehr auf den Weg als auf das Ziel ankommt« (Giedd et al., 2009: 469). Dieser Gedanke müsste eigentlich allen Psychoanalytikern vertraut sein, zumal wir grundlegend jegliches Verhalten unter der Entwicklungsperspektive betrachten. Das heißt doch, dass die fortgeschrittenste neurowissenschaftliche Forschung uns in Erinnerung bringt, dass die Entwicklungsperspektive den einzigartigen wissenschaftlichen Beitrag der Psychoanalyse ausmacht.

Jede Wissenschaft arbeitet mit festgelegten Annahmen und mit einer epistemologischen Strategie. Als Psychoanalytiker gehen wir von folgenden Annahmen aus:

– Die Entwicklungsperspektive macht eine entscheidende metapsychologische Dimension aus, mittels derer das Wesen der Person verständlich wird.
– Die Entwicklungsperspektive unterscheidet die Psychoanalyse von vielen anderen psychologischen Theorien.

– Die Entwicklungsperspektive geht davon aus, dass jegliches Verhalten Bedeutung und seine Geschichte hat.

– Entwicklung kann nur im Rahmen von Beziehungen stattfinden.

– Die Geschichte eines Kindes umfasst Generationen, zumindest die der Eltern, zusammen mit den Überzeugungen und Phantasien, die in die Weise einfließen, wie sie ihr Kind erziehen. Kulturelle Einflüsse werden durch die Eltern sowie durch andere Beziehungen und Erlebnisse im Verlauf der Kindheit vermittelt.

– Jegliches aktuelles Verhalten ist durch die ganz frühe, basale Eltern-Kind-Beziehung bestimmt worden, insbesondere durch die Ökonomie der Lust/-Unlust-Balance.

– Verhalten entwickelt sich in Phasen, in denen das jeweilige Niveau der seelischen und biologischen Funktionen frühere Phasen beeinflussen und von ihnen beeinflusst werden.

– Transformation ist das wesentliche Merkmal dieser epigenetischen Entwicklung.

– Keine Phase ist entscheidender als eine andere, und die Transformationen in der Entwicklung vollziehen sich über den gesamten Lebenslauf.

– Jede Entwicklungsphase bringt etwas Spezifisches in die Mischung ein. Dadurch können frühere Schwierigkeiten kompensiert werden oder Latentes aus der Vergangenheit zu intensiven Problemen durch Nachträglichkeit werden (Novick/Novick, 2001a).

Diese Annahmen skizzieren die Grundzüge unseres Modells der Elternarbeit, insofern die jeweiligen Eltern als anhaltend primäre Umwelteinflüsse in vielfältiger Weise das Leben des Kindes beeinflussen. Spezifisch für den Kontext unserer Überlegungen zur Spätadoleszenz ist die anhaltende Plastizität des adoleszenten Gehirns, die Möglichkeiten zu adaptiven Identifikationen und die besonderen Transformationsaufgaben in der Spätadoleszenz, die die jungen Leute und ihre Eltern herausfordern, sich für progressive Lösungen im offenen System zu entscheiden und die alten Muster von omnipotenten Überzeugungen innerhalb des geschlossenen Systems zur Seite zu legen.

Die Rolle des Vaters

Wenn wir die Entwicklungsaufgaben der Spätadoleszenz bedenken, stellen wir fest, wie die sich transformierenden Beziehungen zum Selbst und zum Anderen konvergieren, wie die Beziehungen zwischen dem Lustprinzip und dem Realitätsprinzip neu ausbalanciert werden und die Identität sich verfestigt. Wir stellten fest, dass viele Therapeuten, denen inzwischen grundsätzlich die Elternarbeit wichtig ist, trotzdem vornehmlich nur mit den Müttern arbeiten. Die verschiedensten theoretischen Richtungen haben immer schon dazu tendiert, mehr Gewicht auf die Mutterbeziehung als auf die Beziehung zum Vater zu legen. Dies könnte dazu führen, dass rationalisierend damit die Toleranz für das Vermeidungsverhalten der Väter erklärt wird. Oft werden praktische Schwierigkeiten angeführt, die es den Vätern so schwer machen zu kommen. Diese müssen ernst genommen werden. Aber unserer Ansicht nach (Novick/Novick, 2005) gibt es noch weitere, weniger bewusste Faktoren, die mit Angst und Phantasien über die Gewalttätigkeit und Vergeltungswut des Vaters zusammenhängen. Therapeutinnen und Therapeuten können gleichermaßen solche Ängste hegen.

Während wir diesen Artikel schrieben und darüber nachdachten, welche der Fälle wir auswählen sollten, wurde uns klar, dass eine fortschrittliche Entwicklung bei jeder Familie letztlich doch von der Beteiligung der Väter abhing. Ob sie nun anfänglich einbezogen waren oder auch nicht, früher oder später führte ihre aktive Beteiligung den Wendepunkt in der Behandlung jedes Patienten herbei. Dieses vorläufige Ergebnis hat weiterführende technische Implikationen zusätzlich zu der nicht zu bezweifelnden Bedeutung der Entwicklungsperspektive. Der Vaters gilt als wohl erforscht (Pruett, 1992; Lacan, 1997), als Brückenbauer zur Realität und zur Welt draußen; und unserer Erfahrung nach ist die Transformation der Beziehungen zu Mutter und Vater ausschlaggebend sowohl für junge Männer als auch für junge Frauen in Hinblick auf deren Identitätsbildung innerhalb des offenen Systems.

Technisch wirkt sich das auf die Behandlungsstruktur und das Netzwerk der an den Bündnissen für die Behandlung beteiligten Personen aus. Wenn sich die Väter nicht gleich von Anfang an einlassen, gilt es für die Therapeuten, flexibel für deren Beteiligung zu bleiben. Wahrscheinlich ist es noch wichtiger, seelisch offen zu bleiben und den Vater auf unserer geistigen Landkarte vom Gefüge der Repräsentationen im Patienten und in seiner Familie präsent zu halten. Dann können wir ehrlich für sie zur Verfügung stehen, sobald sie sich frei entscheiden können, an der Arbeit teilzunehmen.

Die Bedeutung des Arbeitsbündnisses

Die Feinfühligkeit in der Beziehung wächst mit dem zunehmenden Bewältigungsgrad des Arbeitsbündnisses. Die aktuellen Neurowissenschaften betonen auch, wie wichtig Bindung und Kommunikation für die Aufrechterhaltung der Plastizität des Gehirns und des Wachstums sind (Schore, 2000, 2002). Wieder scheint die Arbeit mit Spätadoleszenten wichtige Faktoren zusammenzuführen. Empirisch konnte nachgewiesen werden, dass das Behandlungsbündnis mit den Eltern mit dem Behandlungsergebnis bedeutsam korreliert (Kazdin et al., 2006; Garcia/Weisz, 2002; McCleod/Weisz, 2005; Novick et al., 1981). Insofern die Aufgaben des Arbeitsbündnisses einerseits mit der seelischen Organisation im offenen System korrespondieren und wir andererseits die

Behandlung als Bewegung aus dem hauptsächlichen Funktionieren im geschlossenen System heraus zu besserer Selbstregulation im offenen System konzipiert haben, folgt daraus, dass die begleitende Elternarbeit während der Behandlung von Kindern und Jugendlichen jeglichen Alters zur Steigerung des Therapieerfolgs beiträgt (Novick/Novick, 1998, 2000, 2002b).

2005 beschrieben wir in unserem Buch die unterschiedlichen Quellen des Widerstands gegen wirklich psychoanalytische Elternarbeit aufgrund sozialhistorischer, theoretischer, dynamischer und politischer Faktoren. Dem möchten wir einen weiteren historischen Gesichtspunkt hinzufügen: Viele der frühen Kinderanalysen wurden von einer sehr eng begrenzten Gruppe von Kollegen durchgeführt. Beispielsweise analysierte Melanie Klein ihre eigenen Kinder und Anna Freud mehrere Kinder ihrer besten Freundin sowie mehrere von deren Klassenkameraden. Unter solchen Umständen war Elternarbeit nicht möglich und mit den Eltern konnte kein Arbeitsbündnis geschlossen werden, damit in den Eltern eine dynamische Veränderung begonnen und systematisch durchgearbeitet werden könnte.

Die Kinder- und Jugendlichen-Analyse hat sich weiterentwickelt und ist unserer Meinung nach nun so weit zu akzeptieren, wie nützlich und wirkkräftig die Elternarbeit für jede Altersstufe einschließlich der Adoleszenz ist. Das Modell entwickelt sich weiter und wirft noch viele zu lösende technische Fragen auf. Unsere Erfahrungen, die wir experimentierend über 20 Jahre hinweg gemacht haben, ermöglichen uns, unseren Kolleginnen und Kollegen folgende technische Empfehlungen an die Hand zu geben.

Technische Empfehlungen

Wir benutzen das ganze Repertoire psychoanalytischer Interventionen.

Störungen in der Entwicklung von Elternschaft lasen sich als eine der therapeutischen Arbeit zugängliche Pathologie beschreiben. Daraus folgt, dass wir es für notwendig und angemessen erachten, das ganze Repertoire an Konzepten und Behandlungstechniken aus der Einzelarbeit mit kindlichen, jugendlichen und erwachsenen Patienten in die Elternarbeit einzubringen. Wir definieren die Elternarbeit nicht negativ, d. h., was sie nicht ist oder welchen Einschränkungen sie unterliegt. Für uns ist sie im eigenen Recht wesentlich, bedeutsam und legitim. Die Elternarbeit schließt deshalb Interventionen ein, die traditioneller Weise für das Verstehen und zur Handhabung der Behandlungstechnik als »therapeutisch« galten, wie beispielsweise die Abwehranalyse, Versprachlichung, Einsicht, Rekonstruktion, Deutung und die Arbeit mit Übertragung und Gegenübertragung.

Zusätzlich zu den traditionellen Techniken wie Psychoedukation, Ich-Stützung, Validierung, Vorbildhaftigkeit, Spannungserleichterung etc., die weitreichend die Arbeit in der Elternberatung strukturieren, können wir nachweisen, wie relevant und nützlich der Einsatz des ganzen Spektrums der Behandlungstechnik ist, wenn der Therapeut in Schwierigkeiten gerät, sobald er vor der Anwendung all dieser Techniken zurückschreckt bzw. wie hilfreich dies ist, sobald *Deutung* und *Durcharbeiten* entscheidend sind, um das zweifache Behandlungsziel wirklich zu erreichen.

Wir haben die Erfahrung gemacht, dass der Einsatz des ganzen Spektrums der Behandlungstechniken in der begleitenden Elternarbeit mit den Einzeltherapien der Eltern weder in Konkurrenz gerät noch diese stört. Stattdessen erleichtert sie es den Eltern, sich in Einzeltherapie überweisen zu lassen und gleichzeitig die Beziehungsarbeit mit dem Kinderanalytiker an der Elternschaft aufrechtzuerhalten. Die begleitende Elternarbeit fokussiert ausschließlich auf die Eltern-Kind-Beziehung und darüber hinaus nur auf solche Momente im Leben der Eltern, die für ihre Beziehung zu ihren Kindern relevant sind. Deshalb können wir in dem eng umschriebenen Bereich der Elternschaft, auf den wir fokussieren, ohne Schwierigkeiten das ganze Spektrum unserer Fertigkeiten einbringen.

Erfolgreiche Elternarbeit erfordert, innerlich vom doppelten Ziel
der Behandlung überzeugt zu sein, und deren explizite Benennung.

Nach Anna Freud (1970) zielt die Kinderanalyse darauf, das Kind auf den Weg zur gesunden Weiterentwicklung zu bringen. Wir erweiterten diese Vorstellung um ein integrales zweites Ziel: den Eltern zu helfen, die Entwicklungsphase von Elternschaft zu erreichen, d. h., die Eltern auf den Weg zur gesunden Weiterentwicklung im Erwachsenenalter zu bringen mit Elternschaft als einer ihrer Entwicklungsphasen.

Unser Konzept von der Eltern-Kind-Beziehung bietet den Rahmen zur behandlungstechnischen Entwicklung der Elternarbeit sowohl in Hinblick auf Widerstände als auch auf entwicklungstherapeutische Hilfestellungen. Das Ziel der Kinder- und Jugendlichen-Analyse lässt sich neu formulieren: Es umfasst nicht nur die Wiederherstellung der gesunden Weiterentwicklung des Kindes, sondern auch die Wiederherstellung der Eltern-Kind-Beziehung als potenziell lebenslängliche gegenseitige Ressource, die pathologisch gestört war. Aus diesem Grund bleiben wir über den gesamten Verlauf der Kinder- oder Jugendlichen-Analyse wachsam für dieses doppelte Ziel.

Diese Vorstellung bleibt nicht nur eine implizite Annahme, sondern wird auch aktiv und explizit gemacht. Wir teilen den Eltern früh in der Evaluierungsphase mit, dass unsere gemeinsamen Anstrengungen diese beiden Ziele verfolgen. Wir arbeiten an diesem Gedanken, bis er für die weiterführende Behandlung zu einer intrinsischen Motivation geworden ist.

Er ist jedoch nicht nur eine intrinsische Motivation für die Eltern, auch der Analytiker muss ehrlich davon überzeugt sein. Die Eltern haben ein Gespür für

Authentizität und Kompetenz des Analytikers, dem sie ihr Kind, gar ihr fast erwachsenes Kind anvertrauen wollen. Weil in unserem derzeitigen kulturellen Klima schnelle Reparaturen verherrlicht werden, fühlen sich Psychoanalytiker zu verletzlich und sind oft wenig zuversichtlich, wenn sie die Empfehlung für eine lange, intensive Behandlung aussprechen möchten. Jeder der fünf oben beschriebenen Patienten und jeder seiner Eltern kam mit seinem eigenen Behandlungsplan. Vier von ihnen nahmen Medikamente oder standen unter dem Druck der Familie, sich Medikamente verschreiben zu lassen. Der fünfte betrieb missbräuchliche Selbstmedikamentierung mittels Rauschmittelabusus. Es bedarf der Zuversicht und der Unterstützung, um standfest zu bleiben für eine evidente Wirksamkeit der Analyse, insbesondere für eine Analyse mit begleitender Elternarbeit.

Es übersteigt den Umfang dieser Abhandlung, um im Detail die vielen Wege aufzuzeigen, auf denen die jungen Therapeuten diese Hindernisse überwinden können, aber es ist wichtig, weiter darüber zu diskutieren. Man kann sich dem nähern, wenn wir den Fokus auf die seelischen Muskeln des Therapeuten legen, damit sie zuversichtlich werden, Unsicherheiten und Frustrationen auszuhalten, Feindseligkeit standzuhalten in dem Wissen, dass sie mit ihren Patienten und deren Eltern schlimme Zeiten durchmachen müssen (Novick/ Novick, 2010, 2012).

Der Unterschied zwischen der Schweigepflicht
und der Geheimhaltung ist zentral.

Schweigepflicht lässt sich präziser definieren, wenn wir Privatsphäre und das Verschweigen von Geheimnissen gegenseitig voneinander abgrenzen. Mit Eltern und Jugendlichen sprechen wir darüber, dass Gedanken und Gefühle wirklich ganz privat sind, während Handlungen öffentlicher Natur sind. Sicherheit ist klinisch die absolut notwendige Voraussetzung. Für die Behandlung wäre es destruktiv und möglicherweise für den Jugendlichen gefährlich, wenn bedenkliche Handlungen verschwiegen würden. Die Schweigepflicht dient der Sicherung der Privatsphäre, darf aber nicht zur Abschottung von Geheimnissen missbraucht werden. Klinisch wollen wir Geheimnisse therapeutisch erforschen und einsichtig machen, damit die Jugendlichen und ihre Eltern beginnen, Freude zu entwickeln, wenn sie sich gegenseitig gewinnbringend austauschen und miteinander kommunizieren.

Das ist einer der sensibelsten und schwierigsten Aspekte der Jugendlichentherapie. Die Sorge um die Schweigepflicht galt Jugendlichentherapeuten immer als ein gewichtiger Grund, begleitende Elternarbeit zu vermeiden (Novick/Novick, 2009). In unserem Buch zur Elternarbeit (2005) schrieben wir:

Auf Grund der Erfahrungen, die wir mit der Behandlung von Familien gemacht haben, arbeiten wir heute in den Therapien von Patienten jeden Alters mit einer Hierarchie klinischer Werte. Die Gewährleistung von Sicherheit – für den Patienten, die Eltern und den Therapeuten – steht dabei an oberster Stelle. Das Kind vor negativen Einflüssen zu schützen ist in seinem eigenen Interesse. Damit sind die Prioritäten des therapeutischen Settings vorgegeben. Vertrauen und Geborgenheit sind wesentliche Elemente des Sicherheitsgefühls. Wenn das Kind weiß, dass seine Gedanken und Gefühle als sein privates, eigenes psychisches Leben respektiert werden, kann es sie nach und nach auch mit dem Analytiker teilen. Fortschritte auf der Entwicklungslinie des Selbstgefühls bringen zugleich ein wachsendes Vertrauen in die Privatheit und Intimität der eigenen Psyche mit sich. Auch das Wissen, dass Verhaltensweisen, die anderen Menschen oder das Selbst gefährden, in der Therapie auf jeden Fall zur Sprache kommen werden, vermittelt dem Kind, das Angst vor Kontrollverlust hat, ein Sicherheitsgefühl, denn es spürt, dass ein Anderer ihm helfen wird, mit seinen Impulsen fertig zu werden. (zit. n. d. dt. Ausgabe von 2009: 81)

Begleitende Elternarbeit bestätigt die zentrale Bedeutung der Eltern und der primären Liebe der Eltern für ihr Kind.

Von Anfang an bemühen wir uns explizit, mit den Eltern eine Partnerschaft (Arbeitsbündnis) aufzubauen, um sie in ihrer weiterhin wichtigen Rolle für ihr Kind zu unterstützen. Damit sie sich wirklich auf die Transformationen einlassen können, sprechen wir sie kontinuierlich an, wenn sie sich mittels Externalisierung ihrer Verantwortung entledigen möchten. Es gibt viele Gründe dafür zu externalisieren, angefangen von charakteristischen Abwehrstrategien, über Erschöpfung und Hilflosigkeit angesichts der Pathologie des Jugendlichen. In der Anfangsphase arbeiten wir intensiv daran, dass die Eltern im seelischen Leben des Jugendlichen ihren richtigen Ort finden und dass der Jugendliche zentral in der sich stabilisierenden Phase von Elternschaft in den Eltern seinen richtigen Platz findet.

Die Eltern kommen meist dann, wenn sie Trost für ihren Ärger und ihre Hilflosigkeit suchen, ganz häufig wegen schrecklicher Schuld- und Schamgefühle darüber, dass sie die Liebe zu ihrem Kind scheinbar verloren haben. Aber ohne diese Liebe kann es zu keiner Behandlung und zu keiner Veränderung kommen. Der Analytiker muss den Glauben daran, dass doch irgendwo die Liebe da ist, aufrechterhalten und sich darauf konzentrieren, den Eltern zu helfen, dazu wieder Zugang zu gewinnen, sie wieder zu entdecken und weiterzuentfalten. Wenn der Analytiker daran nicht voller Überzeugung arbeiten kann, wird es ihm auch nicht gelingen, die Eltern zu respektieren und für sie zu sorgen. Ohne die entsprechende Fürsorge wird die Behandlung scheitern, weil die Eltern sich kritisiert und abgelehnt fühlen.

Unserer Erfahrung nach wirkt unser Model der dynamischen begleitenden Elternarbeit mit der Betonung auf die Entwicklung des Arbeitsbündnisses mit den Eltern auf der Grundlage von gegenseitigem Respekt und Vertrauen, die die potenzielle primäre Elternliebe erschließt, nicht nur bei Kindern, sondern auch bei Adoleszenten.

Übersetzung aus dem Amerikanischen
von Peter Bründl, München

Literatur

Benedek, T. (1959): Parenthood as a developmmental phase: a contribution to the libido theory. *J. Amer. Psychoanal. Assn.*, 7: 389–417.

DeVito, E./Novick, J./Novick, K. K. (1994): Interferenze culturali nell' ascollo degli adolescenti. *Adolescenza*, 3: 10–14.

DeVito, E./Novick, J./Novick, K. K. (2000): Cultural interferences with listening to adolescents. *J. I. C. A. P.*, 1: 77–95.

Erikson, E. (1950): *Childhood and Society*. New York (W. W. Norton & Company).

Freud, A. (1995 [1958]): Adolescence. *Writings*, 5: 136–166.

Freud, S. (1911): Formulations on the two principles of mental functioning. *Standard Edition*, 12: 213–226.

Furman, E. (1995): Working with and through parents. *Child Analysis*, 6: 21–42.

Furman, E. (1999): The impact of parental interventions. *Int J. Psycho-Anal.*, 80: 172.

Garcia, J./Weisz, J. (2002): When youth mental health care stops therapeutic relationship problems and other reasons for ending youth outpatient treatment. *J. of Consulting and Clinical Psychology*, 70: 439–443.

Giedd, J. et al. (2009): Anatomical brain magnetic imaging of typically developing children and adolescents. *J. Am. Acad. Child Adolesc. Psychiatry*, 48(5): 465–470.

Glenn, J. et al. (1978): The role of parents in child analysis. In: Glenn, J. (Hrsg.): *Child Analysis and Therapy*. New York (Jason Aronson).

Hyman, S. (2009): How adversity gets under the skin. *Nature Neuroscience*, 12(3): 241–243.

Kazdin et al. (2006): Child-therapist and parent-therapist alliance and therapeutic change in the treatment of children referred for oppositional, aggressive, and anti-social behaviour. *J. of Child Psychology and Psychiatry*, 47: 436–445.

Lacan, J. (1997): *Ecrits: A Selection*. New York (W. W. Norton & Company).

McCleod, B./Weisz, J. (2005): The therapy process observational coding system – alliance scale: measure characteristics and predictions of outcome in usual clinical practice. *J. of Consulting and Clinical Psychology*, 73: 323–333.

National Research Council and Institute of Medicine (2000): *From Neurons to Neighborhoods: The Science of Early Development.* Washington DC.

Novick, J. (1990): Comments on termination in child, adolescent and adult analysis. *Psychoanal. Study Child*, 45: 419–436.

Novick, J. et al. (1981): Patterns of termination in an outpatient clinic for children and adolescents. *J. American Academy of Child Psychiatry*, 20: 834–844.

Novick, J./Novick, K. K. (2000): Love in the therapeutic alliance. *JAPA*, 48: 189–218.

Novick, J./Novick, K. K. (2001a): Trauma and deferred action in the reality of adolescence. *Amer. J. of Psychoanal.*, 61 43–61.

Novick, J./Novick, K. K. (2001b): Parent work in analysis. Children, adolescents and adults. Part I: the evaluation phase. *J. Infant, Child, and Adolescent Psychotherapy*, 1: 55–77.

Novick, J./Novick, K. K. (2002a): Parent work in analysis. Children, adolescents and adults. Part III: middle and pre-termination phases of treatment. *J. Infant, Child, and Adolescent Psychotherapy*, 2: 17–41.

Novick, J./Novick, K. K. (2002b): Two systems of self-regulation. Psychoanalytic Approaches to the Treatment of Children and Adolescents. Special issue. *J. Psychoanal. Social Work*, 8: 95–122.

Novick, J./Novick, K. K. (2004): The superego and the two-systems-model. *Psychoanal. Inquiry*, 24: 232–256.

Novick J./Novick, K. K. (2005): Working with parents makes therapy work. Lanham, Md. [Dt.: Novick, J./Novick, K. K. (2009): *Elternarbeit in der Kinderpsychoanalyse. Klinik und Theorie.* Frankfurt a. M. (Brandes & Apsel).]

Novick, J./Novick, K. K. (2006): *Good Goodbye. Knowing How to End in Psychotherapy and Psychoanalysis*, Landham, MD. [Dt.: Novick, J./Novick, K. K. (2008): *Ein guter Abschied. Die Beendigung von Psychoanalysen und Psychotherapien.* Frankfurt a. M. (Brandes & Apsel).]

Novick, J./Novick, K. K. (2009): Expanding the domain: privacy, secrecy, and confidentiality. *Annual of Psychoanal.*: 36–37.

Novick, J./Novick, K. K. (2011): *Mastery or trauma: the adolescent choice.* Vortrag auf der Tagung der International Society for Adolescent Psychiatry and Psychology, Berlin, September 2011.

Novick, K. K./Novick, J. (1998): An application of the concept of the therapeutic alliance to sadomasochistic pathology. *J. Amer. Psychoanal. Assn.*, 46: 813–846.

Novick, K. K./Novick, J. (2002a): Parent work in analysis. Children, adolescents, and adults. Part II: recommendations, beginning and middle phases of treatment. *J. Infant, Child, and Adolescent Psychotherapy*, 2: 1–27.

Novick, K. K./Novick, J. (2002b): Parent work in analysis. Children, adolescents and adults: Part IV: termination and post-termination phases of treatment. *J. Infant, Child, and Adolescent Psychotherapy*, 2: 43–55.

Novick, K. K./Novick, J. (2008): *The dynamic interaction of transformations of parental and adolescent defences: the importance of parent work concurrent with adolescent analysis.* Workshop auf dem Annual Meeting of the Association for Child Psychoanalysis, St. Louis, Mai 2008.

Novick, K. K./Novick, J. (2010): *Emotional Muscle: Strong Parents, Strong Children.* Indiana (Xlibris).

Novick, K. K./Novick, J. (2011): Building emotional muscle in children and parents. *Psychoanal. Study Child,* 65: 131–151.

Pruett, K. (1992): Latency development in children of primary nurturing fathers – eight years follow up. *Psychoanal. Stuy Child,* 47: 85–101.

Reiss, D. (2011): Parents and Children linked by psychopathology, but not by clinical care. *JAACAP,* 50(5): 431–434.

Salberg, J. (2010): *Good Enough Endings: Breaks, Interruptions and Terminations from Contemporary Relational Perspectives.* London (Routledge).

Schlesinger, H. (2005): *Endings and Beginnings: On the Technique of Terminating Psychotherapy and Psychoanalysis.* London (Routledge).

Schore, A. N. (2000): Attachment, the right brain, and empathic processes within the therapeutic alliance. *Psychologist Psychoanalyst,* 20: 8–11.

Schore, A. N. (2002): Advances in neuropsychoanalysis, attachment theory, and trauma research: implications for self psychology. *Psychoanal. Inquiry,* 22: 433–484.

Winnicott, D. W. (1965): *The theory of parent-infant relationship. The Maturational Processes and the Facilitating Environment.* New York (Hogarth Press): 37–55.

Yanof, J. (2005): Review of »Working With Parents Makes Therapy Work«. *JAPA,* 54.

Young-Bruehl, E. (2011): *Childism: Confronting prejudice Against Children.* New Haven (Yale University Press).

Anita G. Schmukler / Paula G. Atkeson

Übertragungs- und Gegenübertragungsphänomene im Verlauf der Supervision von Kinder- und Jugendlichen-Analysen

Die Supervisoren von Ausbildungskandidaten für Kinder- und Jugendlichen-Analyse stehen klinisch vor viel komplexeren Schwierigkeiten als die, die vergleichsweiseweise meist während der Supervision von Behandlungen erwachsener Patienten auftauchen. Woher kommt diese Komplexität? Zunächst einmal lernt der Ausbildungskandidat für Kinder und Jugendliche, dass er mit ganz verschiedenen Übertragungsphänomenen umgehen muss. Beispielsweise muss der Ausbildungskandidat achtsam auf seine Reaktionen gegenüber dem Kind bzw. dem Jugendlichen während der Analyse sein, aber der Kinder- und Jugendlichen-Analytiker trifft sich – und reagiert darauf ebenso mit seinem Unbewussten – auch mit den Eltern und anderen wichtigen Bezugspersonen aus der Umwelt des Kindes, etwa Lehrer, Seelsorger, Rechtsanwälte, Fußballtrainer etc. Während der Supervisor dem Kandidaten hilft, die Auswirkungen dieser Begegnungen auf das Kind oder den Jugendlichen zu verstehen, soll der Kandidat auch vorurteilsfrei mit seiner analytischen Haltung die eigenen Empfindungen gegenüber diesen Personen erforschen. Es ist entscheidend, dass die Kandidaten lernen, nicht nur gegenüber dem Kind oder dem Jugendlichen in Analyse die eigenen inneren Entsprechungen zu analysieren, sondern auch die gegenüber den Eltern, Lehrern und all den anderen wichtigen Personen in der Welt der Kinder und Jugendlichen.

Hinzu kommt als weiterer Faktor, dass Kinder- und Jugendliche in der Analyse zum Agieren und zum Durchbruch archaischer Impulse tendieren. Dadurch unterscheiden sich diese Behandlungen deutlich von der Erwachsenanalyse, was die Gegenübertragung betrifft. So kann ein Vierjähriger mit seinen Konflikten und seinen noch unentwickelten Abwehrstrategien im Ausbildungskandidaten intensive innere Entsprechungen hervorrufen, die aus der eigenen kindlichen Entwicklungsgeschichte des Kandidaten herrühren. Ein 16-Jähriger mit seinem möglicherweise gefährlichen provokativen Verhalten könnte in dem Analytiker in Ausbildung eine Unzahl tiefer Gefühle auslösen. Erinnert dieses Verhalten an das des Kandidaten während seiner eigenen Adoleszenz? Stimuliert es vergleichbare Konflikte? Die Ausbildungskandidaten für Kinder- und Jugendlichen-Analyse fürchten sich möglicherweise vor den Gefühlen, die die Analyse des Kindes bzw. Jugendlichen auslöst. Dann ist es die Aufgabe der Supervisoren, den Kandidaten bei der Klärung dessen zu helfen, was im Inneren der Kandidaten stattfindet, damit die Kandidaten produktiv über ihre Erfahrungen nachdenken können.

Ausagieren in der Übertragung beschränkt sich nicht nur auf kleine Kinder. Die jugendlichen Patienten zeitigen möglicherweise ein provokatives Verhalten. Dann ist es die Aufgabe der Supervisoren, den Ausbildungskandidaten zu helfen, konsequent mit dem Material zu arbeiten. Der Spätjugendliche evoziert möglicherweise in seinem Therapeuten Gefühle, die aus der Spätadoleszenz des Ausbildungskandidaten selbst stammen, aber dem Supervisor könnte es dabei ähnlich gehen. Wenn der Ausbildungskandidat und sein Supervisor die Konflikte und Abwehrstrategien des Patienten gemeinsam mitmachen, kann dadurch wertvolles Material für die Analyse des Kindes bzw. Adoleszenten verlorengehen.

Wenn der Spätadoleszente in provokativer Weise agiert, kann der Supervisor dem Kandidaten helfen, dadurch ausgelöste Gefühle wahrzunehmen. Beispielsweise könnte ein Ausbildungskandidat, der in seiner Jugend sehr schüchtern war, unbewusst lustvoll am Ausagieren seines jugendlichen Patienten teilhaben. Andererseits könnte ein ängstlicher Kandidat zu schnell das provozierende Verhalten seines spätadoleszenten Patienten ansprechen, sodass das unentfaltet bleibende Material dann nicht stringent analysiert werden kann. Die Supervisoren haben die Aufgabe, die Kandidaten darin zu unterstützen, solche komplexen Zusammenhänge zu bedenken und zur Sprache zu bringen.

Besonders kritisch in der Supervision von Ausbildungskandidaten für psychoanalytische Kinder- und Jugendlichen-Psychotherapie ist es, ob der Supervisor die Übertragung seines Supervisanden auf den Supervisor erkennt, aber auch seine eigene Übertragung oder Gegenübertragung auf den Kandidaten wahrnimmt. Dabei ist es entscheidend, dass sowohl der Supervisor als auch der Ausbildungskandidat für Kinder und Jugendlichen-Analyse zwischen Übertragungs- und Gegenübertragungsreaktion unterscheiden können. Worum geht es hier grundlegend? Die Übertragung entwickelt sich, wenn der Ausbildungskandidat oder der Supervisor den anderen als Repräsentanten eines primären Objekts, d. h. der Mutter, des Vaters oder eines frühen Geschwisters, erlebt. Dementsprechend wird die Reaktion auf das aktuelle individuelle Gegenüber überdeterminiert sein und sich in der aktuellen Situation als unangemessen erweisen. Wenn der Kandidat auf seinen Supervisor mit einer konflikthaften Übertragung reagiert, dann fühlt er sich möglicherweise wie ein kleines Kind gegenüber seinen Eltern eingeschüchtert, aber er könnte auch ganz andere Reaktionen zeigen.

Andererseits könnte ein Ausbildungskandidat seinem Supervisor mit der Haltung eines sich überschätzenden und provokativen Spätjugendlichen begegnen. Die auf den Supervisor gerichteten Übertragungsphänomene könnten aber auch Verschiebungen von Gefühlen darstellen, die eigentlich dem Lehranalytiker des Kandidaten gelten. Umgekehrt könnten die Übertragungsphänomene des Ausbildungskandidaten auf den Supervisor als Idealisierung des Supervisors erlebt werden und es dem Kandidaten erschweren, eigenständig zu denken. Aufgrund seiner Gegenübertragungsgefühle zum Kandidaten könnte der Supervisor ihn als seine frühe Elternfigur erleben und von ihm unbewusst erwarten, dass der Supervisand schon für ihn sorgen und ihn unterstützen wird. In solch einem Fall gibt der Supervisor möglicherweise unangemessen vertrauliche Informationen weiter und macht damit dem Kandidaten mit seinen doch schon konflikthaften Gefühlen die Supervision noch schwieriger. Bedingt durch die Übertragung des Supervisors könnte der Kandidat ein bedrohliches Objekt oder eine der vielen Gestalten aus der Vergangenheit des Supervisors repräsentieren. Wenn der Supervisor seinem Kandidaten unter der Perspektive unbewusster Übertragungskonflikte begegnet, könnte er den Ausbildungskandidaten wie ein Geschwister der frühen Kindheit erleben und dementsprechend konflikthaft mit ihm rivalisieren.

Die Gegenübertragung entwickelt sich, wenn der Supervisand oder der Supervisor auf die Übertragung des Anderen innerhalb der Dyade unbewusst reagiert. Weil dieser Prozess unbewusster Natur ist, kann seine Wahrnehmung hilfreich dazu beitragen, den Supervisionsprozess zu vertiefen und die Entwicklung des Kandidaten zum Kinder- und Jugendlichen-Psychoanalytiker produktiv voranzutreiben. Der Begriff »Gegenübertragung« hat in der derzeitigen wissenschaftlichen Diskussion und Literatur vielfältige Bedeutungen angenommen; wir beschränken hier die Definition von Gegenübertragung auf die unbewussten Reaktionen in Entsprechung zu den Übertragungen der anderen Person. Im Supervisionsprozess ist es besonders wichtig, zwischen Übertragung und Gegenübertragung zu differenzieren. Verhalten wir uns wie gegenüber einer Person der Vergangenheit oder reagieren wir konflikthaft? Reagieren wir auf die Übertragungsphänomene des Gegenübers? Wenn der Supervisor das in sich differenzieren kann, dann kann er seinen Supervisanden darin unterstützen, für seinen Patienten einen Deutungsrahmen zu entwickeln, der am besten hilft. Wenn zwischen dem Ausbildungskandidaten für Kinder- und Jugendlichen-Psychoanalyse und seinem Supervisor unbewusste Konflikte am Werk sind, die nicht wahrgenommen werden und keine Bedeutung erlangen, dann werden sich die Folgen davon konsequenterweise in der analytischen Arbeit des Kandidaten mit seinem kindlichen bzw. jugendlichen Patienten und in der begleitenden Elternarbeit zeigen.

Regression innerhalb des Supervionsverlaufs

Kandidaten in der Ausbildung zum Kinder- und Jugendlichen-Analytiker regredieren möglicherweise während der analytischen Arbeit mit dem Kind bzw. dem Jugendlichen. Die Regressionen können durch das Spielverhalten und durch Phantasien ausgelöst werden, die ganz grundlegend zur Kinderanalyse gehören. Die Regressionen im Kinder- und Jugendlichen-Analytiker in Ausbildung können auch durch die Konflikte und Abwehrstrategien seines spätadoleszenten Patienten ausgelöst werden, weil diese im Kandidaten phasenspezifische Konflikte in seiner eigenen Vergangenheit reaktivieren. Wenn der Kandidat ganz mit dem Kind oder dem Adoleszenten identifiziert ist, sich dieses Vorgangs aber nicht bewusst ist, dann regrediert er möglicherweise in der begleitenden Elternberatung. Häufig geschieht Regression aber auch in der Supervision, weil der Kandidat sie aus seiner Lehranalyse in die Supervision verschiebt. Immer wenn solche Situationen unverstanden bleiben, entsteht ein Beeinträchtigungspotenzial, das sich auf die Arbeit des Kandidaten mit seinem Patienten, mit dessen Eltern und auf einen fruchtbaren Supervisionsprozess auswirkt. Wahrscheinlich erkennt der Kandidat solche Verschiebungen nicht. Für ihn ist es dann besonders hilfreich, wenn er darüber Einsicht gewinnt. Sollte der Kandidat beispielsweise seinen Supervisor idealisieren und ständig ungefragt Interventionsvorschläge annehmen, dann sollte ihn der Supervisor taktvoll darauf hinweisen. Wenn der Kandidat gesteht: »Ich habe mir gewünscht, Sie könnten im Zimmer dabei gewesen sein. Nur Sie hätten genau gewusst, wie die Deutung hätte heißen müssen«, dann könnte der Supervisor hinterfragen, ob der Kandidat etwa an seinem eigenen klinischen Urteilsvermögen zweifle.

In der Arbeit mit einem im therapeutischen Prozess zur idealisierenden Übertragung neigenden spätadoleszenten Patienten identifiziert sich der Analytiker in Ausbildung möglicherweise zu gerne mit dieser Haltung und idealisiert nachfolgend seinen Supervisor dann noch mehr.

Wenn der Ausbildungskandidat gegenüber seinen kindlichen oder adoleszenten Patienten oder dessen Eltern rivalisierende, neidvolle oder aggressive Übertragungsphänomene zeitigt und dies auf den Supervisior verschiebt, dann wirken dabei ganz verschiedene Faktoren zusammen. Beispielsweise könnte der Kandidat unbewusst dazu tendieren, das zu wiederholen, was in der Elternarbeit aufgekommen ist, damit sein Supervisor diese Situation besser erfassen kann. Man bezeichnet solche Vorgänge gerne als »Parallelprozess«, der natürlich vielfältig (über-)determiniert ist. Aber der Kandidat könnte sich auch sicherer fühlen, wenn er mit seinem Supervisor rivalisiert, aber nicht mit den Eltern seines analytischen Patienten oder gar mit seinem eigenen Lehranalytiker.

Wenn beispielsweise ein Spätadoleszenter in Analyse darüber nachdenkt, auf welche Universität er gehen sollte, welche Karriere er anstrebt, könnte der behandelnde Ausbildungskandidat unbewusst mit ihm rivalisieren, weil solche Entscheidungen leider schon hinter dem Kandidaten selbst liegen und er gegenwärtig keine weiteren Optionen mehr hat. Wenn dann sowohl der Supervisor als auch der Ausbildungskandidat diesen Patienten beneiden, kann der therapeutische Prozess in eine Sackgasse geraten. Insofern ist es entscheidend, dass der Supervisor sehr taktvoll dem Kandidaten unbewusste Verstrickungen zur Sprache bringt, damit der analytische Prozess nicht aus der Bahn gerät.

Alle diese Faktoren müssen bedacht werden und nach Möglichkeit dem Kandidaten bewusst gemacht werden. Damit wollen wir aber nicht vorschlagen, dass der Supervisor dem Kandidaten Übertragungsdeutungen gibt. Stattdessen könnte der Supervisor in Verschiebung andere Beispiele zitieren, die die Fähigkeit des Kandidaten zur aufrichtigen Selbsterforschung stärken. Beispielsweise könnte der Supervisor eine Vignette aus seiner eigenen klinischen Arbeit mit dem Kandidaten teilen. Der könnte dadurch aus der Distanz vielleicht objektiver über sein Material nachdenken.

Theoretische Positionen, die der Abwehr dienen

Versichert ein Ausbildungskandidat, dass seine theoretische Position stimmiger ist als die seines Supervisors, dann könnte damit in der Tat seine Haltung, das Material zu verstehen, überlegen sein. Zuweilen aber dient dies als Widerstand gegen Rivalitätskonflikte, die auftauchen, wenn der Ausbildungskandidat sein Material aus der psychoanalytischen Behandlung seines kindlichen oder jugendlichen Patienten vorträgt. So könnte beispielsweise ein Kandidat auf »seiner radikal verschiedenen theoretischen Perspektive« beharren. Wenn der Supervisor dann nachfragt, ob es Gemeinsamkeiten zwischen den beiden Perspektiven gebe, entgegnet der Kandidat seinem Supervisor anerkennend: »Anscheinend haben Sie doch immer die bessere Intervention.« Ein älterer Kandidat für Jugendlichenpsychoanalyse meinte schließlich: »Ich kann es einfach nicht ertragen, wenn Sie meinen Patienten besser verstehen als ich selbst.« In solch einem Fall braucht der Supervisor dies nicht weiter auszuführen, weil dem Kandidaten selbst bewusst geworden war, dass er rivalisiert, und er dann damit anfing, das Material in seiner subjektiven Bedeutung für ihn selbst ausführlich zu analysieren. Die dadurch gewonnene Einsicht veränderte die Supervision dramatisch.

Wenn der Spätadoleszente sich in seiner Analyse vor allem mit philosophischen Widersprüchen und theoretischen Auseinandersetzungen beschäftigt, die seine inneren Konflikte widerspiegeln, dann kann dies vor allem zu Abwehrzwecken dienen. Wenn der Kandidat in seiner unbewussten Identifikation mit solch einer Haltung das Material in die Supervision bringt, in der es um theoretische kontroverse Auseinandersetzungen geht, dann zeigt sich aber eher der Parallelprozess in der Supervisionsstunde.

In einem anderen Fall entgegnete der Kandidat in Kinderpsychoanalyse auf jeglichen Vorschlag seines Supervisors: »Oh, das habe ich auch gesagt.« Als der Supervisor dazu bemerkte: »Ich finde das recht interessant, wie oft wir gleichzeitig den selben Gedanken haben«, erwiderte der Kandidat: »Nun, immer ist das nicht so. Aber ich hasse einfach das Gefühl zu haben, ein Anfänger zu sein, wenn diese Eltern zur Stunde kommen. Manchmal sage ich Ihnen, ich hätte etwas diesbezüglich gesagt, weil es mir während der Stunde durch den Kopf gegangen war, ohne dass ich es ausgesprochen hätte.« Daraus entwickelte sich in der Supervison eine fruchtbare Diskussion über die Verschiebung sowohl aus der Elternarbeit des Kandidaten als auch aus seiner Lehranalyse, deren Abschluss schon mehrere Jahre zurücklag.

Idealisierung und Wettstreit innerhalb des Supervisionspaares

Zuweilen geschieht es, dass der Supervisor dazu neigt, seinen Kandidaten zu idealisieren und ihm ein viel höheres Maß an psychoanalytischer Kompetenz zuzuschreiben, als dieser tatsächlich hat. Ein Supervisor konsultierte einen Kollegen, weil er schrecklich enttäuscht darüber war, wie sein Supervisand in einem Seminar, das von einem auswärtigen Analytiker geleitet worden war, sich mit seinem Material präsentiert hatte. Weil er merkte, wie massiv sein Konflikt war, hatte dieser Supervisor dann um eine Einzelsupervisionsstunde nachgefragt. Während dieser kurzfristigen Arbeit konnte dieser Supervisor seine Phantasie in Worte fassen, der Kandidat sei sein Kind; deshalb wünsche er sich, dass dieser Ausbildungskandidat »der Beste von allen« sein müsse. In einem anderen Fall hatte sich der Supervisor dermaßen mit seinem Supervisanden identifiziert, dass der Supervisor »völlig enttäuscht« von seinem Kandidaten war, weil der in seiner Behandlung zu Interventionen griff, die dem Niveau seiner Ausbildung entsprachen, aber nicht so hervorragend waren, wie der Supervisor antizipiert hatte. Hier ging es also um die kritische Identifikation des Supervisors mit seinem Ausbildungskandidaten. Nachdem das Material durchgearbeitet worden war, konnte der Supervisor merklich wirkungsvoller arbeiten.

So zeigt sich, dass sowohl Supervisor als auch Ausbildungskandidat in jeweils unbewusster Weise aufeinander bezogen sein können. Das sich vertiefende Prozessverständnis kann helfen, Störungen in der psychoanalytischen Behandlung der Patienten und in der begleitenden Elternarbeit zu vermeiden. Beispielsweise könnten sich bei einem Kandidaten erste Anzeichen finden, dass in seiner Beziehung zu seinem kindlichen oder jugendlichen Patienten von ihm selbst her unbewusst Neid, Rivalität, Aggression, libidinöse Strebungen und ein ganzes Spektrum potenziell konflikthafter Gefühle auftauchen. Der Supervisor sollte ganz wachsam sein, wenn der Kandidat irgendwie grimmig bemerkt, dass sein Patient bei einem Spiel »immer gewinnt« oder dass er »immer tolle Ferien verbringen darf«, als es dem Kandidaten in seiner eigenen Kindheit möglich war. Und bei einem Spätadoleszenten könnte der Ausbildungskandidat geneigt sein, den Patienten dazu zu drängen, auf eine »bessere« Universität zu gehen oder gerade die Universität zu wählen, auf der der Ausbildungskandidat selbst studiert hatte, oder der Ausbildungskandidat könnte sogar ganz überwältigt davon werden, dass sein adoleszenter Patient »so viel bessere Möglichkeiten hat«, als dem Ausbildungskandidaten ehemals zur Verfügung standen.

Diese Beispiele mögen extrem erscheinen, aber sie kommen in der klinischen Praxis vor. Der Supervisor kann besser helfen, wenn er vorurteilsfrei und offen ist für das, was sich auch unbewusst zwischen dem Spätadoleszenten und seinem Psychoanalytiker in Ausbildung abspielen kann.

Zuweilen wird solches Material vom Kandidaten nicht zur Sprache gebracht, aber es zeigt sich indirekt, wenn der Ausbildungskandidat heftig mit seinem Supervisor rivalisiert. So etwas kann seine Ursache im Behandlungsmaterial haben, das der Ausbildungskandidat von seinem Patienten mitbringt. Es könnte aber auch durch Verschiebung mit der laufenden oder zurückliegenden Lehranalyse des Kandidaten zusammenhängen.

Manche Supervisoren für die psychoanalytischen Behandlungen von Kindern und Jugendlichen beschränken sich strikt auf die vorgetragenen klinischen Daten und entscheiden sich dafür, die anderen indirekten Hinweise zu ignorieren. Andererseits können die Ausbildungskandidaten davon profitieren, wenn der Supervisor beispielsweise darauf hinweist, wie stark sich Rivalisierungsprozesse im Stundenmaterial abzeichnen. Wie könnte der Kandidat darüber nachdenken? Wenn solches Material nicht aufgegriffen und bearbeitet wird, wiederholt es der Kandidat höchstwahrscheinlich als sogenannten »Parallelprozess« im Supervisionsprozess. Deskriptiv betrachtet hat der Kandidat möglicherweise unbewusst auf seinen kindlichen bzw. jugendlichen Patienten, auf dessen Eltern oder andere wichtige Personen aus dem Umkreis des Patienten reagiert, mit denen er in Kontakt gekommen war. Da er seine unbewussten Verwicklungen nicht wahrnimmt, könnte der Kandidat diese Konflikte unbewusst mit seinem Supervisior in Szene setzen und damit Angst, aggressive Strebungen und eine Fülle anderer alternativer Gefühle auslösen. Scharfsinnig könnte der Supervisor den Kandidaten darauf hinweisen, dass da etwas verborgen scheint. Wenn der Kandidat noch in Lehranalyse ist, könnte er dort die sich abzeichnenden Konflikte bearbeiten. Sobald der Ausbildungskandidat aber nicht mehr in Lehranalyse ist, kann es notwendig werden, dass der Supervisor taktvoll darauf aufmerksam macht, was im Stundenmaterial darauf hinweist, dass etwas den Lernprozess in der Supervision behindert.

Es bestehen kontroverse Ansichten darüber, ob Kandidaten in der Supervision auf innere Konflikte hingewiesen werden sollen, die sich auf den analytischen Prozess mit dem Patienten oder auf die begleitende Elternarbeit auswirken. Viele Supervisoren haben gelernt, sich ganz auf den Fall zu beschränken und konsequent zu vermeiden, persönliche Konflikte des Kandidaten anzusprechen, weil viele Supervisoren davon überzeugt waren, dies gehöre ausschließlich, weil ganz persönlich, in die Lehranalyse. Sobald Supervisoren von diesem Regelwerk abwichen, bekamen sie leicht Schuld- oder Schamgefühle und fühlten sich in mancherlei Hinsicht unwohl. Viele der heutigen Kandidaten für Kinder- und Jugendlichen-Psychoanalyse (in Nordamerika; Anm. P. B.) haben schon mehrere Jahre ihre Lehranalyse und ihre Ausbildung zum Erwachsenenpsychoanalytiker hinter sich, ehe sie sich zum Ausbildungsprogramm für die Kinder- und Jugendlichen-Psychoanalyse anmelden. Häufig sind diesen Kandidaten Hilfen auf dem neuen Gebiet willkommen, und sie können dann in erfreulicher Weise ihre Haltung verändern, mit der sie bei ihren Kinder- und Jugendlichenpatienten sowie deren Eltern intervenieren. Eine klärende Bemerkung oder sogar eine interpretierende Fragestellung durch den Supervisor kann im Kandidaten den selbstanalytischen Prozess wieder auffrischen, der schon einmal aktiv gewesen, aber inzwischen wieder verstummt war. Einerseits wird vielseitig die Supervisionsweise infrage gestellt, die auch die Gefühle der Kandidaten mit einbezieht, andererseits hilft diese Supervisionsweise den Kandidaten und ihren Patienten deutlich. Diese Fragestellung muss sicherlich weiter erforscht werden.

Techniken zur Erweiterung der Selbstwahrnehmung bei Kandidaten und der Einsicht bei Supervisoren

Ein Ausbildungskandidat, der nicht mehr in Lehranalyse war, berichtete, dass er sich in der psychoanalytischen Behandlung von seinem Patienten, einem Latenzkind, ganz »distanziert« erlebe. Der Supervisor erkundigte sich nach den Interessen des Kandidaten während seiner Latenz. Der Kandidat erzählte dann von erheblichen Konflikten, einschließlich traumatischer Ereignisse aus seiner Kindheit, und begann auf produktive Weise wieder mit seiner Selbstanalyse. Als sich einige Zeit später das Verhalten des Kandidaten veränderte (etwa dass er immer zu spät zur Supervisionsstunde kam), machte ihn der Supervisor darauf aufmerksam, worauf der Kandidat antwortete: »Immer dann, wenn Sie für mich etwas irgendwie deuten, kam mir das vor wie in der Analyse. Ich glaube, das ließ mich unmerklich regredieren. Ich bin immer noch froh, dass wir darüber gesprochen haben. Wenn wir in der Art und Weise darüber sprechen, merke ich, dass ich ein besserer Psychoanalytiker für Kinder und Jugendliche werden kann.«

Solche Hilfestellungen durch den Supervisor können die Kandidaten für Kinder- und Jugendlichen-Psychoanalyse davor schützen, etwas auszuagieren, was möglicherweise unerkannt, weil abgewehrt, durch Verschiebung und Regression aus der Übertragung zum Supervisor, geblieben wäre. Solch eine Hilfestellung stärkt die Weiterentwicklung des Kandidaten trotz besonderer Risiken (etwa Regression). Es gilt, eine ausgewogene Balance zwischen der Entwicklungsförderung des Kandidaten, dem Risiko vorübergehender Regression und dem Verzicht auf jegliche relevante Intervention zu finden. Unter einer gewissen Perspektive ist diese Hilfestellung für den Kandidaten dem Konzept der »Entwicklungshilfe bzw. Entwicklungspsychotherapie« vergleichbar, die wir immer wieder in unserer Arbeit mit Kindern und Jugendlichen einsetzen.

Wie hilfreich kann bei Kandidaten für Kinder- und Jugendlichen-Psychoanalyse »Entwicklungshilfe« sein? Beispielsweise könnte ein Ausbildungskandidat bei seinem Patienten oder dessen Eltern auf Elemente unangemessen reagieren, die nicht notwendiger Weise konflikthaft sind. In solch einem Fall erweist sich die Hoffnung des Supervisors, dass »sich das schon von alleine auswachsen wird«, als hinfällig. Schon zu Beginn seiner Behandlung des Patienten oder dessen Eltern kann der Kandidat mit Situationen konfrontiert sein, die gänzlich außerhalb seines eigenen Erfahrungsschatzes liegen. In so einem Fall könnte der Supervisor bemerken: »Überlegen wir mal, auf wie viele Weisen der Patient unsere Intervention verstanden haben könnte.« Diese Übung, die eine von uns (A. G. S.) regelmäßig durchführt, könnte Kandidaten ziemlich überraschen. Sie trägt dazu bei, das Nachdenken des Kandidaten über klinisches Material zu vertiefen. Das hilft dem Kandidaten, eine gänzlich verschiedene Perspektive einzunehmen und stellt modellhaft die Art und Weise, wie der Supervisors nachdenkt, zur Verfügung. Vorbildhaftigkeit ist eine der nützlichen Auswirkungen der Supervision, wenn sie auch nicht das hauptsächliche Werkzeug ist. Sie kann dazu beitragen, Kandidaten ihren eigenen klinischen Weg finden zu lassen, aber auch den Kandidaten helfen, die »Lernschwierigkeiten« haben, die nicht ausschließlich konflikt- und abwehrbedingt sind.

Zusammenfassend lässt sich sagen, wenn wir bei Ausbildungskandidaten für Kinder- und Jugendlichen-Psychoanalyse »Lernschwierigkeiten« begegnen, können wir Bereiche ausfindig machen, die unterentwickelt geblieben sind. Wir können den Kandidaten helfen, ihren Horizont zu erweitern und bislang unentdeckt gebliebene Wege zu beschreiten, wenn wir ihnen Beispiele aus unserer eigenen Praxis erzählen, sie fragen, wie sie reagieren würden, wenn ein Ausbildungskollege dieses Problem im Seminar vorstellte oder sie danach fragen, auf wie viele Weisen der Patient eine bestimmte Intervention hätte verstehen können. In mancher Hinsicht kann ein Supervisor da mehr bewegen als die Lehranalyse des Kandidaten, die bestimmte Themen »besser der Supervision« überlässt. Unser besonderes Interesse gilt der Schnittstelle zwischen Lehranalyse und Supervision. Wir sind davon überzeugt, dass zum Nachteil der Kinder- und Jugendlichen-Analyse wichtige Bereiche für potenzielles Wachstum vernachlässigt werden, wenn der Rahmen insgesamt zu starr gehandhabt wird. Gegenstück dazu ist die unbewusste Kommunikation zwischen dem Kandidaten und dem Supervisor und deren Auswirkung auf das Kind oder den Jugendlichen in psychoanalytischer Behandlung. Eine zukünftige Arbeit wird sich dieser Fragestellung widmen.

Was die Erweiterung der Selbstreflexion des Kandidaten betrifft, so könnte die innere analytische Haltung des Kandidaten in der begleitenden Elternarbeit beeinträchtigt werden, wenn der Supervisor seinem Kandidaten einfach in der Annahme folgt, die Mutter sei besonders eindringlich. Wenn der Supervisor zuhörend das Material aufnehmen und dem Kandidaten helfen kann, seine komplexen Gefühle gegenüber den Eltern zu verstehen, wird sich die Qualität der begleitenden Elternarbeit merklich verbessern.

Wenn sich der Ausbildungskandidat von einem Jugendlichenpatienten in ein möglicherweise verführerisches sexuellen Verhalten verstricken lässt, sich aber nicht bewusst ist, wie triebbedingt diese Aktivität ist, dann hat der Supervisor die Aufgabe, dem Kandidaten zum Verständnis seines rivalisierenden Verhaltens zu verhelfen. So berichtete ein männlicher Ausbildungskandidat, dass seine 14-jährige Patientin regelmäßig Musikaufzeichnungen mitbrächte und ihn dazu bewegen wollte, mit ihr zu tanzen. Die Rationalisierung des Kandidaten – »wir haben getanzt, aber uns dabei nicht berührt« – wurde ganz genau untersucht. Ein anderer Kandidat meinte: »Ich habe ihrer Aufforderung zum Tanz nachgegeben, weil ich nicht wollte, dass sie sich wegen ihres Wunsches schlecht fühlen sollte.« Diese Kandidaten begriffen allmählich die tieferen Motivationen ihres Verhaltens und veränderten ihre analytische Haltung. Sie wurden darin bestärkt, mit ihren jugendlichen Patientinnen darüber zu sprechen, warum sie ihr Verhalten verändert hätten und wie ihre Patientinnen diese Veränderung erlebt hatten. Dies spiegelte sich in folgender Weise in der Supervision wider: Der Kandidat, der in sehr komplexer Weise nach Verbindung suchte, erzählte, er hätte sich genau so ein Auto gekauft wie das, das immer in der Einfahrt des Supervisors stehe. Beim gemeinsamen Nachdenken bestätigte er, »dass er sich nach Nähe sehnte, die ihm erlauben würde, mit seiner jugendlichen Patientin zu tanzen«, rationalisierte dieses Verhalten aber weiterhin. Mit Hilfe des Supervisors besprach er sich mit einem erfahrenen Analytiker und nahm anschließend seine Lehranalyse wieder auf. Jahre später dankte der Kandidat seinem Supervisor für diese Intervention, die es ihm letztlich ermöglicht habe, ein guter Kinderanalytiker zu werden.

Manche Kandidaten haben zuweilen Schwierigkeiten, besonders aggressive Spiele von jungen Leuten auszuhalten und zu containen. Der Dialog mit dem Supervisor kann dann auch einen missverständlichen und aggressiven Verlauf nehmen, wenn er nicht zum Material der Kinderanalyse oder der begleitenden Elternarbeit in Beziehung gesetzt werden kann.

Die Identifikation mit der Art und Weise, wie der Kandidat aus seiner Analyse eines Spätadoleszenten Material in die Supervision einbringt, ermöglicht dem Supervisor, unbewusste Ableger im Material anzusprechen. Dies gilt insbesondere, wenn das tatsächliche Material dem analytischen Ausbildungskandidaten Angst gemacht hat und er es deshalb nicht wie gewohnt vortragen kann. Wenn der Kandidat eine idealisierende Übertragung auf den Supervisor entwickelt hat, wird er möglicherweise kein Material mehr in die Supervision einbringen, das er nicht für »hervorragende Arbeit« hält. Solch anhaltende Verwerfung von klinischem Prozessmaterial kann dem Kandidaten das Lernen erschweren. Dann obliegt es dem Supervisor in der Kinder- bzw. Jugendlichen-Analyse, dem Kandidaten dabei zu helfen, weil die idealisierende Übertragung auf die Supervision droht, den Supervisionsprozess zusammenbrechen zu lassen.

Aber auch der Supervisor entwickelt möglicherweise eine idealisierende Übertragung auf den Kandidaten und kann dann nicht sehen, wo in seiner klinischen Situation der Kandidat wirklich Hilfe bräuchte. Bedingt durch die besonders komplexen Beziehungen in der Supervision kommt es häufig wegen der Übertragungsbereitschaft zu regressiven Tendenzen. Wenn der Supervisor in seiner idealisierenden Übertragung gefangen bleibt, mag er seinem Kandidaten Erwartungen entgegenbringen, die dieser unmöglich erfüllen kann. Dementsprechend könnte dann der Supervisor von seinem Kandidaten enttäuscht sein, in der Supervisionssitzung schläfrig werden oder gar Supervisionsstunden vergessen.

Sobald sich der Supervisor seiner unbewussten Verstrickung mit dem Kandidaten bewusst wird, sollte er sein Material mit allem, was ihm intellektuell und affektiv zur Verfügung steht, ausführlich analysieren und sollte, wenn nötig, bei einem erfahrenen Kollegen um Konsultation nachsuchen. So könnte der Supervisor weit bessere Wege finden, seinem Kandidaten wirklich zu helfen. Ein bedingender Faktor könnte beispielsweise sein, dass Supervisor und Kandidat eine ganz ähnliche, etwa traumatische Vorgeschichte haben. Diese unbewusste Verbindung könnte beide gemeinsame Gefühle und Verständnisweisen erleben lassen und zur gegenseitigen Idealisierung führen. Infolgedessen wird dann der Supervisor auf den Kandidaten mit Gegenübertragungsgefühlen reagieren, möglicherweise sogar seine Gegenübertragung ausagieren oder andere Übertragungsphänomene sich entwickeln lassen. Es mag recht schwierig und komplex sein, solch eine Situation zu begreifen, sie mit den eigenen Möglichkeiten zu analysieren und eventuell damit in die notwendige Konsultation zu gehen. Wenn der Supervisor solche Mühen offen auf sich nimmt, wird er anschließend dem Kandidaten ein merklich höheres Niveau an Erkenntnisgewinn und klinischer Erfahrung ermöglichen können, das sich heilsam auf die Karriere des Kandidaten auswirken mag.

Insgesamt zeigt sich, dass »Lernschwierigkeiten« der Kandidaten ihre Ursache nicht nur in den Kandidaten selbst haben können, aber zuweilen auf psychologische Konstellationen innerhalb der Dyade zurückzuführen sind. Wenn letztere in einer konstruktiven Weise ansprechbar werden, erweitert sich der Erfahrungsschatz des Kandidaten. Der Supervisor kann beträchtlich zur Weiterentwicklung des Kandidaten beitragen, wenn er es nicht strikt vermeidet, die Interaktion zwischen ihnen beiden anzusprechen. Natürlich muss dies taktvoll geschehen, kann aber durchaus empfohlen werden. Wenn der Supervisor mit einer gewissen Regelmäßigkeit Gründe dafür aufführt, warum er mit diesem Material nicht arbeiten will, dann ist wahrscheinlich eine rationalisierende Abwehr gegenüber dem anstehenden Thema, Übertragung und Gegenübertragung im Supervisionsprozess, am Werk.

Bei der Arbeit mit spätadoleszenten analytischen Patienten kommt es in der Supervision zu besonderen Herausforderungen, etwa was die Beziehung zu den Eltern des Patienten betrifft. Wenn sich der spätadoleszente Patient strikt gegen Kontakte seiner Eltern mit dem Analytiker wehrt, dann muss der Analytiker lernen, welcher Gewinn und welche Risken darin liegen, wenn er den diesbezüglichen Forderungen seines Patienten entspricht. Diese Angelegenheit bedarf natürlich einer ausführlichen analytischen Arbeit. Manche Analytiker kommen damit gut zurecht, aber andere haben ein dringendes Bedürfnis, die Eltern einzubeziehen. Auch unter den Supervisoren gibt es dazu ganz unterschiedliche Positionen. Wir vertreten die Ansicht, dass es dafür keine stets richtige Einstellung gibt; jeder Einzelfall muss individuell geprüft und detailliert analytisch untersucht werden. Eine bedachte Reflexion der dabei sich zeigenden Übertragungs- und Gegenübertragungsmomente trägt sichernd zu der letztendlichen Entscheidung bei. Die stete Haltung des Supervisors hilft dem Kandidaten, seine eigene Stimme dafür zu finden, wie er selbst am wirksamsten die Spannungen artikulieren kann.

Der spätadoleszente Patient löst im Therapieverlauf streckenweise unbewusste Reaktionen aus, wenn seine inneren Konflikte mit deren Abwehr die des Kandidaten widerspiegeln. Ein effektiver Supervisor, der sich seiner eigenen Empfindungen sowohl gegenüber dem Kandidaten als auch dem entsprechenden Patienten bewusst ist, weist in taktvoller Weise den Kandidaten darauf hin, damit die Analyse weiter ihren angemessenen Lauf nehmen kann.

Einige dieser Reaktionsweisen beinhalten Konflikte um Autonomie, Separation und den sich wieder einstellenden ödipalen Konflikt in Form sexueller Impulse, Rivalität und Aggression.

Der effektive Supervisor zeigt dem Kandidaten die verschiedenen Formen auf, in denen unbewusste Strebungen in der Übertragung und Gegenübertragung in Erscheinung treten können. Damit schafft er der Analyse den angemessenen Raum, den eine bewegungsvolle progressive Entwicklung braucht.

Übersetzung aus dem Amerikanischen
von Peter Bründl, München

Literatur

Abram, S./Neubauer, P. B./Solnit, A. J. (1999): Coordinating the Developmental and Psychoanalytic Process: Three Case Reports – Introduction. *Psych. Stud. Child*, 54: 19–24.

Glenn, J. (1977): *Child Analysis and Therapy*. New York (Jason Aronson).

Jacobs, D./Dewald, P./Meyer, D. (1995): *The Supervisory Encounter*. Yale (Yale University Press).

Schmukler, A. G./Atkeson, P. G. (2014): *Teaching Effective Supervision in Child Psychoanalysis*. New York (Jason Aronson).

Schmukler, A. G. (1999): Detours in Adolescent Development: Implications for Technique. *Psych. Stud. Child*, 54: 68–86.

Zur Anwendung
der Jugendlichenanalyse

Barbara Saegesser

Psychoanalytische Feldarbeit
in ostafrikanischen Städten

Einleitung

Was mich leitet

In einigen ostafrikanischen Ländern, in denen ich seit ungefähr neun Jahren während jeweils kurzer Aufenthalte im Land, arbeite, verwischen und mischen sich die Kulturen verschiedener Ethnien. So gesehen ist es mir nicht möglich, meine Arbeit mit einem wesentlich auf eine einzige Ethnie fokussierten ethnologischen Blick anzugehen bzw. zu schildern.[1]

Die Menschen dieser ostafrikanischen multiethnischen Gesellschaften müssen wohl oder übel zusammenleben, um ihr kärgliches Fortkommen zu garantieren. Die gegenwärtige Mischung der Ethnien hat viel mit den politischen Situationen zu tun. Ich meine damit vor allem die Flüchtlinge aus anderen Ethnien und Kulturen. Aber auch Informationen aus westlichen afrikanischen Ländern[2] oder über europäisches und eventuell amerikanisches kulturelles Verhalten verändern mit der Zeit die soziale und ethno-kulturelle urbane Situation desjenigen Landes, in welches sich ethnisch verschiedene oder gar gegensätzlich orientierte Menschen flüchten. Dies gilt natürlich besonders für kleinere Länder, weil da der Platz zu knapp ist, um in Distanz zu anderen leben zu können. Immerhin, die Behausungen sind häufig so angelegt, dass Ethnien sich eigene Quartiere oder Stadtteile »erobern« und diese bestmöglich besetzen.

Manche ältere Einheimische erleben sich als Menschen, die in Parallelwelten leben: die »alte Welt« mit all den ethnisch-kulturellen Auflagen, die sich damit verbinden, und in und mit denen sie aufgewachsen sind, und eben daneben existiert die andere Welt.[3]

---

[1] Meine Beobachtungssituation ist eine andere als die von Parin und Morgenthaler et al., 1972.

[2] Fernsehen, ganz besonders natürlich ausländisches, kann allerdings, weil es zu teuer zu stehen käme, nur in wenigen Haushalten der sozial obersten Schicht empfangen werden.

[3] Da lässt sich vielleicht denken: ja und das existiert in westlichen Ländern genauso. Die Spannweite der Differenz zwischen ärgster Armut und schlimmstem sozialen Elend und den paradiesischen Vorstellungen über das »westliche Leben« ist in ostafrikanischen Städten unvergleichlich größer.

Die ältere Generation möchte das Althergebrachte bewahren, da es ihnen gleichsam heilig erscheint; aus unserer europäischen Sicht hingegen kann dasselbe für gewisse afrikanische Ethnien so zentrale Ritual als schrecklich brutal und zerstörerisch eingeschätzt werden. Zu solchen Ritualen gehören vielerorts in Afrika Beschneidungs- bzw. Verstümmelungsrituale der weiblichen Genitalien[4] und in gewissen Ethnien auch die Verstümmelung der weiblichen sekundären Geschlechtsmerkmale, der Brüste. Die Mütter binden dort ihren Töchtern den Busen, sobald er ein wenig sichtbar wird, mit ganz straff angezogenen, um den Brustkorb herum gewundenen Tüchern ab. Kulturell gesehen sind dies, wie eben auch die Genitalverstümmelung, Handlungen, die ein Mädchen per definitionem zur Frau machen. Sie stehen also aus dieser traditionellen Sicht im positiven Sinn im Dienste des Frauwerdens.[5] Ähnlich verhält es sich mit der Circumcision der kleinen Buben oder der »adoleszenten« jungen Männer.[6]

Der Zeitpunkt, zu welchem dies im Leben eines männlichen Babys oder jungen und jüngeren Mannes geschieht, variiert je nach afrikanischem Land und seiner jeweiligen wichtigen herrschenden ethno-kulturellen Rituale. Für den hierarchischen Umgang der Generationen untereinander hörte und sah ich in den meisten ostafrikanischen Ländern, in welchen ich arbeitete, wie jüngere Menschen den Älteren gegenüber – damit sind hauptsächlich die älteren Männer gemeint – ganz und gar respektvoll bis unterwürfig sind und sein sollen (in manchen Teilen Äthiopiens, etwa in der Hauptstadt Addis Abeba, werden die Eltern gesiezt) und deren Anweisungen unbedingt befolgen müssen. Im Süden Äthiopiens existierte (oder existiert) ein Ritual zur Aufnahme und Eingliederung eines jüngeren Mannes in die Gemeinschaft der kinderzeugenden Männer: Er wird erst dann in die Gemeinschaft aufgenommen, wenn er einem alten Mann aus seiner Ethnie die Hoden abgeschnitten hat. So schrieb Paul Parin in seinem Buch *Zu viele Teufel im Land* (1985).

Dies betrifft die jüngeren männlichen Generationen und zugleich Frauen, welchen Alters sie sein mögen. Über Frauen bestimmen auch gleichaltrige Brüder oder aber Ehemänner, die älteren Verwandten oder die ältesten und älteren Männer, die sich in einem Ältestenrat verbunden sehen, über deren Leben, Tun und Tod. Einige – nicht alle – der jüngeren Generation, die sich nicht selten an

---

[4] Vgl. dazu Saegesser, 2014.

[5] Auf weitere andere Bedeutungen all dieser Zerstörungen – aus europäischer Perspektive gesehen – des weiblichen Körpers kann ich hier nicht vertieft eingehen. Gerade noch diese eine Information zur weiblichen Genitalverstümmelung: Sie hat nichts mit dem Islam im engeren Sinn zu tun, sondern wurde bereits vorher, wohl von den Ägyptern, als Ritual eingesetzt.

[6] Das Konzept Adoleszenz findet in ostafrikanischen urbanen Gebieten keinen Anklang. Es ist ein europäisches Konzept. Später werde ich nochmals darauf zurückkommen.

sogenanntem westlicherem und nicht mehr so sehr an eigenem kulturellem Gut orientieren möchten, versuchen natürlich, sich dieser Vorschrift nach absolutem Gehorsam gegenüber den Vätern und auch dem Gebot nach dem Primat der familiären Zusammenhänge bzw. des Familienzusammenhaltes zu entziehen. Dies betrifft vor allem, europäisch verstanden, Spätadoleszente.[7]

Für adoleszente (im europäischen Verständnis) junge Frauen ist es beinahe unmöglich, sich den gesellschaftlichen Ritualen nicht zu unterziehen. Die Hürde zu nehmen, sich zu emanzipieren, ist für junge Frauen und Frauen generell oft de facto lebensgefährlich. Im dritten Teil werde ich über eine junge Frau berichten, die unter dem riesigen Druck dieses Konfliktfeldes in die psychiatrische Klinik flüchtete.[8]

Wenn ich die kulturellen Rituale richtig verstehe, gilt die Genitalverstümmelung, die ab vier Jahren, manchmal natürlich auch früher oder etwas später, dem Mädchen auf grausame Art zugefügt wird, als Beginn des weiblichen Lebens als Frau schlechthin, die natürlich zugleich Tochter ist. Ihr nächster Lebensabschnitt – nach dem Kindsein, also vor der Verstümmelung – als Frau, der wohl lebenslänglich gilt, ist, ethno-kulturell gesehen, die Verheiratung mit einem Mann, also das Leben als Ehefrau und Mutter und möglicherweise Witwe.

Und Ähnliches dürfte für die psychosexuelle Entwicklung des Knaben, der in einer Stadt aufwächst, gelten: Gibt es da, z. B. für seine Eltern und Verwandten, Modelle für seine psychosexuelle Entwicklung vom kleinen Knaben über den jungen Mann bis zum Familienvater? Ich denke nicht. Und ich weiß es nicht.

Um sich emanzipieren zu können und von ihrer Herkunftsfamilie wegzukommen, benötigen die späten »Adoleszenten« u. a. Geld. Und gerade das haben sie, außer in der gesellschaftlichen Oberschicht, nicht. Zugleich schließen wenige eine Berufsausbildung ab, da es hierfür nicht ausreichend Angebote gibt. Selbst nach einer abgeschlossenen Berufsausbildung finden nur ein paar eine Stelle. Manchmal sind über 50% der jungen Menschen arbeitslos. Diese soziale Problematik steigert natürlich die Chance, dass junge Männer, gerade auch in der späten »Adoleszenz«, kriminell und oft zugleich von Drogen abhängig werden können.

---

[7] Ich spreche hier vom Leben in Städten; in ländlicheren Gegenden gibt es natürlich noch andere Rituale, besonders auch für Jungen, die – gemäß europäischem Verständnis – in der Pubertät sind, etwa Aufnahmerituale für ihren Eintritt ins Leben als Mann und in die Männerwelt.

[8] Ich frage mich, ob man, bezogen auf die ostafrikanischen Städte, in denen ich arbeitete und arbeite, überhaupt ein Konzept für die psychosexuelle Entwicklung des weiblichen Kindes zur pubertierenden, zur adoleszenten jüngeren und späteren weiblichen Frau bis hin zur Ehefrau finden kann.

So bleibt mithin den Jungen oft, quasi als eine Überlebensstrategie, nur die Flucht in die Kriminalität und den Drogenkonsum. Das lässt sich als ein scheinbarer Weg, aus der Spätadoleszenz herauszukommen, sehen und verstehen.[9] Vielleicht ist dieser Drogenkonsum eine Art neues Ritual, das den Jungen – vorwiegend Männern – Stärke und das Gefühl, erwachsen und von der Herkunftsfamilie unabhängig zu sein, vorgaukelt. Der Drogenkonsum unterstützt natürlich das kriminelle Handeln und ebenfalls Größenphantasien, die ja eigentlich im Verlauf der Spätadoleszenz im günstigen Fall mehr und mehr abgebaut werden können. Dieser Drogenkonsum ist bisweilen extrem verbreitet. Das sah ich vorwiegend dort, wo Städte z. B. an einer Drogendurchgangsroute liegen und die Drogen bis zu 95% billiger zu haben sind als etwa in Europa.[10]

Das Zurückbesinnen und Zurückgreifen auf die ursprüngliche ethnische Kultur spielt oft dann erneut und etwas unerwartet eine wichtige Rolle, wenn z. B. Gruppen von Weißen, möglicherweise etwas zudringlich, Hilfe anbieten möchten. Dann wird plötzlich die eigene ursprüngliche ethnische Kultur wichtig. Sie kann gleichsam als Schutzschild gegen das Neue, das »weiße« Menschen aus anderen Kulturen, eben etwa im Sinne einer vielleicht äußerst dringlichen Hilfsaktion, bringen möchten, eingesetzt werden. Natürlich ist dieses Verhalten, speziell auch aufgrund der erlebten Kolonisation, gut verständlich.[11]

Die heutigen Landesgrenzen entsprechen kaum den früheren, das Ethnische stärker berücksichtigenden, organischer gewachsenen Landesgrenzen. Gerade auch diese Konstellation ist vermutlich eine der wesentlichen Ursachen für die schrecklichen Kriegsgräuel und Genozide, die wir aus der Ferne, dank unserer westlichen Informationsmittel, »miterleben«. Wohingegen den Menschen, die

---

[9] Dazu ließe sich wiederum denken: Ja und – ist ja wie im »Westen«. Einerseits ja, andererseits überhaupt nicht, und zwar wegen der völlig anderen ostafrikanischen, urbanen, stets an der Grenze der Möglichkeit, überhaupt zu überleben, basalen Lebenssituation. Zusätzlich führen die religiös-dogmatischen Gebote ebenfalls zu einer gänzlich anderen vitalen Grundsituation. Die enorme Spannung zwischen Dogma, ideologischen religiösen Versprechen und häufig grauenhafter Alltagsrealität ist für die Betroffenen oft kaum zu ertragen.

[10] Es gibt ostafrikanische Länder, die den Drogenkonsum, etwa Khat, bis in die höchsten Regierungskreise fördern, da der Staat, dank der Besteuerung des Khat, sehr viel Geld einnimmt.

[11] Beim Begriff des Kolonisierens wird häufig vergessen, dass diese Form des Domestizierens nicht nur gleichsam von fremden, nicht farbigen, westlichen Mächten importiert und ausgeübt wird und wurde. Im Sudan etwa, der flächenmäßig einmal wesentlich größer war, haben in Vorzeiten reichere städtische Bewohner die körperlich viel kräftigeren Bergbewohner kolonisiert und sie für sich selbst als Sklaven in die Städte geholt. Und natürlich versuchten Araber, Perser und andere Völker immer wieder, die schwarzafrikanischen Länder und Menschen zu kolonisieren.

das alles in den betreffenden Ländern am eigenen Leib erleiden, informative Erläuterungen des Geschehens, welche wir in westlichen Länder uns zugänglich machen können, nicht zugänglich sind. Radio und Fernsehen gelten in der Regel als politische Instrumente und/oder sind Luxusgüter.

Was mich im Rahmen meiner psychoanalytischen Arbeit in ostafrikanischen Ländern besonders interessiert und leitet, setzt sich aus verschiedenen Aspekten zusammen: Sicher ist etwas für meine individuelle Arbeit (ich bin keiner Organisation angeschlossen) in ostafrikanischen Städten und Ländern besonders anstoßend, nämlich das Elend, das tägliche materielle, das kulturelle und psychische Elend sowie die Missachtung der Menschenrechte, ganz besonders der Frauenrechte.

Was mich ebenfalls von Anfang an leitet, ist die Frage, ob ich mit meinen psychoanalytischen Konzepten – innerer psychoanalytischer Rahmen, Versuch, eine privatere intimere Situation zu zweit einzurichten, genaues Zuhören, genaues Betrachten, Spiegeln u. a. m. – die Menschen aus ganz anderen Ethnien, denen ich nicht zugehöre, für sich selbst interessieren und psychisch berühren kann.

Freud schreibt: »Denn ich habe Leuten helfen können, mit denen mich keinerlei Gemeinsamkeit der Rasse, Erziehung, soziale Stellung und Weltanschauung verband, ohne sie in ihrer Eigenart zu stören.« (Freud, 1919: 246) Nun, ich könnte sagen, das gelte auch für meine Arbeit in ostafrikanischen Ländern. Allerdings denke ich, dass die Patienten, mit denen ich arbeite, sozusagen »noch fremdere« sind als Freuds damalige.

Begonnen habe ich meine Arbeit in muslimischen Waisenhäusern mit Babys und Kindern, danach arbeitete ich mit Straßenkindern in Khartum (Sudan) mit Jungen von fünf bis 22 Jahren, daraufhin in einem Waisenheim mit dazugehöriger Schule nahe Kampala (Uganda), später in einer Neonatologie und Maternité für die Ärmsten und schließlich in einer sehr rudimentären, hauptsächlich für die unterste soziale Schicht zuständigen, islamisch gebundenen Psychiatrie.[12]

Ich arbeite, wie bereits erwähnt, abwechselnd in Städten, die keinen ausschließlich ethnologischen Blickwinkel ermöglichen, da sich in deren Realität ein schleichender Kulturwandel abzeichnet. Die Ideologie der ursprünglichen ethnischen Kulturen bleibt, parallel zur neueren, sich ein wenig wandelnden Gesellschaft bestehen. Ich meine und gehe davon aus, die islamische Kultur sei eine, die sich dem Wandel und sogenannten progressiven Veränderungen tendenziell entgegenstellt. Das über allem stehende Dogma soll nicht verändert werden. Ich arbeite also, außer innerhalb des konservativen dogmatischen

---

[12] Sozial höher stehende und finanziell gut situierte Einwohner suchen jeweils ärztliche Hilfe in einem anderen, etwa arabischen Land, teils natürlich auch in europäischen Ländern in gut renommierten Kliniken.

islamischen Rahmens, nicht in einem geschlossenen ethnischen kulturellen Bereich, wie dies speziell ethnologisch orientierte Psychoanalytiker getan haben und noch tun.

Ich gehe dorthin, wo die Patienten sind, und nicht umgekehrt, so wie dies der europäischen psychoanalytischen Arbeitskultur hauptsächlich entspricht.

Oftmals werde ich gefragt: Wie verständigen Sie sich denn mit Kindern, Jugendlichen und Erwachsenen, ohne deren Muttersprachen zu sprechen? Ja, das, was ich spontan wahrnehme, dank meiner den Narzissmus des Gegenübers stützenden Besetzung, die hier natürlich nicht primär die Dekonstruktion psychischer Prozesse ins Zentrum stellt, führt mich ja sogleich auf eine erste Spur, auf eine gewisse Fährte, später natürlich auf eine zusätzliche und dann in der Regel auf noch eine und noch eine und wiederum auf eine andere. Es geht eigentlich um einen basalen Austausch, um den Austausch, wie Bion wohl sagen würde, zwischen Container und dem, was im Container angesiedelt wird.

Und natürlich geht es auch darum, mit meiner psychoanalytischen Arbeit wahrzunehmen und mitzugehen, und, sofern möglich, eine Verbindung zwischen meinem und dem Unbewussten meines ostafrikanischen Patienten geschehen zu lassen. Ich gehe davon aus, dass die Struktur des Unbewussten, ob europäisch oder ostafrikanisch, im Wesentlichen gleich bleibt: Das Unbewusste ist unbewusst.

Durch meine gleichschwebende Aufmerksamkeit und Konzentration auf die Komplexität, Differenziertheit und unverstellte Unmittelbarkeit der körperlichen Zeichen, verstehe ich das Körperliche zum einen als primär körperlich-sinnliche Beziehungsaufnahme und zum anderen als Ausdruck innerer Zustände und Prozesse.

Ich versuche, mein Gegenüber, die jeweiligen Patienten, integral wahrzunehmen; damit meine ich: Verbales, Gestisches und Körperliches zur Kenntnis nehmen, also Szenisches – die Haltungen, Bewegungen, unwillkürlichen, nicht kontrollierten Töne und Gerüche des Gegenübers. Zum Manifesten, das mir gezeigt wird, wodurch ich gefesselt werden kann, versuche ich für mich allein, ohne das natürlich mitzuteilen, das Latente zu konstruieren und dies einigermaßen zu sehen und vielleicht zu verstehen.

In meiner eben abgeschlossenen Arbeitsetappe, die ich bald wieder aufnehmen werde, hat sich bei zwei jungen Menschen (Ays) und (AB) diese Spannung zwischen hergebrachten Traditionen und psychoanalytischem Arbeiten deutlich gezeigt. Ich werde nun im klinischen Teil meiner Ausführungen über diese beiden Patienten berichten. Zuerst beschreibe ich jedoch eine meiner Arbeiten mit Streetboys im Sudan.

Arbeiten mit Streetboys in einem Drop-In
und in einem Heim in Khartum (Sudan)

Die psychoanalytischen ambulanten Psychotherapien und Prozesse, die ich schildern werde, sind allein dann zu verstehen, wenn ich das jeweilige Umfeld zugleich zeichne. Es ist ja ein gänzlich anderes Milieu als etwa das europäische. Und auch aus dem Grund sind Abweichungen von der klassischen psychoanalytischen Vorgehensweise unumgänglich. So zu arbeiten, erfordert nicht allein Kreativität innerhalb des jeweiligen Prozesses, sondern gerade auch, so habe ich es jedenfalls erfahren, im äußeren Rahmen: in der Frage des Wo und Wie überhaupt arbeiten. Allein schon das Wo ist in manchen Ethnien und Gesellschaften, die eng zusammengerückt leben und nicht gewohnt sind, dass jemand etwas für sich allein tut, nicht ohne Weiteres gegeben. Dies gilt auch für offiziellere Aufenthaltsorte wie Waisenhäuser oder Spitäler. Ich möchte im Prinzip mit meinen Patienten abseits der anderen Patienten und des Pflegepersonals arbeiten, und so suche ich einen Ort, an dem eine gewisse Intimität entstehen kann. Manchmal ist ein solcher Ort nicht zu finden. Und es bleibt mir, gerade auch aus kulturellen Gründen – man kennt kaum Intimität, sondern oftmals passive Vergesellschaftung (mitgezogen werden): zusammensitzen, zusammenstehen, die Großfamilie zusammenhalten etc. – nichts anderes übrig, als in dieser besonderen kulturellen Konfiguration mitzumachen. Manchmal ist der Ort für die psychotherapeutische Arbeit mitten unter anderen Menschen. Wobei diese anderen sich tendenziell sogleich und manchmal nach einer gewissen Zeit einmischen und auch mitmachen möchten.[13]

Den Insassen des Drop-Ins und Heims, in dem ich für kurze Zeit arbeite – es ist Weihnachtszeit –, versucht man, mit strengen Vorschriften und Regeln »adoleszentes« Verhalten, also ein Verhalten, das sich u. a. als eines über den allgemeinen Regeln stehendes manifestiert, mehr oder weniger auszutreiben. Die Kombination von Drop-In und Heim wird christlich geführt, obwohl fast alle »Insassen« einen islamischen religiösen Hintergrund haben, genauso wie das Land insgesamt.

Diese Straßenbuben lebten und leben quasi eine Größen-»Adoleszenz«,[14] die viel an omnipotenter Selbsterhöhung einschließt und die, in der Konfrontation mit einer Realität der Adulten auf der Straße und auf dem Markt, mit für sie

---

[13] Wahrscheinlich führt mein Versuch, eine gewisse psychotherapeutische Intimität zu schaffen, jemanden sozusagen aus dem gesellschaftlichen Verbund, wenn auch nur für kurz, herauszunehmen, recht schnell zu Übertragungshandlungen mir gegenüber. Vgl. dazu in diesem Kapitel das zudringliche Verhalten der Direktorin.

[14] Fortan setze ich Adoleszenz, adoleszent etc., bezogen auf ostafrikanische Verhältnisse, in Anführungsstriche.

möglicherweise eigenartig anmutenden Vorgehensweisen konfrontiert werden. Das Handeln, Händeln, Feilschen und Bescheißen auf diesem riesigen Marktareal kann sicher nicht ganz ausgeblendet werden; außer natürlich durch eine Flucht in die Phantasiewelt, in welcher gute Eltern leben, die ihren großartigen Jungen lieben. Mir scheint, ein wichtiger Punkt dieser Realitätskonfrontation mit dem jeweiligen Marktgeschehen liege darin mitzubekommen, wie die Erwachsenen nicht nur »gut« zueinander sind – so wie dies von Kindern in der Regel gewünscht wird –, sondern sich häufig betrügen, bescheißen, bedrohen, insgeheim schlecht behandeln etc., gerade im Leben auf der Straße oder dem enorm großen Markt – es ist eigentlich, wie meistens in afrikanischen Ländern, das in der Regel unter freiem Himmel angesiedelte Handels- und Einkaufszentrum mit allen Waren für vorwiegend sozial schlecht gestellte und ärmere, ärmste Menschen. Zugleich ist dieses Leben auf der Straße auch ein Leben, das von den jungen Menschen viele Fertigkeiten, also Überlebensstrategien, erfordert.

Der Psychismus der jungen Männer wird überfordert, ihre Entwicklung mehr oder weniger gestoppt, respektive die allfällige Entwicklung auf bestimmte Fertigkeiten und Fähigkeiten fokussiert, so etwa Gruppensolidarität und Zusammenhalt »wenn's brennt«: sich verstecken, davonrennen, lügen, stehlen, andere einwickeln, sich präsentieren und sich prostituieren und schließlich die Fähigkeit, in all dem Tohuwabohu zu überleben.

Dies geschieht wohl eher durch Imitation und etwas weniger durch Identifikation. Es kann sich zwar wohl auch eine Identifikation mit toten oder abwesenden Eltern konfigurieren. Aufgrund dieser Identifikation mit Eltern, die zwar idealisiert werden, tatsächlich jedoch nicht um ihr Kind besorgt waren oder sind, also mit nicht oder nicht genügend containenden und verantwortlichen Erwachsenen, von denen das Kind kaum lernen kann, für sich selbst auf einigermaßen »menschliche Art« zu sorgen. Die Zeiten des Zusammenseins mit den »realen Eltern«, die eine Basis für eine Identifikation mit lebendigem und sich selbst schützendem Leben sein könnte, sind für diese »Früh-Waisen« wohl zu kurz gewesen. Ich meine, so entsteht eine Art von Als-ob-Reife und Als-ob-Identität bzw. verfrühter Ich-Stärke. Die Jungs und jungen Männer müssen psychophysisch frühreif werden, eine verfrühte Ich-Entwicklung entfalten, dies häufig in Form omnipotenten äußeren Gehabes, das ja nicht den inneren psychischen Realitäten entsprechen kann. Die jungen und älteren »Adoleszenten« brauchen fürs Überleben u. a. auch eine sehr gute Intelligenz bzw. Cleverness. Das Leben auf der Straße oder dem unübersichtlich großen Markt ist ein Leben, das enorme Fertigkeiten fordert, ähnlich wie ein Erwachsenenleben, aber noch darüber hinausgehend. Sie kämpfen auf eine extreme und grausame Art als die meisten Erwachsenen dieser Länder, jeden Tag und jede Nacht, 24 Stunden lang ums Überleben. Die jungen Buben und angehenden Männer verstecken sich, sammeln sich in Gruppen, um so unter dem Gruppenschutz weniger exponiert vorgehen zu können. Oder sie stehlen oder lassen sich sexuell ausbeuten von, in der Regel, erwachsenen Männern (Händlern, Käufern oder die Jüngeren von den Älteren etc.).

Die jungen Buben und die älteren »Adoleszenten« bieten öfters ihr sexuelles »Können« an, verkaufen sich, was ihnen hie und da auch ein bisschen das ihren Narzissmus nährende Gefühl geben kann, für diese Erwachsenen – anders als für ihre Eltern – wichtig und begehrenswert zu sein. Sie lassen sich sexuell misshandeln und ausbeuten, ohne sich dessen bewusst zu werden. Dieses sexuell und psychisch Ausgebeutetwerden wird von den Jungs nicht allein als schlimme Plage erlebt, es ist für sie auch ein Mittel zum Überleben und kann eben, wie ich gerade sagte, auch zur – zwar giftigen – Nahrung für ihren unterernährten Narzissmus werden. Die Straße und der Markt haben gleichsam phantasierte Elternqualitäten. Jeder Markt ist wohl eine Art von Hotel Mama und gibt vielleicht mehr oder anderes her als die biologische Mama. Man kann sich bedienen und (fast) alles erhalten, sofern man clever genug vorgeht.

Ich gehe davon aus, dass bereits sehr früh, vor allem auch im psychischen Leben dieser Jungen, es an einem genügend guten intersubjektiven Austausch mangelte oder dieser überhaupt nicht stattfand. Ihre Fähigkeit zu mentalisieren hat sich nicht richtig entwickeln können. Die Streetboys sind Opfer ihrer Familien- und Umweltverhältnisse, sehen sich selbst jedoch häufig über längere Zeitstrecken hinweg nicht als Opfer, denn das könnte ihnen ihr Überleben zusätzlich erschweren. Ihr psychisches Funktionieren versucht, gerade auch mit Omnipotenzphantasien, das Ausgeliefertsein zu verleugnen oder abzuspalten. So können sie sich als eine Art von Auserwählten sehen, die »scheinbar« über gewissen Sachlagen stehen.[15]

Den sudanesischen Streetboys, mit denen ich im Heim arbeite, gibt man kaum die Chance, ihr eigenes Handeln, also sich selbst, besser zu verstehen. Man – die Heimleitung – drillt sie gleichsam in die Form, das Vergangene zu lassen und sozusagen gesellschaftskonform zu handeln. Und vielleicht in dem Zusammenhang fast die wichtigste Motivation der Heimleitung: Man will diese Jungen unbedingt zu Christen »schmieden«. Also eigentlich wiederum ein Missbrauch und eine Vergewaltigung der »Adoleszenten« und »Spätadoleszenten« oder angehenden Erwachsenen.[16]

Das gesellschaftliche Muster, wie man sich ihnen gegenüber gibt, wiederholt sich: Man beutet sie für eigene, nun christliche Ziele und Zwecke aus. Und genau dieses ungefragt Ausgebeutet- und zur eigenen, eben des Täters, Machtbefriedigung Vergewaltigtwerden – in all den unterschiedlichen Nuancen, die

---

[15] Was ich hier an psychischem Geschehen schildere, scheint nicht viel anders zu sein als bei Straßenkindern und Adoleszenten etwa in europäischen oder vor allem südamerikanischen Ländern und wohl ebenfalls in russischen Metropolen.

[16] Das erinnert an »unsere, kürzlich noch praktizierte« schwarze Pädagogik.

sich finden – ist ihnen schon lange Jahre hindurch zugefügt worden. Die Jungs mussten sich das eigene Überleben mit Cleverness und vor allem sexuellem Ausgebeutetwerden bzw. Sich-ausbeuten-Lassen erarbeiten. Und im Heim ist die Situation nun nicht unähnlich. Sie sollen auch hier zu »Sachen« gebracht werden, die den Heimleitern gefallen und eben diesen selbst narzisstisch-christliches Gewicht geben. Trotz – oder vielleicht glücklicherweise – all dieser Versuche, die Heimbewohner zu »domestizieren« und sie in einem gewissen Sinn für eigene Zwecke zu missbrauchen, etwa durch Christianisierung, manifestieren sich weiterhin manche psychischen und physischen Eigenheiten aus früheren Lebenszeiten. Nicht alle lassen sich schlicht austilgen. Jüngere Bewohner werden von den älteren Jungs teils brutal sexuell missbraucht. Es geht nicht um sexuelles Ausprobieren, das ja altersgemäß wäre. Es geht um Machtausübung. Die Akte sind enorm destruktiv und zerstörerisch und werden von der Heimleitung nach Möglichkeit übersehen oder geheim gehalten. Das selbst passiv Erlebte wird aktiv gewendet und anderen Mitbewohnern, natürlich meist jüngeren, »appliziert«. Und natürlich bleiben auch viele Heimlichkeiten weiterhin für die älteren und jüngeren Streetboys im Heim wichtig, etwa stehlen, lügen, cleverer sein als die Umgebung etc.

Mit diesen Streetboys,[17] die größtenteils Frühwaisen sind oder keinen Kontakt mehr zu ihren Eltern haben, versuche ich, über das Zeichnen einen Austausch zu finden. Die Heimleitung erwartet eigentlich ganz anderes, sogenanntes dirigistisches, durchgreifendes Vorgehen von mir. Es kostet mich viel Überzeugungskraft und eine gewisse Hartnäckigkeit, um mein Projekt so darzulegen und nicht von meinen Vorstellungen abzuweichen, dass meine Arbeitsweise wenigstens geduldet wird.

Ich wähle das Zeichnen mit Bleistift und mit Vorgaben, nämlich ihre Eltern und/oder Geschwister zu zeichnen, als Ausgangspunkt für die psychotherapeutische Begegnung. Dies auch aus sprachlichen Gründen (ich spreche äußerst rudimentär Arabisch und die Jungen sprechen rudimentär Englisch). Zudem wähle ich keine freie Form des Zeichnens, weil mich ihre Beziehung zu den nicht anwesenden oder nicht zur Verfügung stehenden Eltern – aus welchen Gründen auch immer – ganz besonders interessiert. So etwa die Frage: Wie reagieren sie emotional auf diese Aufgabestellung? Erinnern sie sich an ihr familiäres Umfeld? Kann ich etwas über ihre inneren Eltern, ihre Elternrepräsentanzen erfahren?

Auch Squiggeln (die Art, in der Winnicott sich mitunter mit Kindern austauschte) mit den Heimbewohnern lässt sich in diesem Umfeld schlecht einrichten. Das Erklären des spielerischen gemeinsamen Zeichnens wäre zu

---

[17] Ich habe zu einem späteren Zeitpunkt ebenfalls mit »Enfants de la rue« in einem anderen ostafrikanischen, ehemals französisch kolonisierten Land gearbeitet und dort einen anderen Weg zum Austausch gewählt.

kompliziert. Zudem scheint ihr Zugang zu freiem Denken und Phantasieren knapp zu sein. Beim Squiggeln ist ja auch die Freiheit im Aufnehmen des Vorgegebenen und dessen Weiterführen mit eigener Phantasie zentral. Es geht um subjektive Freiheiten des Individuums, auch um Freiheit im (träumerischen) Denken und Beantworten. Wohl sind der übermäßig harte Lebensweg und die dogmatisierten kulturellen Vorschriften für die Heiminsassen mit ein stark hemmender Grund für ihre eingeschränkte Fähigkeit, zu mentalisieren und in einem umschriebenen Zusammenhang zu phantasieren. Zugleich frage ich mich, ob vielleicht die islamische Kultur mit dazu beiträgt, freies Denken und Kreieren zu erschweren oder ganz zu unterbinden. Die Vorlage, die Vorschrift ist in dieser Religion möglicherweise wichtiger als die Kreativität des Subjekts.[18, 19]

Allen Heiminsassen, d. h. einem nach dem anderen, die sich trauen, mit mir etwas zu tun, mit mir zusammenzusitzen, ohne genau zu wissen, was geschieht, gab ich die gleiche Aufgabe, nämlich ihre Eltern und je nachdem auch Geschwister zu zeichnen. Ich suchte mir eine ruhigere Ecke – draußen vor den Aufenthaltsräumen –, wo ich ein wenig abgeschirmt mit den Jungs »sprechen« konnte; teils in Handlungssprache, sozusagen szenisch, teils mit Hilfe von rudimentären Übersetzungen.

---

[18] Im letzten Buch von Hirsi Ali (2015) finde ich meine Hypothesen bestätigt.

[19] In einer Zeichengruppensitzung in der Psychiatrie eines anderen, auch ostafrikanischen Landes mit vorwiegend älteren Frauen und Männern (von 15 bis 50 Jahren) habe ich erfahren, dass freies Zeichnen diesen Patienten praktisch unmöglich ist. Und ich verknüpfe diese Hemmung nicht unbedingt mit ihrer psychischen Krankheit. Keine Vorgaben zu haben, verunsichert sie enorm, und sie verlangen nach Vorlagen oder zeichnen das, was gerade in ihrer Nähe steht, ab oder zeichnen bekannte, vielgesehene orientalische Motive. Bei Frauen sind dies in der Regel stilisierte Blumen. Eine Teilnehmerin, die extrem abgebaut wirkte und kaum mehr in der Lage zu sein schien, mit anderen in Kontakt zu stehen, machte eine Ausnahme von dieser Regel. Ihre Zeichnung wirkt abstrakt, rudimentär, leblos. Sie hängt verloren im Papierraum, erinnert mich an einen extrem dünnen, fragilen Zweig mit ganz dünnen, zerbrechlichen Tannennadeln. Ihre Zeichnung fällt aus dem Rahmen. Sie beinhaltet weder etwas Abgezeichnetes noch ein Blumenmuster. Sie erinnert mich an *arte povera*. Ich versuche herauszufinden, was diese Patientin gezeichnet hat. Fischgräten, sagt sie, sie sei Fischerin. Zwei der Anwesenden lachen sie aus. Selbst denke ich: Das ist ja beinahe eine symbolische Darstellung ihres Berufes und ihres (auch psychischen) Lebens, zugleich der Abfall, die Rudimente von dem, was sie an Lebendigem fischt und was oft andere essen. Und ich meine, es zeige sich in der Selbstdarstellung dieser im Alltäglichen kaum mehr ausdrucksfähigen ausgebrannten Patientin individuell Kreatives. Vielleicht ist diese Zeichnung allerdings auch Folge eines hirnorganischen Defektes im Zusammenhang mit ihrer Erkrankung.

Der Erste, mit dem ich arbeite, wird mir vom Leitungsteam zugewiesen. Er muss zu mir kommen, gerade auch weil er ein bisschen Englisch spricht. Er verhält sich mir gegenüber sehr scheu, ängstlich und spricht leise, beinahe nur für sich selbst. Kaum beginne ich diese geschilderte Art von Austausch mit ihm, bilden sich in einer gewissen Distanz junge Zuschauer. Und die Neugier der Wartenden, aber natürlich auch der Heimleitung, die sich gern einmischt und mir plötzlich Farbstifte bringt – ich arbeite mit Bleistiften –, scheint sogleich geweckt zu werden. Dieses doch schnell erweckte Interesse, das anscheinend weniger Angst vor der Unbekannten aufkommen lässt, hat wohl auch mit dem Überlebenstraining auf der Straße zu tun. Alle drängen nun zu mir, alle wollen das auch »haben« und zwar sofort. Sie sind glücklicherweise noch nicht zu resigniert oder zu depressiv, um gar nicht mitmachen zu wollen. Ihr Interesse für eine ihnen unbekannte Begegnung springt sogleich an. Wahrscheinlich spielt dabei mit eine Rolle, dass sie aus der Ferne wahrnehmen, welch eine beruhigende und beruhigte Begegnung offenbar zustande kommt. In Bions Modell könnte ich das auch als Ausstrahlung eines positiven Containings sehen und verstehen.

Dieses, mein exklusiv auf den gegenwärtig Einzelnen, mein Gegenüber, gerichtete Interesse wurde sogleich in positivem Sinn, etwa im Sinn einer narzisstischen Nahrung, eingesogen. Die Jungs entwickelten, zumindest scheinbar, kaum Ängste, hie und da allenfalls eine gewisse Skepsis. Ich bitte sie, ihre Eltern und/oder Geschwister mit einem Bleistift zu zeichnen. Interessant dabei ist, dass alle äußerlich das gleiche Vorgehen wählen: Sie skizzieren zuerst äußerst zart und auf fragile Art die Umrisse menschlicher Gestalten. Das tun alle gleich. Es ist wohl zum einen eine Vorschrift, die das Heim ihnen macht[20] (so zu zeichnen), und zum anderen ein Hinweis auf ihre basale Fragilität. Die Zerbrechlichkeit und Gehemmtheit, sich mit dosiertem Nachdruck auszudrücken, fällt auf. Danach fahren die Jungen dem fragil Skizzierten mit einem enorm druckfesten, starren und kaum nuancierten Strich nach. Symbolisch gesehen wird das Zarte überdeckt vom Omnipotenten, Lebendigkeit von Starrheit. Dies ist also der äußere Rahmen, die Verfertigungstechnik der Zeichnungen.

Und deren Inhalt? Er handelt überwiegend von ganz und gar stilisierten und starren Gestalten. Dies kann mit einer Veräußerung (aufs Papier) der inneren repräsentierten Eltern zu tun haben. Es scheinen idealisierte Elternbilder zu sein, die da zustande kommen. Vor allem sind es sehr roboterhaft wirkende Menschen, diese gezeichneten Eltern oder auch Geschwister. Das Bild der Abwesenden und gerade dadurch Idealisierten zeigt sich bei all diesen Straßenbuben. Ich deute dies für mich auch – natürlich kann ich meine Überlegung dem jeweiligen Adoleszenten nicht einfach so mitteilen –, dass die Jungen ihre

---

[20] Ich konnte das nicht verifizieren.

Eltern als Personen erlebten und introjizierten, mit denen der intersubjektive Austausch kaum stattfinden konnte.

Die Eltern fehlten, weil sie gestorben sind (häufig an Aids), zugleich denkt man natürlich an depressive, innerlich und äußerlich aufgrund ihrer prekären Lebenssituation vollständig überlastete und aufgeriebene Elternpaare oder alleinerziehende Mütter (häufig der Fall), die kaum Kontakt zu den Kleinen hatten oder suchten. Diese, durch ihren Überlebenskampf sozusagen »abgebrühten Adoleszenten« scheinen vergessen zu haben, warum sie von zu Hause ausgerissen oder weggegangen sind und ein eigenes Leben, einen eigenen Lebensstil zu entwickeln und zu leben begannen. Sie spalten diesen Teil ihrer Biographie ab. Würde es sich dabei um Verdrängung handeln, wären die Zeichnungen der Eltern meiner Ansicht nach etwas lebendiger. Ich bin nicht sicher, ob die Formulierung »von zu Hause ausgerissen« den Sachverhalt richtig schildert. Vielleicht ist das sogenannte Zuhause eher eine Art von Bleibe, die dem Kind nicht zwingend Schutz bietet. Ein afrikanisches »Zuhause« ist überhaupt nicht vergleichbar mit einem europäischen Zuhause. Jugendliche und Kinder, meist aus einer großen Kinderschar (im Schnitt ca. zehn Kinder), können sehr oft von dem sogenannten Zuhause wegbleiben und dabei die Erfahrung machen, dass niemand aus ihrer Familie nach ihnen wirklich nachfragt. So gehen sie wohl so verfrüht weg in der Hoffnung, ohne Eltern oder andere Familienmitglieder ein besseres Leben finden und führen zu können. Oder sie gehen weg, weil die Eltern gestorben sind. Manchmal, in gewissen kulturellen Umfeldern, schicken die Eltern ihre Kinder weg, etwa zu Verwandten, weil sie nun zusätzlich jüngere Kinder haben und sich um diese kümmern möchten.

Die Fragen, die mich interessierten und die ich oben angeführt habe, sind natürlich nicht ganz und gar direkt zu beantworten. Ich notiere nochmals Fragen und Antworten:

Wie reagieren die Jungen emotional auf und in dieser Aufgabenstellung?
Ich kann nur schwerlich etwas Emotionales direkt an Gesicht oder Gestik ablesen. Ihr Ausdruck wirkt erwartungsvoll, eher zufrieden, konzentriert, insgesamt etwas maskenhaft. Was sie unterscheidet, ist die Art, wie sie sich dem Zeichnen zuwenden. Manche senken sofort ihren Kopf und es geht ganz schnell los. Hier bleibt gleichsam keine Zeit für Emotionen, so verstehe ich es. Andere zaudern, schauen mich fragend an, wissen oft nicht, wo sie die Gestalten im Papierraum ansiedeln möchten. Da melden sich wohl emotionale Fragen?

Erinnern sie sich an ihr familiäres Umfeld?
Schwer zu sagen. Einige wohl schon, denn deren Zeichnungen sind ein wenig lebendiger als andere und zeigen auch gewisse Details, z. B. Revolver oder

Stiefel an den Beinen, was natürlich ganz und gar »spätadoleszenten« Phantasien über den idealisierten, abwesenden, bärenstarken Vater entspricht. In der Realität gibt es keine solchen Stiefel im Land. Wahrscheinlich wird der phantasierte Vater ins »reiche paradiesische Ausland« geschickt. Die Väter imponieren in diesen Zeichnungen als wichtiger denn die Mütter. Bei den Müttern ist oft der Busen sehr groß und betont. Ich kann den Wunsch nach Muttermilch bzw. an ihrer Brust zu saugen assoziieren. Und zugleich die Phantasie, Mutter sei die Schönste, oder aber – was nicht selten der Fall sein dürfte – die Realität, sie sei eine Prostituierte.

Kann ich etwas über ihre inneren Eltern, ihre Elternrepräsentanzen erfahren?
Ich finde in den Zeichnungen der Streetboys vorwiegend idealisierte starre Menschengestalten, unabhängig davon wie alt der Junge, der seine Eltern zeichnet, sein mag. Oft stehen die Figuren nicht richtig auf dem Boden. Sie hängen tendenziell irgendwo im Papierraum in der Luft. Diese Symbolik lässt sich leicht verstehen.

Und nun zur Zeichentechnik, was kann sie bedeuten?
Ganz übervorsichtig und fragil wird mit dünnen, kraftlosen, suchenden Strichstücklein die Zeichnung angefangen und darauf wird der alles Zartere überdeckende oder gleichsam zermalmende, übermäßig starke Druck, der im Strich ganz starr und leblos wirkt, gesetzt. Es handelt sich wohl um Abwehr des Zarteren – wäre ja auch altersspezifisch zu sehen und zu verstehen –, vielleicht handelt es sich eben auch um eine kulturell-ethnische angelernte Abwehr und wohl, psychoanalytisch gesehen, um Verleugnung der eigenen Schmerzen oder vielleicht auch der Schmerzen, welche die Eltern im Beisein ihrer kleinen Kinder erlitten hatten. Diese letztere Konstellation habe ich in meiner Afrikaarbeit öfters angetroffen: kleinste Kinder, die bis zu deren Tod in einem kleinen Raum mit ihren an Aids sterbenden Eltern lebten.

Die junge Ays

Ays[21] ist 15-jährig, verheiratet mit einem 20 Jahre älteren Mann. Sie ist die jüngste Bewohnerin dieser psychiatrischen Klinik, die für die ganze Insel allein zuständig ist. Die anderen Frauen sind bis zu 60 Jahre alt und häufig psychophysisch, gerade auch durch Drogenkonsum, stark abgebaut. Ays entspricht scheinbar – gemäß europäischer entwicklungspsychologischer Sicht – altersmäßig nicht dem hier eigentlich vorgegeben Rahmen, nämlich Fragen

---

[21] Die Namen der Patienten sind verändert.

zur Spätadoleszenz (18–22-Jährige) zu diskutieren. Sie sollte älter sein. Sie ist zu jung, um (scheinbar) adoleszent zu sein. Sie repräsentiert, so meine ich, jedoch sehr gut eine Problematik mancher ostafrikanischer, ganz besonders junger Frauen. Ein Modell des »europäischen psychosexuellen Entwicklungsschrittes Spätadoleszenz (18–22 Jahre)« existiert meines Wissens in ostafrikanischen Städten und wissenschaftlichen Instituten und Diskussionen nicht. Hingegen kann Ays, wie alle muslimischen Mädchen und jungen Frauen, dank ihrer Verheiratung mit einem älteren Mann, ihren altersmäßigen und sozialen Status verändern. »Frau« ist sie ja bereits, per definitionem, ab und seit ihrer Genitalverstümmelung. Durch ihre Heirat mit einem viel älteren Mann wird sie zu einer »Frau mit Mann«, präziser umschrieben zur Frau unter der Regie eines/ihres Mannes. Diese Vormundschaft soll die Frau, häufig mit schlimmer Strafandrohung verbunden, auch dazu anhalten, keine »Luftsprünge« zu machen, sondern, gottgewollt, dem Dogma entsprechend zu leben.

Ays kommt dieses zweite Mal freiwillig in die Klinik zurück, nachts, wohl als sie merkte – das ist meine Interpretation –, dass sie Schutz braucht. Vielleicht vor ihrem Ehemann? Die Klinik diagnostiziert ihr Kommen – nachts, barfuß, ohne Geld – als einen psychotischen Akt.[22] Psychoanalytisch verstehe ich ihr Vorgehen als einen den Umständen angemessenen psychischen Akt, als Suche nach Schutz und Selbstschutz in Form einer Flucht. Ays handelt dabei zielbezogen und keineswegs realitätsfremd.

In den kurzen psychotherapeutischen Gesprächen mit ihr sagt sie mir stets, ihr Mann sei sehr gut zu ihr. Die Frauen bzw. Patientinnen, mit denen ich während meiner Aufenthalte in ostafrikanischen Ländern arbeitete und arbeite, dissimulieren tendenziell den Schmerz, der ihnen in der ehelichen Beziehung zugefügt wird. Aus meiner psychoanalytischen Optik handelt es sich dabei um einen teils auch bewusst gewählten, das eigene Selbst schützenden Akt. Ays wurde von ihrem Vater mit einem wesentlich älteren Mann zwangsverheiratet, berichtet man mir, und zudem sei sie psychotisch. Sie wird mit Haloperidol behandelt.[23]

Nach meiner diagnostischen Einschätzung ist sie nicht primär psychotisch, sondern mehrfach traumatisiert, was sie depressiv und dissoziierend psychisch zu »verarbeiten« versucht. So gesehen ist es möglicherweise tatsächlich so,

---

[22] Ihr selbstständiger, vom Mann nicht angeordneter und begleiteter Eintritt ist wohl das eigentliche Skandalon. Barfuß und ohne Geld in der Umgebung ihres »Hauses« unterwegs zu sein, ist für eine arme, ostafrikanische Frau nicht außergewöhnlich. Entfernt sie sich allerdings weiter weg von zu Hause, gilt sie als ungehorsam und als verdächtig, keine anständige muslimische Frau zu sein.

[23] Die Medikamentenpalette ist in ostafrikanischen Spitälern und Kliniken sehr klein. Haldol und Tranquilizer werden eigentlich allen Patienten bei Eintritt verschrieben.

dass sie hie und da das Realitätsgefühl verliert. Als Psychotikerin hätte sie wohl kaum so zielstrebig, realitätsorientiert und intelligent handeln können. Mir scheint, diese spitalinterne Diagnose habe gerade auch mit dem kulturellen Frauenbild zu tun: Frauen sollten nicht eigenständig denken und sich nicht von ihrem Mann distanzieren oder gar von ihm weggehen, flüchten. Die Frau ist ja vor allem – wie bereits erwähnt – »die Frau ihres Mannes« und nicht etwa eine »amoralische«, sofern sie einen Mann hat, dem sie gehorcht und Kinder von ihm aufzieht. Sie ist zu Hause, also am Herd, richtig platziert. Will sie oder geht sie von da weg, kann sie kulturell und psychiatrisch gesehen schnell als amoralisch oder verrückt gelten und entsprechend in das *Mental Hospital* gebracht werden.[24]

Nach dem für die Frau so einschneidenden Ereignis der Zwangsverheiratung wird gesellschaftlich scheinbar nicht gesehen und verschwiegen, was tatsächlich im jeweiligen Haus geschieht. Meiner Ansicht nach, die anders ausschaut als die spitalinterne Diagnose »Psychose«, wusste Ays, wo sie sich rudimentäre Hilfe holen respektive eine Art »Schutzburg« finden kann, da sie schon einmal hier im Spital war. Beim Niederschreiben frage ich mich, wie geschützt sie denn da wirklich ist. Dürfte man ihren Mann, wenn sie es wünscht, an der Tür zurückhalten? Die Frage bleibt für mich offen.

Im ersten therapeutischen Gespräch sitzt Ays mir gegenüber, in einem Korridor, wo sich etwas von uns entfernt auch andere aufhalten. Sie wirkt extrem verängstigt, ganz scheu, sehr gehemmt und beinahe mutistisch. Sie kommt mir vor wie ein Schatten ihrer selbst. Als Übersetzer sitzt der Leiter der Sozialarbeit mit am Tisch. Die Patientin spricht so leise und gleichsam hingehaucht, dass nur er, der Übersetzer, ihre wenigen Wörter einigermaßen hören kann. Und ich muss ihn häufiger darauf verweisen, der Patientin nur das weiterzugeben, was ich frage und nichts Zusätzliches.[25] Mr. Ba scheint Pausen, Schweigen, Leere psychisch kaum auszuhalten und möchte diese »Lücken« füllen.

Ays beantwortet meine Fragen, etwa was geschehen sei, wie sie sich fühle, wie es mit ihrem Mann gehe, wie es ihr hier im Spital gehe etc., eigentlich durchweg mit demselben Wort: nothing – nichts. Patientinnen der Psychiatrie, auch der Gynäkologie, leben in der Regel zu Hause in einer entmündigenden inneren und äußeren Situation, ohne sich darüber laut zu beschweren. Im Gegenteil, sie schildern, wie ich bereits erwähnte, ihre Männer als liebe und gute Menschen, die ihnen viel helfen.

Nach diesem ersten Gesprächsversuch mit Ays, an welchem der Leiter der Sozialarbeit als mein Übersetzer dabei war, sagt er mir Folgendes: Der Vater dieses Mädchens sei ein sehr guter Mann, ganz in Ordnung. Er wisse das ge-

---

24 Das ist nicht in allen afrikanischen Kulturen gleich stark ausgeprägt. Es gibt auch matrilinear strukturierte Ethnien.

25 Das Englische ist übrigens für Ays und mich, für uns beide, eine Fremdsprache.

nau, denn er sei sein Nachbar. Zudem erzählt er mir, dass seine eigene Tochter und die Patientin als Kinder oftmals zusammen spielten. Als er seinen Nachbarn fragte, weshalb er denn seine 15-jährige Tochter an einen 20 Jahre älteren Mann weggeben wolle, das sei doch noch zu früh, antwortete dieser, er habe genug von ihr und wolle sie weg haben. Sie sei anstrengend. Über diese unerwarteten Informationen, die etwas spät kommen, bin ich froh und erschrecke zugleich.[26]

Daraufhin erkläre ich Mr. Ba, da er diese junge Frau, besonders aber auch ihren Vater so gut kenne und sie Nachbarn seien, sei dies, von meiner psychoanalytischen Arbeitsweise her gesehen, eine äußerst schlechte Voraussetzung für eine psychotherapeutische Arbeit mit Ays. Sie könne sich so nicht wirklich öffnen und werde wohl befürchten, alles, was sie äußere, erzähle er ihrem Vater und wohl auch ihrem Mann.[27]

Beim zweiten Gespräch mit Ays, diesmal mit Hilfe einer Englisch sprechenden Pflegerin, entsteht ein angenehmeres Gesprächsklima. So frage ich Ays erneut, was denn geschehen sei, dass sie hierher gekommen sei und sich jetzt wie leblos, niedergeschlagen, nichts wert oder wie nichts fühle. Ihre Antwort: nothing. Ich bleibe bei meinem Interesse an ihr und dem, was geschehen ist. Es geht mir darum, Ays narzisstisch zu besetzen, ohne sie als mein Selbstobjekt zu »nehmen«. Und ich möchte, dass dies für sie selbst spürbar und erfahrbar wird. Ich bleibe weiterhin interessiert – in meiner Gegenübertragung sehe ich mich allerdings sehr hilflos, ratlos und ohnmächtig und drauf und dran aufzugeben – und frage sachte dies und jenes und erkläre ihr, ich sei der Meinung, dass das, was uns niederschlägt und hilflos und ratlos macht, Wurzeln in unserem eigenen Leben hat.[28]

---

[26] Ich bin so stark mit psychoanalytischen Rahmenfragen vertäut und zugleich offenbar ein wenig naiv, sodass ich mir bis dahin nie vorgestellt habe, jemand, der sagt, er sei Psychotherapeut mit Universitätsabschluss, wie Mr. Ba., könnte in einem psychotherapeutischen Gespräch, mit all seiner privaten Kenntnis der Patientin und deren Familie, mit dabei sein wollen. Außer eben wenn sein Motiv in seiner persönlichen Neugier zu finden ist.

[27] Mr. Ba kann meine Vorgehensweise und meine Erklärungen zuerst nicht verstehen. Wohl hat sein Verständnis von Ays' Situation, auch damit zu tun, dass, kulturell gesehen, Frauen eben nicht selbst über sich selbst sprechen können. Sie brauchen einen Mann als ihr Sprachrohr. Zum anderen sind Männer gewohnt unter sich, unter Männern zu sprechen und so auch über das Schicksal von Frauen zu entscheiden, ohne dass die betroffene Frau zu ihrer Lebenssituation Stellung nehmen kann, oder wenn, dann geschieht dies sozusagen pro forma und fällt bei der Männergemeinschaft – z. B. in den Ältestenräten – meistens nicht wirklich ins Gewicht.

[28] Dies ist eine meiner psychoanalytischen Interventionen, die wohl das religiöse Gesetz »Alles kommt von Allah« in Frage stellen könnte.

Mit einem Mal berichtet sie, ganz, ganz leise und so, als ob sie das selbst nichts angehen würde, sie habe vor sechs Wochen ein totes Baby geboren. Ich: »Das ist schlimm und sehr, sehr traurig.« »Nein«, sagt sie, sie habe das vergessen, es sei überhaupt nicht schlimm. Wie sie dies vergessen konnte? Sie wisse nichts darüber. Wie es ihr jetzt gehe? Sie weiß es nicht. Erneut haucht sie ab da, wie beim ersten Gespräch durchwegs, das ganz leise »nothing«. Sie scheint hier zu dissoziieren. Zugleich spielt dabei wohl ihr religiöses Denken mit eine hemmende Rolle, nämlich: Allah hat's so gewollt und deshalb ist es richtig.[29]

Niemand in der Klinik wusste bis dahin, dass Ays gerade so etwas Einschneidendes und Leidvolles, nämlich eine Totgeburt, erlebt hat. D. h. ja auch, dass man nicht eigentlich wissen wollte, was sie dieses Mal besonders bedrückte, sondern vielleicht eher dachte: Ach, die Junge, die kommt jetzt wieder und sie ist psychotisch. Es gibt in diesem *Mental Hospital* noch kein psychodynamisches Denken. Zentral sind hier offenbar das Beherbergen und das Verabreichen von Psychopharmaka an alle Patienten. Und ausgehend von der Allgemeingültigkeit des Korans wird befolgt: Was ist, das ist und das ist von Allah so gewollt. Da stehe ich natürlich als psychoanalytisch Denkende und Arbeitende im wohl nicht ungefährlichen Widerspruch zur aktuellen Kultur und Religion.

Ays wirkt zu Beginn des dritten Gespräch kaum angstfreier oder entspannter und doch ist es mir gelungen, etwas Lebendiges in ihr zu berühren. Als sie viele Male erneut »nothing« flüsterte, habe ich, nachdem ich eigentlich dachte »es ist sinnlos«, ihr vorsichtig und sachte gespiegelt und geschildert, wie sie scheinbar gar nichts mehr möchte, und sie gefragt, ob es denn in ihrem Leben auch einmal andere Zeiten gegeben habe, wo sie sich etwas glücklicher und lustiger fühlte, vielleicht gesungen oder getanzt habe. Da wird ihr Gesicht heller und offener und sie sagt: »Ja.« Und ich frage: »Wann und wo?« Vor ihrer Heirat habe sie jeweils zu Hause gesungen oder

---

[29] Ich erinnere mich an eine junge Gebärende in einem anderen ostafrikanischen Land. Ich assistierte bei der Geburt, und das Baby war eine Missgeburt, sein Köpfchen sehr hässlich und wie verstümmelt. Die Hebamme sah sich in einer unmöglichen Situation und wusste nicht, wie sie das der Patientin, einer auffallend schönen, gesund und kräftig wirkenden Frau, die nicht in der untersten gesellschaftlichen Schicht lebte, mitteilen sollte. Ich nahm ihr diese Bürde ab. Ich sprach mit der Patientin und zeigte ihr nach und nach den Kopf ihres Babys, indem ich das verhüllende Tuch langsam vom Gesichtchen wegzog. Die Mutter stand zuerst völlig unter Schock, danach weinte sie verzweifelt, verbarg ihr eigenes Gesicht. Ich blieb bei ihr neben dem Bett stehen, und es dauerte nicht lange, und sie war ganz gefasst und ruhig und sagte: »Allah hat es so gewollt und ich will's so entgegennehmen. Es ist nicht schlimm, er hat es so gewollt.«

Musik gehört und getanzt, und da sei sie glücklich gewesen. Ich bin natürlich erleichtert, diese Erinnerung und mit ihr einen lebendigen Teil der Patientin geweckt zu haben. Sie sagt, glücklich und froh sei sie vor ihrer Heirat gewesen. Im Nachhinein kommt mir in den Sinn, dass der Vater zum Nachbarn, dem Leiter der Sozialarbeit, sagte, die Tochter sei ihm zu viel gewesen und geworden. Möglicherweise, weil sie Musik hörte und allzu zufrieden tanzte? Vielleicht hat sich die Tochter Ays, verglichen mit den Ansichten ihres Vaters, viel zu frei und zu freudig entwickelt? Ich kann mir manches mehr vorstellen bzw. assoziieren: Sie wollte nur ungern am Herd stehen, sie hat in all ihrer Heimlichkeit wohl etwas Eigenständiges entwickelt, sie hat sich gewisse Gedanken gedacht und vielleicht ausgesprochen, die ein Mädchen nicht haben sollte. Möglicherweise haben mein positives Containing und das Annehmen und Aufnehmen der negativen Gefühle der Patientin und deren Umwandlung in einen neuen Versuch, mich ihr zuzuwenden, sie zu ihrer inneren Lebendigkeit geleitet. Ich habe trotz allem den hoffnungsvollen Kontakt mit dieser Patientin nicht.

Das vierte Mal sehe ich Ays während der Zeichengruppe, an der ich teilnehme. Ich beobachte, wie die Patientinnen von einer Seite her herangeschlendert, die Männer von der gegenüberliegenden Seite stets durch düstere, eigentlich unbewohnbare zerfallende Korridore kommen. Zuhinterst bemerke ich die gehemmte, äußerst zögerliche, schattenhafte, sehr ängstliche Ays. Plötzlich sieht sie mich und bewegt sich sogleich anders. Sie beginnt, beinahe zu mir zu springen, zu hüpfen und ihr Gesicht verändert sich und wird hell. Sie kommt und setzt sich in die Mitte der Bank, an die Mitte des langen Tischbrettes, schaut mich an und beginnt, aufgeräumt und lebendig mitzuorganisieren.

Sie reicht den anderen Papier und Bleistift weiter, auch das Lineal, und erläutert, wenn Mitpatienten nicht verstanden haben, was ich ihnen mit Hilfe einer Übersetzerin sage, und beginnt dann selbst zu zeichnen.[30]

Wenn etwas Wichtiges oder Zusätzliches gesagt oder auch gemacht werden kann, ist Ays nun diejenige, die das in die Wege leitet. Sie wirkt enorm aufgeweckt, aufmerksam und sieht sich offenbar verantwortlich für die Mitpatientinnen, gerade auch wenn es darum geht, diese zu unterstützen. Ich staune über die offensichtliche psychische Veränderung, die Ays in den letzten drei Tagen zeigt und ausstrahlt. Mich dünkt es wie ein Wechsel vom zögerlichen, beinahe leblosen Leben, gleichsam einem Gefühl des Ausgelöschtseins oder -werdens, von einer großen Niedergeschlagenheit, Passivität, Depression, wohl im Feld des Todesnarzissmus zu einer aufgeweckten Lebendigkeit und zugleich guten Beziehungsfähigkeit, im Moment, wo sie mich in ihrer Nähe, an diesem lan-

---

[30] Ich war sehr erstaunt, dass auch Lineale fürs Zeichnen mitverteilt werden und dachte mir, dass da die Prägung durch arabische Vorlagen und Zeichenmuster mit eine Rolle spielen dürfte.

gen Holzbrettertisch entdeckt. Es wurde ihr wohl, entsprechend dem Konzept von André Green, ein Wechsel vom Todesnarzissmus zum Lebensnarzissmus möglich. Vielleicht sieht sie mich nun als eine Frau, die ihr Begehren nach Selbstständigkeit und Lebendigsein erträgt und aushält und vielleicht sogar unterstützt, statt als eine, die sie, die 15-Jährige, dazu nötigt, still zu Hause bei ihrem Ehemann zu verharren und wie halb tot durch die Welt gehen und mancherlei Vergewaltigungen ertragen zu müssen. Nun, es lässt sich auch denken, sie habe sehr schnell eine idealisierende Übertragung auf mich entfaltet, die sie interessanterweise von ihrem etwas paranoid-schizoiden Blick auf die Welt »erlöst« und ihr eine depressive Position mit einer etwas anderen Optik ermöglicht (nach Melanie Klein). Sie wendet sich ihren Mitpatienten zu. Sie ist besorgt über deren Wohlergehen und übernimmt auch für diese eine gewisse Verantwortung.

Generell erfahre ich hier wie anderswo in ostafrikanischen Gegenden, wie ich, trotz kultureller und religiöser Unterschiede und Schwierigkeiten, aber natürlich im Bewusstsein dieser Schwierigkeiten und auch im genauen Abwägen dessen, was ich von meinen Gedanken mitteile oder eben nicht, wie die Menschen/Patienten beginnen, sich auf neue Art für sich selbst zu interessieren. Es kommt etwas in Bewegung.

Ich arbeite im geschilderten Umfeld ja ein bisschen wie eine Ambulanz. Und dies scheint zeitlich und im jeweiligen Moment auch qualitativ zu genügen und sollte vielleicht wegen der Spannung zwischen der religiösen Verankerung und den psychoanalytischen Gesichtspunkten, die ich vorsichtig einführe, besser gar nicht länger dauern.

Nun, das individuelle, subjektiv Psychische wird in vielen ostafrikanischen Ethnien und Gegenden vorwiegend ignoriert. Das eigentlich subjektive psychische Geschehen ist dem Koran entsprechend normiert, der anscheinend alle menschlichen subjektiven und »objektiven« Bedürfnisse, also auch die psychischen, erfüllen bzw. abdecken soll und scheinbar kann. Durch meine Arbeit geschieht nun etwas anderes. Mit meiner Besetzung, gerade auch der dringlichsten narzisstischen Nöte und individuellen Bedürfnisse und der intensiven therapeutischen Spiegelung der Patienten, kann sich wohl in deren Denken und im Fühlen eine »kleine Freiheit«, etwas winziges Neues entfalten und möglicherweise in ihrem Psychismus fruchtbar werden.

Die ambulante psychoanalytische Arbeit
im Gehen und Sitzen mit AB
und das psychiatrische Umfeld[31]

Die psychoanalytischen ambulanten Psychotherapien und Prozesse, die ich schildere, sind vor allem dann besser zu verstehen, wenn ich das jeweilige andersartige Umfeld zugleich zeichne. Es handelt sich um ein gänzlich unterschiedliches psychiatrisches Milieu, gerade auch wegen religiös islamischer, sunnitischer und »eigenartig« anmutender ethnischer Grundregeln und Einflüsse als etwa das Europäische. Auch aus dem Grund sind Abweichungen von der klassischen psychoanalytischen Vorgehensweise unumgänglich. Dieses psychoanalytische Vorgehen erfordert nicht allein Kreativität innerhalb des jeweiligen Rahmens und Prozesses, sondern gerade auch, so habe ich es jedenfalls erfahren, bezogen auf den äußeren.

Wie überhaupt arbeiten? Wo arbeiten? Allein schon das Wo ist in manchen Ethnien und Gesellschaften, die eng zusammengerückt leben, nicht ohne Weiteres gegeben.[32]

Ich möchte mit meinen Patienten abseits der anderen Patienten und des Pflegepersonals arbeiten und suche stets neu einen Ort, an dem eine gewisse Vertraulichkeit entstehen kann. Manchmal ist ein solcher Ort nicht zu finden, sondern situiert sich mitten unter anderen Menschen. Und diese anderen mischen sich tendenziell gern nach einer gewissen Zeit ein und möchten mitmachen.[33]

Mr. Ba begrüßt mich bei meinem zweiten Besuch im *Mental Hospital* sehr herzlich und mit den Worten: Er habe zwei Patienten für mich, zwei junge Männer. Er zeigt mir die beiden, draußen, im Aufenthaltsraum, einer zerbröckelnden Loggia aus Stein. Hier kann ich die momentan anwesenden – es gibt natürlich auch chronische – männlichen Patienten sehen und, wenn es möglich ist, begrüßen. Alle anderen scheinen wesentlich älter und wegen Drogenabusus körperlich teils enorm abgebauter zu sein als die mir zugewiesenen jungen Patienten. Und Mr. Ba will mir am nächsten Morgen, bei Arbeitsbeginn, unbedingt noch Wichtiges dazu sagen. Am nächsten Tag, morgens, warte ich draußen auf einer Steinbank auf Mr. Ba., der mir ja noch etwas Dringliches berichten wollte. Mit mir warten eine psychologische Praktikantin vom Festland und AB, einer der zwei jungen Patienten, ebenfalls auf ihn. Mit AB hatte ich am Vortag nur äußerst kurz Kontakt, ohne bereits einen

---

[31] Racamier, 1993
[32] Dies gilt ebenfalls für andere offiziellere Aufenthaltsorte wie Waisenhäuser, Heime oder Spitäler.
[33] Vgl. dazu meine Beschreibung in Teil 2, »Streetboys«.

Gesprächstermin für den nächsten Tag abzumachen. Wie AB zu dieser Zeit genau hierher kommt, wo ich gerade bin, überrascht mich und ist mir zuerst ziemlich unerklärlich. Nachträglich kann ich es als Ausdruck seiner Form der Übertragungsliebe verstehen, die, so scheint es, am Vorabend sehr schnell entflammte, und die ihn offenbar u. a. besonders gewitzt und erfinderisch macht (wie Odysseus). Er setzt sich neben mich, stumm und scheinbar unbeteiligt, geplagt von schweren Nebenwirkungen des Haloperidols. Er zittert, er schläft unvermittelt ein, lallt, kann seinen Speichel nicht recht im Mund behalten, verliert ständig seine Körperhaltung, kann schlecht gehen. Ich schildere seinen aktuellen Zustand so ausführlich, damit deutlich wird, welche Überdosierungen die Patienten je nachdem erleiden müssen.

Die Psychologiepraktikantin beobachtet ihn, wirft mir einen Blick zu und sagt etwas abwertend: »Der ist autistisch.« Ich erwidere: »Selbst wenn er autistisch wäre, lässt sich ein Zugang zu ihm suchen.« Seitdem ich an diesem Morgen hier auf der Steinbank sitze, höre ich ein Kätzchen ohne Unterlass jämmerlich klagend und schreiend miauen. Niemand reagiert. Ich frage die mittlerweile drei Menschen um mich herum – in der Zwischenzeit hat sich auch der junge psychologische Praktikant, der ebenfalls vom Festland kommt, zu uns gesetzt –, ob sie das Miauen auch hören. »Ja.« Ich: »Es kommt offenbar aus dem nächstgelegenen Raum. Gibt es eine Möglichkeit, diesen Raum zu öffnen?« Die angehende Psychologin will, nach einigem Zögern, den Schlüssel zum Vorhängeschloss holen. Schließlich öffnet sie die Tür. Ein kleines mageres, völlig zerzaustes Kätzchen springt miauend und in Panik raus. Erneut nimmt scheinbar keiner Notiz von diesem jämmerlich kleinen und jammernden Katzenbaby, das am Verhungern und Verdursten zu sein scheint. Diese Teilnahmslosigkeit gegenüber der leidenden Kreatur steht für mich auch sinnbildlich für die mangelhafte Zuwendung und nicht vorhandene narzisstische Besetzung der Patienten, die ja eher wie Insassen stillgestellt und kaum »behandelt« oder eben gerade nicht behandelt werden.

Unerwartet greift der junge Patient AB das Kätzchen ganz selbstverständlich oben am Nackenfell und setzt es sich auf die Schulter. Ich kriege Angst, denn mich dünkt, die Chancen stünden 50 : 50, ob er tatsächlich um das kleine Kätzchen besorgt ist oder ob er es tötet. Zugleich zeigt sich, wie vertraut er im Umgang mit kleinen Tieren ist und sich wohl in deren Zustände einzufühlen versucht. Er, der scheinbare »Psychotiker«, verhält sich, anders als die angehenden Psychologen, gerade nicht teilnahmslos. Wohl tut er das alles auch aufgrund seiner sehr schnell entfalteten positiven Übertragung auf mich. Ich bitte um etwas Wasser und etwas zu essen für das Katzenbaby, z. B. aus der Küche der Männerabteilung. Dort gibt es zu dieser Zeit nichts Essbares, meinen die PsychologInnen. Die junge Praktikantin kramt nun aus ihrer Tasche zwei Kekse hervor, und das Kätzchen frisst ein bisschen. Daraufhin bitte ich erneut, das Kätzchen doch in die Küche zu tragen und zu schauen, ob dort nicht ein bisschen Wasser oder Milch rumsteht. AB setzt sich das winzige, magere, nervöse, quecksilbrige Bündel wiederum auf seine Schultern, läuft in Richtung Küche und kommt später zurück, ohne Kätzchen und ohne einen Ton von sich zu geben. Ich bin besorgt, sage jedoch in diesem Moment nichts, frage mich jedoch, ob das Kätzchen noch lebt. Den psychologischen PraktikantInnen versuche ich zu erklären, wie wichtig Tiere für Patienten sein können und die Art, wie ein Patient Tiere wahrnehme und sich um sie kümmere, könne u. a. etwas über sein psychisches Befinden aussagen, etwa auch über seine Fähigkeit, gegenüber lebendigen Wesen eine gewisse Empathie zu entwickeln.[34] Die angehenden PsychologInnen, denen ich etwas lehren soll, hören relativ unbeteiligt zu. Diese beinahe provokativ wirkende Uninteressiertheit an neuen Gesichtspunkten hat auch damit zu tun, dass ich eine Nichtfarbige bin (ich habe die Hautfarbe der früheren Kolonisatoren), und von denen möchte man tendenziell, wegen des Hasses, den sie auf sich ziehen, nicht viel (nichts!) annehmen (vgl. dazu die »Einleitung«).

AB kann sich, wie bereits geschildert, wohl wegen des Haldols schlecht bewegen, kann kaum etwas artikulieren und schläft von einer Minute auf die andere ein. Schläft er nicht, hört er genau zu, was ich mit anderen bespreche, und interessanterweise versteht er den Sinn dessen, was ich bespreche, problemlos und rasch. Schildere ich beispielsweise etwas mit Humor, ist er mitunter der Einzige, der das versteht und blitzschnell auflacht. So gesehen nimmt er sehr wohl teil und Anteil an dem, was geschieht, und ist fähig, einem Gespräch intellektuell detailliert zu folgen.

An einem der nächsten Tage zieht er aus der Tasche seiner Trainerhose einen Schleckstengel. Er genießt das Schlecken und das Saugen und unvermittelt bietet er mir an, ich solle auch dran lutschen. Er tut dies zwei oder drei Mal, und ich sage jeweils: »Nein, danke.« Er hängt buchstäblich an mir, und eben, ich vermute eine starke positive Übertragung, damit verbunden ist möglicherweise eine regressive Bewegung hin zu einer Abhängigkeitsproblematik. Gehe ich von einer mich idealisierenden Übertragungsform aus, besteht natürlich die Chance, dass diese unvermittelt ins Gegenteil kippen kann. Das geschah glücklicherweise während meines kurzen Aufenthaltes nicht. Einmal bemerke

---

[34] Kulturell gesehen ist es interessant, wie wenig Interesse für und an Tiere(n) da ist, außer es geht um Nutztiere, die man brauchen kann, aber die man je nachdem auch schrecklich malträtiert mit Peitschenhieben und Fusstritten. Ich frage mich, ob das mit der eigenen, schlimmen, existenziellen Situation zu tun hat, mit einer Haltung, die besagen würde: Ihr sollt es nicht besser haben als ich selbst. Oder hat es – sozusagen in der dritten Generation danach – mit Phantasien über das Leben als Kolonisierte und insofern Wertlose zu tun, die man beliebig malträtieren kann.

ich, wie er sehr genau in meinen Rucksack schaut, der geöffnet neben mir liegt. Ich glaube, er hätte gern reingelangt, um sich etwas von mir für sich rauszuholen, tat es aber nicht.

ABs Krankengeschichte habe ich nicht einsehen können. Um mir die entsprechenden Akten, die für mich jeweils kaum lesbar sind, zu beschaffen, würde ich viel Zeit verplempern, allein um die Person zu suchen und zu finden, die die diskutierten Akten ordnet. Abgelegt werden Papierdossiers auf vielen hohen, vergilbenden Stapeln.

Von zwei Seiten erhalte ich mündliche Informationen zu ABs Vorgeschichte. Zum einen von Mr. Ba, der mir erklärt: AB kam in die Klinik, weil er seine Mutter, eigentlich seine Tante, geschlagen haben soll und offenbar anderen Menschen, etwa auf dem riesigen Markt, aggressiv begegnete, sie je nachdem scheinbar ebenfalls schlug. Vor zwei Jahren wurde AB von seiner Mutter vom Festland auf die Insel zur Tante weggegeben, und zugleich hat die Tante ihre Tochter zur Schwester aufs Festland gegeben.[35]

Beim Gespräch zwischen Mr. Ba und der Tante, bei der AB wohnte, war ich mit dabei. Sie klagt und klagt und klagt, fast manisch angetrieben, über den schlimmen jungen Neffen. Mich dünkt, sie wolle ihn unbedingt weghaben. Und sie verweist auf seine Großmutter, die bereits psychische Probleme (*mental illness*) gehabt habe. Ihr manisch-anklagendes Sprechen überdeckt wohl – abwehrend – eine paranoide Störung, und zudem gibt sie sich extrem selbstbezogen, sehr narzisstisch. Wahrscheinlich wäre die Diagnose – im europäischen Verständnis – einer Persönlichkeitsstörung angemessen. Die Probleme ihres jungen Neffen gehen sie scheinbar nichts an.

Zugleich erhalte ich, quasi nebenbei, von einem ehemaligen Nachbarn von AB, der ebenfalls auf dem Festland lebt, einen Hinweis auf die Beziehung seiner Mutter zu ihm. ABs Mutter konnte ihn offenbar schlecht ertragen. Sie habe ihn ständig niedergemacht. Nichts war recht von dem, was er tat. Sie sei nie zufrieden gewesen mit dem Patienten und hätte ihn ständig geschimpft und beschimpft. Wahrscheinlich war er für sie gleichsam ein Störfaktor, ein negatives Selbstobjekt. Wie es dazu gekommen ist, kann ich nicht sagen.

Zurück zu AB: Ab dieser gemeinsamen Wartezeit von ungefähr einer Stunde auf Mr. Ba bleibt AB, sofern sich dies von mir aus gesehen arbeitsmäßig möglich machen lässt, ständig um mich herum. Er wartet morgens auf mich, wenn ich komme, und zwar an verschiedenen Orten. Er scheint sich eine Art von Ausspähplätzen gewählt zu haben. Er hat, wie bereits erwähnt, offensichtlich sehr schnell eine positive, wohl idealisierende Übertragung auf mich entfaltet.

---

[35] Das Weitergeben eigener Kinder zu anderen Familienmitglieder ist, im Feld der hier angesiedelten Ethnien, kulturell »normal« und recht verbreitet. Das Vorgehen soll den Familienzusammenhalt stärken.

Es gibt Momente, in welchen er mich anschaut, mich studiert und mit seinen weit geöffneten großen Augen unbeweglich in meine Augen schaut und seinen Blick in meine Augen vertiefen, eigentlich eintauchen möchte. Und je nachdem steigt plötzlich ein wenig Panik in mir hoch und ich denke: Achtung, jetzt könnte es gefährlich werden. In dem Moment, wo ich das realisiere, rücke ich wohl automatisch ein bisschen von ihm weg. Er hat mich, wie bereits erwähnt, während der ganzen Zeit, während der er sich in meiner Nähe aufgehalten hat, weder direkt noch indirekt angegriffen.

ABs Medikamentendosis wird für ihn zunehmend erträglicher – vielleicht hat er die Medikamente auch weggelassen – und der Situation angepasster. Meine psychotherapeutische Zusammenarbeit mit diesem psychiatrischen Patienten findet draußen statt. Entweder im Gehen, wenn er mich von einem Gebäude innerhalb der psychiatrischen Anlage zu einem anderen begleitet, oder unter freiem Himmel auf Steinplatten und -bänken sitzend. Die zur Verfügung stehenden Räume sind nämlich düster, nicht einladend, halb am Zerfallen, nicht beschützend, sondern in ihrer düsteren Ausstrahlung verbunden mit knappster Sauberkeit oder Hygiene eher etwas bedrohlich. Meistens sind es Korridore, wo nicht wenige andere Menschen vorbeigehen oder an den Wänden entlang sitzen.

Gehe ich wohin, wo AB nicht mitkommen kann, sage ich ihm das und er nimmt dies, ohne aggressiv zu reagieren, hin.

Am dritten Tag ungefähr kommt er mit einem Geschenk für mich, einem Blatt, auf dem beidseitig und farbig alle Fische und fischähnlichen Tiere, die im Indischen Ozean schwimmen oder leben, abgebildet sind. Ich bedanke mich. Am zweitletzten Tag unserer Zusammenarbeit bringe ich ihm das »Fisch-Blatt« zurück. Er kommt mir da gerade morgens mit zwei jüngeren Kindern entgegen und sagt, das seien seine Geschwister.[36] Darüber hat mich niemand informiert. Er auch nicht. Ich gebe ihm sein Geschenk zurück, und er reicht es sogleich seinen Geschwistern weiter. Hier zeigt wiederum eine seiner Gesten, wie sehr er im Prinzip im Austausch steht und wie stark sein Wunsch wiedergutzumachen ist. Wie bei Ays sieht es so aus, als ob er in kurzer Zeit von der schizoid-paranoiden Optik die depressive Position, jedenfalls zwischendurch, erreichen kann.

Die Tante, die ich im Gespräch mit Mr. Ba gesehen und gehört habe, wirkt auf mich wie jemand, der schlecht zuhören kann und ständig über sich und die eigenen Probleme redet. Die leibliche Mutter scheint den Patienten nicht selten zu hassen. Er kann es ihr nicht recht machen. Sie behandelt ihn, wie es

---

[36] Mit seinen Brüdern kommen auch seine leibliche Mutter und seine Tante ihn besuchen. Sie halten sich etwas im Hintergrund. Es sieht so aus, als wäre eine Kontaktaufnahme für sie, vielleicht auch wegen meiner Anwesenheit, schwierig.

scheint, sehr schlecht. So ist wohl ein Teil meiner psychoanalytischen therapeutischen Arbeit mit AB, nebst dem positiven Spiegeln und dem Containen
und ihn – gerade auch narzisstisch – nicht infrage stellen, auch so zu verstehen,
dass er auf Mutter und Tante negativ reagiert und sich wohl verstoßen sieht.
Die bisherigen Mütter wären – sind für ihn – die Bösen und ich wäre die neue
genügend gute Mutter. Diese seine Möglichkeit, eigentlich seine Abwehrform,
in Gut und Böse zu spalten, erleichtert mir natürlich die kurze Arbeit mit ihm.
Meine Gegenwart ist für ihn, in dieser idealisierten Übertragungsform, eine
Art Lebenselixier und ermöglicht ihm ein Entfalten des Lebensnarzissmus. Es
geht AB jeden Tag besser. Und er erträgt es, mich mit anderen zu teilen. Er sitzt
neben mir, und wenn jemand kommt, um etwas mit mir zu besprechen, geht er
von sich aus eine Weile weg. Manchmal sitzen auch mehrere junge Patienten
um mich herum und er ist im Kreis einer unter anderen. Nach und nach tut er
sich mit anderen jungen Patienten zusammen, sitzt draußen mit ihnen am gleichen Steintisch, redet mit ihnen, isst mit ihnen und lacht mit ihnen.

AB möchte etwas in mein Notizbüchlein, in das ich selbst öfters schreibe,
was er offensichtlich beobachtet hat, schreiben. Der Filzstift, den ich ihm geben kann, ist am Austrocknen. Insofern kann ich heute, beim Niederschreiben,
nicht ohne weiteres den ganzen Text lesen und wiedergeben. Er schreibt Englisch, also nicht in seiner Muttersprache, sondern in einer Fremdsprache:

> My name is AB.
> I come from Bongo; D. e. S.
> I come from Bongo, I live at
> Tanzania (ist durchgestrichen)
> I live at Zanzib., Magagoni Kitado[37]
> www.Ab at ogmail (?).com
> I like Soda and chicken and cook.[38]
> I like a basketball and football
> I like a mother I like a father

Das tönt recht basal, bedeutet allerdings, wegen der Fremdsprache, keine kleine Anstrengung. Wohl will er mir damit zeigen, was er kann und was er gelernt
hat und wer er ist. Und wünscht sich stumm, ich möge dies in meinem Notiz-
buch, im Inneren meines Rucksäckleins, mitnehmen, wenn ich weggehe.

Gegen Ende dieser etwas ungewöhnlichen Therapie, nimmt AB kleine Ge-
genstände aus der Hosentasche seiner Trainingshose: ein Bonbon, ein Stein,
ein winziges Fetzchen Papier, ein Bonbonpapier und noch andere, ganz kleine
Dinge, und zeigt sie mir. Plötzlich zieht er vorsichtig und sorgfältig eine Rasierklinge raus. Nun dünkt es mich langsam ein bisschen gefährlich. Er nimmt

---

[37] Der größte Markt der Insel.
[38] Wahrscheinlich meint er Coke.

die Rasierklinge, um kleine, herausragende, kurze Fäden an seiner Trainingshose abzuschneiden. Er säubert sich sozusagen oder macht sich schön, wobei ich natürlich nicht weiß, was diese kleinen Fädchen und Knäuel, die ja aufgerissenes Trainermaterial sind, für ihn bedeuten. Empfindet er sie als aggressiv und bedrohlich oder geht es ihm darum, besser, also weniger verlottert, dazustehen? Als er damit aufhört, beginnt er unvermittelt, seine Fingernägel mit dieser, nicht etwa in einem Rahmen gefassten, sondern gleichsam rohen und biegsamen Rasierklinge zu schneiden. Das wird mir zu viel. Ich sehe wohl, dass er das gekonnt tut, sicher keineswegs zum ersten Mal. Ich halte dieses, auf mich so gefährlich und selbstgefährdend wirkende Handeln nicht aus, kann nicht hinschauen, kriege Angst, er könnte sich schneiden oder sich gegen mich wenden – es gibt aber dafür keinerlei Anzeichen. AB ist ganz vertieft in seine Fingernagelpflege. Ich stehe auf und gehe ein paar Schritte weg. Das Bild schneidet sich in mich ein. Ich bin erschrocken. Kurz darauf kommt glücklicherweise einer der raren Pfleger vorbei, den ich bitte, ihm die Rasierklinge wegzunehmen. Das klappt auch.

Der andere Patient, von dem Mr. Ba mir erzählt hatte, zeigt kaum Interesse, bei nicht organisierten, sich frei ergebenden Gesprächen gemeinsam mit seinen Heiminsassen und mir mit dabei zu sein. Er ist von seiner Suchtkrankheit stark gezeichnet, wirkt schwer depressiv und passiv, eigentlich kaum zu bewegen.

Literatur

Freud, S. (1919): Wege der psychoanalytischen Therapie. *Studienausgabe*. Ergänzungsband. Frankfurt a. M. (Fischer).

Hirsi Ali, A. (2015): *Reformiert euch! Warum der Islam sich ändern muss*. München (Knaus).

Charlier, M. (2006): Geschlechtsspezifische Entwicklung in patriarchalisch-islamischen Gesellschaften und deren Auswirkung auf den Migrationsprozess. *Psyche – Z Psychoanal*, 60: 97–117.

Parin, P./Morgenthaler, F./Parin-Matthèy, G. (1972): *Die Weissen denken zuviel. Psychoanalytische Untersuchungen in Westafrika*. München (Kindler).

Parin, P. (1985): *Zu viele Teufel im Land. Aufzeichnungen eines Afrikareisenden*. Frankfurt a. M. (Syndikat).

Pradelles de Latour, C.-H. (1997): *Le crâne qui parle*. Deuxième édition de Ethnopsychanalyse en pays bamiléké. E. P. E. L.

Pradelles de Latour, C.-H. (2014): *La dette symbolique. Thérapies traditionelles et psychanalyse*. E. P. E. L.

Racamier, P.-C. (1993): *Le psychanalyste sans divan*. Paris (Payot).

Saegesser, B. (2014): Psychoanalytische Arbeit mit Babys, Kleinkindern und Müttern in unterschiedlichen afrikanischen Ländern (Le travail psychanalytique avec les bébés, des petits enfants et des mères dans divers pays d'Afrique). *Bulletin No 77 Frühjahr 2014. Schweizerische Gesellschaft für Psychoanalyse (SGPsa)*: 5–13.

Wohlfahrt, E./Özbek, T. (2006): Eine ethnopsychoanalytische Kasuistik über das Phänomen der Besessenheit. *Psyche – Z Psychoanal*, 60: 118–130.

Peter Bründl / Carl E. Scheidt

Nachwort

Psychoanalytische Therapien von Spätadoleszenten dürfen in Deutschland kassenrechtlich sowohl psychoanalytisch ausgebildete Kinder- und Jugend-lichen-Psychotherapeuten durchführen (mit ihrer Behandlungserlaubnis für Patienten vor deren 21. Geburtstag) als auch psychoanalytisch ausgebildete Erwachsenenpsychotherapeuten (die nur volljährige Patienten behandeln dür-fen). Im Übergangsbereich von der Adoleszenz zum Erwachsenenalter fordern diese Patientinnen und Patienten methodisch die ausschließliche Arbeit am psychotherapeutischen Prozess mittels Übertragung und Gegenübertragung zur Integration lebensgeschichtlich zurückliegender Konflikte und Defizite in ein ausstrukturiertes, keine neuen Hierarchien mehr aufrichtendes Ich/Über-Ich/Ich-Ideal-System (wie sie alle Erwachsenenpsychoanalytiker gewohnt sind) die Arbeitsweise der Kinder- und Jugendlichen-Analytiker heraus, die die nämliche Arbeit am psychotherapeutischen Prozess mit dem Entwicklungs-prozess des sich noch weiterentwickelnden, noch nicht ausstrukturierten Selbst koordinieren müssen. Peter Blos (1990) hatte überzeugend dargelegt, dass die Person nur dann eine tatsächliche psychische Erwachsenenstruktur aufweist, wenn sie die erstmals in der Spätadoleszenz anstehende Entwicklungsaufgabe der Entidealisierung von Selbst und Objekt meistern kann, die aus der inner-seelischen ablösenden Individuation vom gleichgeschlechtlichen präödipalen Elternteil als dem frühsten Ich-Ideal hervorgeht, aus der im Trauerprozess die entpersönlichte, unbewusste psychische Struktur des Ich-Ideals des Erwachse-nen hervorgeht.

Wie sehr unsere meist europäischen Jugendlichen für ihre zweite Chan-ce (Eissler, 1958) in der zweiten Runde der Individuation (Blos, 1967) auf die historisch gewachsene, kulturelle, politische und ökonomische Situation in den westlichen Industrienationen angewiesen sind und darin aufgehoben werden, um ihre anstehenden Entwicklungsaufgaben zu meistern, zeigt kon-trastreich Barbara Saegesser zum Abschluss des Bandes. Analytisch beobach-tet sie und arbeitet sie mit jungen Leuten in den multiethnischen Megastädten Ostafrikas in nicht demokratisch verfassten, kriegsnahen Staaten, in denen sich konflikthaft ein- und ausschließende Zivilisationsniveaus durchdringen. Dort bedarf es einer therapeutisch und entwicklungspsychologisch radikalen Offenheit gegenüber dem Fremden und einer sich erneuernden Freiheit ge-genüber traditionellen Konzepten von Adoleszenz und analytischer Therapie, um mit jungen Leuten seelisches Verstehen und Verstandenwerden anzubahnen. Historisch ist in diesem Zusammenhang interessant, dass nach dem Ersten Weltkrieg August Aichhorn, Siegfried Bernfeld. Willi Hoffer, Anna Freud u. a. m. mit einem ähnlichen Klientel von elternlos lebenden, vertriebenen, als verwahrlost geltenden, oft bandenförmig zusammenlebenden Jugendlichen vornehmlich aus dem zaristischen und habsburgischen Osteuropa und aus dem Balkan in Wien ihre klinischen Erfahrungen sammelten, aus denen sie originär die analytische stationäre und ambulante Psychotherapie der *Verwahrlosten Jugend* (Aichhorn, 1925) entwickelten.

Nachdem Vera King in der Einleitung zu diesem Band die dialektische Dynamik der Spätadoleszenten in ihren Konflikten innerhalb der Generationsabfolge mit ihrer zu erwerbenden Generativität bei dem sich beschleunigenden kulturellen Wandel vorbereitend herausgearbeitet hat, entwickelt Mario Erdheim im Eröffnungsbeitrag seine Überlegungen zur Anachronizität in anlehnender Erweiterung an Freuds Konzept der Nachträglichkeit, wie er es 1905 in den »Drei Abhandlungen zur Sexualtheorie« formuliert hatte. Erdheim beschreibt Anachronizität einerseits als Wiederkehr unerkannt sich durchsetzender »Überbleibsel« aus frühsten kollektiven Auseinandersetzungen mit Destruktivität und Aggression in den Verstehens- und Produktionsprozessen der sich seit der Moderne beschleunigenden Gesellschaft und andererseits als die Wiederauffrischung ehemals frühkindlicher Gefühlszustände und Entwicklungsvorgänge im Zeiterleben der Adoleszenten bzw. in ihren sich zeitlich vollziehenden, lange nicht reflektierbaren Transformationen all ihrer Persönlichkeitsbereiche mit einem hohen Potenzial an Kreativität, aber auch an Entwicklungspathologie. Diese heimliche »Aufladung« des Gegenwärtigen durch das Unvergessene, aber nicht Erinnerbare treibt die kollektive Kulturentwicklung bzw. die individuelle Enkulturation voran, wobei gleichzeitig das Gegenwärtige durch die Aneignung dem aus dem Unvergessenen Zugefallenen krisenhaft förderlich oder gefährdende neue kontextualisierende Bedeutung gibt.

Mit seinem Beitrag »Ressentiment – Brünhilde und Wotan« fasst James M. Herzog diese »Aufladung« konsequent innerhalb des analytischen Prozesses von Übertragung und Gegenübertragung zwischen seiner spätadoleszenten Analysandin und ihm. Die Aufladung geschieht durch eine weit zurückreichende transgenerational und transkulturell aktuell wirksame Vermittlung leidenschaftlicher sexueller und aggressiver Strebungen hauptsächlich aus den in drei Generationen aufeinanderfolgenden bewussten und unbewussten Vater-Tochter-Beziehungen, aber auch aus den Beziehungen der späteren Partner der Töchter zu ihren eigenen Vätern und Müttern. Dabei wird für den Leser im Sinne des anachronistischen Kulturfortschrittes eine zunehmende Verfeinerung der anfänglichen, gesetzlosen und groben Wildheit hinweg über kreative wissenschaftliche und künstlerische Arbeit der Protagonisten erschließbar, auch

241

mittels einer Metaphorik von Musik, Sinnlichkeit und Psychoanalyse, die aus dem 19. Jahrhundert ins 21. Jahrhundert herüberreicht.

Aydan Özdaglar Arbeit reflektiert am Beispiel einer aus einer hochgebildeten Familie in der Türkei stammenden spätjugendlichen Studentin in Deutschland, die sich einer Psychoanalyse mit einer in zweiter Generation aus der Türkei eingewanderten deutschen Therapeutin unterzieht, die dabei aufgetretenen anachronistischen Durchdringungen und Verwerfungen von ethnischen, religiösen und sprachlichen Zugehörigkeiten, von Bildungskulturen, Vorurteilen und Transformationsprozessen während der Herausbildung der ganz eigenen Identität der jungen Erwachsenen im Verlauf der Behandlung.

Die Behandlung einer Spätadoleszenten durch Karin Trübel erscheint unter einer psychoanalytischen Perspektive auf die sich globalisierende Arbeitswelt in ihren Auswirkungen auf ein englisches Elternpaar und die spätadoleszenten Identitätsprozesse bei ihrer Tochter in Deutschland. Nach wiederholter, dem Kind aufgezwungener Migration übernahm die deutschsprachige Therapeutin auch die Funktion eines neuen Objekts, das der jungen Erwachsenen bei der Individuation von den inneren Eltern und zur eigenen emotionalen Besetzung ihrer Muttersprache Englisch und von Deutsch als Sprache ihrer sekundären Sozialisierung verhelfen konnte.

Analytische Behandlungen adoleszenter Patienten finden heute nicht nur in ambulanten Einzelbehandlungen, sondern auch in vielfältigen anderen Settings statt. Elisabeth Vogel-Urban zeichnet die Komplexität nach, wie im Setting der ambulanten analytischen Gruppe die Probleme der Adoleszenz in den sich durchdringenden und ergänzenden Übertragungsprozessen sowohl des Einzelnen als auch der Gruppe auf Gruppenmitglieder, auf die ganze Gruppe sowie auf die Gruppenleitung fassbar werden und wie diese Übertragungsphänomene zwischen den Gruppenmitgliedern oszillieren. Dabei zeigt sich auch, dass der in der Gruppe sich entwickelnde therapeutische Prozess interdependent zum Prozess der Entwicklung neuer hierarchisch geordneter Wertvorstellungen der Gruppe verhält sowie zur Aneignung der eigenen Lebensgeschichte durch Gruppenmitglieder innerhalb der konflikthaften Zweiphasigkeit der menschlichen Entwicklung vor dem Eintritt in das Erwachsenenalter.

Carl E. Scheidt und Mareike Bircheneder skizzieren in ihrem Beitrag am Beispiel der stationären psychoanalytisch-psychotherapeutischen Behandlung einer spätadoleszenten Patientin mit einer schweren Identitätsproblematik und autodestruktiven Tendenzen die spezifischen Rahmenbedingungen des Settings in ihren Auswirkungen auf den Behandlungsprozess. Die massive kumulative Traumatisierung durch einen innerfamiliären sexuellen Missbrauch in der Latenzphase führte mit dem Beginn der Pubertät und der Auseinandersetzung mit dem sexuellen Körper zu einem massiven Schub von externalisierenden Verhaltenssymptomen im Sinne eines Angriffs auf den eigenen weiblichen Körper. Der haltgebende stationäre Rahmen und nicht zuletzt auch die vorübergehende räumliche Trennung von der Herkunftsfamilie ermöglichten der Patientin erstmals eine Thematisierung und Auseinandersetzung mit den äußerst schuld- und schambelasteten Erfahrungen des Missbrauches und eine erste Annäherung an eine Akzeptanz des durch Anorexie und die Selbstverletzung eingefrorenen und bekämpften weiblichen Köperbildes.

Das Thema der Identitätstransformationen als zentrale Entwicklungsaufgabe der Adoleszenz steht auch in den folgenden Beiträgen im Mittelpunkt. Staehle berichtet eindrucksvoll über den analytischen Prozess eines jungen Mannes, der in einem Zustand ausgeprägter innerer Verwirrung und Angst hinsichtlich seines Selbsterlebens, seines Körpers und seiner Fähigkeit, Beziehungen zu gleichaltrigen Frauen herzustellen, die Behandlung aufgesucht hatte. Durch die Analyse gelingt schrittweise die Konturierung einer eigenen männlichen Identität durch die Abgrenzung und Lösung aus der projektiven Identifizierung eines von der Mutter auf ihn gerichteten Männerbildes. Die zunehmende Akzeptanz des männlichen Körpers einschließlich der zugehörigen unbewussten sexuellen und aggressiven Phantasien erweitert die Spielräume für das Erproben heterosexueller Beziehungen. Sehr deutlich wird in diesem Bericht die Rolle einer defizienten frühen Triangulierung – in diesem Fall bedingt sowohl durch eine unzureichende Triangulierung in der inneren repräsentationalen Welt der Mutter als auch durch die unzureichende innere und äußere Verfügbarkeit des Vaters – in ihren negativen Konsequenzen für die Entwicklung der männlichen Identität in der Spätadoleszenz dargestellt.

In der Modellierung der Entwicklungsprozesse in der Adoleszenz wird immer wieder auf die dichte Verschränkung von progressiven und regressiven Prozessen hingewiesen. Nicht bewältigte Entwicklungsaufgaben früherer Entwicklungsphasen limitieren und behindern die erforderlichen Integrations- und Transformationsschritte der Identität in der Adoleszenz. Peter Bründl zeigt in seinem Beitrag anhand der Analyse einer spätadoleszenten Patientin auf, wie sich die aufgrund einer kumulativen Traumatisierung in der Entwicklung zwischen dem 13. und dem 18. Lebensjahr nicht gelungene Bewältigung von Entwicklungsschritten in der späteren Auseinandersetzung mit den spätadoleszenten Entwicklungsaufgaben und dann auch im analytischen Behandlungsprozess reflektieren. In dem berichteten Fall steht die traumatisierende Überschattung der adoleszenten Entwicklung durch eine protrahierte, zum Tode führende Erkrankung der Mutter im Zentrum, die von der Patientin durch das Eingehen einer missbräuchlichen, sadomasochistischen Beziehung abgewehrt wird. Im analytischen Prozess gelingt es, in einem Trauerprozess die innere Ablösung vom Primärobjekt zu ermöglichen, was zu einer Mentalisierung und Integration der abgespaltenen Erinnerungs- und Erfahrungsfragmente sowie zu einer Aktualisierung der prokreativen Potenziale der Patientin führt und es ihr ermöglicht, selbst die Mutterrolle in der Versorgung ihres eigenen Kindes zu übernehmen. Menschliche Entwicklung im Allgemeinen und psychoanalytischer Prozess im Spezifischen stimmen darin überein, dass, wie Bründl unter Bezug auf Freud und Loewald aufzeigt, sich die Zeitschichten des unbewussten Erlebens – im Unterschied zu einem rein chronologischen Zeitbegriff, der Vergangenheit, Gegenwart und antizipierte Zukunft voneinander trennt – vielfältig wechselseitig durchdringen und ineinander spiegeln.

Die Novicks antworten indirekt auf Erdheims Anachronizität mit ihrer Konzeption von den beiden immer vorhandenen Systemen der Selbstregulierung und von der konsequent die therapeutische Einzelbehandlung der Spätadoleszenten begleitenden Elternarbeit. Aufgabe des Therapeuten ist es, die dialektisch aufeinander bezogenen Therapieprozesse zu koordinieren und aufarbeitend die unwissentlich von den Eltern weitergegebenen Defizite und Konflikte aus ihrer Vorgeschichte bzw. aus der jeweils eigenen Familiengeschichte an den Sohn und die Tochter kommunizierbar und verständlich zu machen und diese in den subjektiv pathologisch verinnerlichten Vorstellungen der Kinder ausfindig und kreativ auflösbar zu machen. Bezeichnenderweise zeigt sich auch bei den Novicks die gegenseitige interdependente Bedeutungsgebung innerhalb der Phasen des Therapieprozesses und der Phasen des Entwicklungsprozesses, wobei keine Phase bedeutsamer ist als jede andere. In ihrer fokalartigen Arbeit mit den Eltern versuchen sie, die verborgene, aber angeborene Liebe zum Kind wieder freizusetzen durch den legitimen Einsatz des ganzen Spektrums der analytischen Behandlungstechniken, nicht nur in der hochfrequenten Therapie der Spätjugendlichen, sondern auch in der niedrigfrequenten begleitenden Elternarbeit in Entsprechung zu den Besonderheiten des jeweiligen Familiensystems.

Anita G. Schmukler und Paula G. Atkeson verdeutlichen in ihrer Arbeit zur Übertragung und Gegenübertragung in der Supervison von Analytikern, die Jugendliche behandeln, wie die unerkannt gebliebenen, meist unbewussten Defizite und Konflikte sowohl aus der jeweiligen spätjugendlichen Entwicklung von Analytiker und Supervisor als auch aus der Behandlung der Spätjugendlichen oszillierend die Behandlungstechnik der Therapeuten und auch die Haltungen des Supervisanden zum Supervisor, aber auch vom Supervisor zum Supervisanden färben und verzerren können, aber dann konstruktiv für den Prozess werden können, wenn eine reflektierende Verbindung zwischen der Gegenwart und der Vergangenheit der am Prozess beteiligten Vertreter aus meist unterschiedlichen Generationen hergestellt werden kann.

In Anlehnung an Adornos Formulierung von der Dialektik der Aufklärung ließe sich sagen, dass die in diesem Band versammelten Aufsätze eine Dialektik der Adoleszenz und den dialektischen analytischen Therapieprozess bei

Spätjugendlichen in variierender Annäherung beschreiben. Insofern der Adoleszente aus der Welt der Kindheit über einen längeren Zeitraum in die Welt der Erwachsenen auswandert, nimmt es nicht wunder, dass in allen Beiträgen die Auseinandersetzung mit der Vielschichtigkeit und Widersprüchlichkeit der Zeit im Erleben von Entwicklung und mit der Konfrontation traumatischer Verletzungen innerhalb der nie konfliktfreien Generationenabfolge stetig aufleuchtet. Eissler hatte ja bereits 1958 konzipiert, dass im Verlauf des Jugendlichenalters (bei Patienten) vorübergehende Positionen von Normalität, Neurose, Psychose, Perversion, Dissozialität und Kreativität sich ablösen. Wie viel feinfühlige Verantwortung die Analytiker übernehmen können, damit zukunftsgerichtet das kreative Potenzial der Patienten erhalten bzw. erweitert wird, zeigen die verschiedenen, unterschiedlich psychoanalytisch orientierten Autoren in doch überraschender Gemeinsamkeit. Auffallend ist jedoch, dass in den Narrativen dieses Bandes der Generationenabstand zwischen den Autoren und ihren Patienten höchstens implizit angedeutet wird. Diese Problematik verdient eine fundierte Ausarbeitung in der Zukunft, gerade weil zunehmend das Einstiegsalter der Kandidatinnen und Kandidaten in die analytische Ausbildung sinkt.

Die Novicks machen deutlich, wie sehr Drogenkonsum, Internetpornographie, Probleme der Impulssteuerung und Delinquenz etc. bei Jugendlichen die Therapeuten zu einer stets sich erneuernden therapeutischen Haltung herausfordern. Keinen Eingang in diesen vorliegenden Band fanden psychoanalytische Perspektiven auf adoleszente Väter und Mütter in ihren Übergängen ins Erwachsenenalter und ihre dabei sich einstellenden oder sich verändernden elterlichen Haltungen; ebensowenig Überlegungen zum weit um sich greifenden Umgang der Spätjugendlichen mit virtuellen Welten, mit neuen Formen der Kommunikation und Partnerwahl, die die elektronischen Medien ermöglichen, mit Konsum und Produktion von Musik sowie mit den medizinischen Techniken zur Körperumgestaltung.

Angesichts der vielfältigen Jugendkulturen in einer sich zunehmend globalisierenden Welt mit ihren Beschleunigungen und Entschleunigungen werden sich psychoanalytische Theorie und Klinik immer wieder transformieren müssen, um für die Heranwachsenden und deren Netzwerke die emanzipatorischen, kulturkritischen und kreativen Potenziale der Psychoanalyse zu erhalten und zur Verfügung stellen zu können. Die Arbeiten in diesem Band repräsentieren einen guten Ausschnitt aus dem derzeitigen fortgeschrittenen Stand der Theorie und Klinik analytischer Behandlung Spätjugendlicher und könnten Anstöße für zukünftige, weiterführende Arbeiten sein.

Die Autorinnen und Autoren

Paula G. Atkeson, Ph.D., Psychoanalytikerin (ApsaA; IPA) Lehranalytikerin, Supervisorin und Dozentin am Baltimore Washington Institute for Psychoanalysis. Mitherausgeberin zweier Bücher zusammen mit Anita G. Schmukler: *Ethical Practice in Child and Adolescent Analysis and Therapy. Protecting Safety in a Therapeutic Environment* (2012), New York (Jason Aronson); *Teaching Effective Supervision in Child and Adolescent Analysis. Enriching the Candidate's Clinical Experience* (2014), New York (Jason Aronson).

Mareike Bircheneder, Dipl.-Psych. und psychologische Psychotherapeutin in Ausbildung, klinische Tätigkeit als Stationspsychologin an der Thure von Uexküll-Klinik Glotterbad.
mareike.bircheneder@uexkuell-klinik.de

Peter Bründl, Dr. phil., Psychoanalytiker für Kinder, Jugendliche und Erwachsene (ACP, DGPT, VAKJP). Niedergelassen in eigener Praxis in München. Lehranalytiker, Supervisor und Dozent der Münchner Arbeitsgemeinschaft für Psychoanalyse e. V. (MAP). Zahlreiche Veröffentlichungen zur Adoleszenz, Migration, Auswirkung des Naziterrors auf die nachfolgenden Generationen, männliche Entwicklung und zur Elternschaft. Mitherausgeber des *Jahrbuchs für Kinder- und Jugendlichen-Psychoanalyse*.
peterbruendl@t-online.de

Mario Erdheim, Dr. phil. habil., Psychoanalytiker (PSZ) und Ethnopsychoanalytiker. Niedergelassen in eigener Praxis in Zürich. Gastprofessuren an den Universitäten Frankfurt a. M., Salzburg, Wien und Darmstadt. Zahlreiche Veröffentlichungen u. a.: *Die gesellschaftliche Produktion von Unbewußtheit. Eine Einführung in den ethnopsychoanalytischen Prozess* (1986), Frankfurt a. M. (Suhrkamp); *Psychoanalyse und Unbewußtheit in der Kultur. Aufsätze 1980–87,* Frankfurt a. M. (Suhrkamp); Omnipotenz als Möglichkeitssinn. *Freie Assoziation* (2001).
erdheim@bluewin.ch

James, M. Herzog, M. D., Psychoanalytiker (ApsaA; IPA), Professor für Psychiatrie, an der Harvard Medical School, Lehranalytiker und Supervisor (Kinder, Jugendliche Erwachsene). Mitglied des Boston Analytic Institute und der Boston Analytic Society. Niedergelassen in eigener Praxis in Boston. Zahlreiche

Veröffentlichungen zur Entwicklungspsychologie, zur Theorie und Klinik von Entwicklungspathologien, zur Theorie und Praxis von Kinder-, Jugendlichen- und Erwachsenenanalysen; u. a.: *Father Hunger. Explorations with Adults and Children* (2014).
jim@herzogmail.com

Vera King, Prof. Dr. phil., Dipl.-Soz., Professorin für Entwicklungs- und Sozialisationsforschung in der Fakultät für Erziehungswissenschaft und Psychologie an der Universität Hamburg. Forschungsprojekte und Veröffentlichungen zur Adoleszenz.
vera.king@uni-hamburg.de http://www.epb.uni-hamburg.de/node/478

Jack Novick, Ph. D., Professor für Psychiatrie an der University of Michigan und an der Wayne State University Medical Schools, Kontrollanalytiker für Kinder- und Jugendlichenpsychoanalyse am Michigan Psychoanalytic Institute sowie Lehr- und Kontrollanalytiker der New York Freudian Society/IPA. Veröffentlichungen zur Psychoanalyse der Adoleszenz, zur Behandlungstechnik und zur Elternarbeit. Veröffentlichung u. a.: *Ein guter Abschied* (2008), Frankfurt a. M. (Brandes & Apsel); *Elternarbeit ind der Kinderpsychoanalyse* (2009), Frankfurt a. M. (Brandes & Apsel).
jackjnovick@gmail.com

Kerry Kelly Novick, Ausbildung am Anna Freud Centre, London, Professorin für Psychiatrie an der University of Michigan und an der Wayne State University Medical Schools, Lehranalytikerin bei der New York Freudian Society/ IPA, Past President (2008–2010) der Association for Child Psychoanalysis (ACP). Veröffentlichungen zur Kinder- und Jugendlichenpsychoanalyse, zur Behandlungstechnik und zur Elternarbeit. Veröffentlichung u. a.: *Ein guter Abschied* (2008), Frankfurt a. M. (Brandes & Apsel); *Elternarbeit in der Kinderpsychoanalyse* (2009), Frankfurt a. M. (Brandes & Apsel).
kerrynovick@gmail.com

Aydan Özdaglar, Ärztin für Psychiatrie, Psychotherapie, Psychoanalyse (DPV/IPV). Niedergelassen in eigener Praxis in Freiburg. Lehranalytikerin am DGPT-Institut in Freiburg und bei der PSIKE in Istanbul (»Study Group« der IPA). Vorträge und Seminare in Deutschland, Österreich, der Schweiz und der Türkei.
a.oezdaglar@arcor.de

Barbara Saegesser, Dr. phil., Psychoanalytikerin (SpsaG/IPA), Supervisorin und Psychotherapeutin (SPV/FSP,VPB). Niedergelassen in eigener Praxis in

Basel. Lehrt an verschiedenen psychoanalytischen Instituten, vornehmlich in der Schweiz. Diverse und langjährige leitende Tätigkeiten im Rahmen der Schweizer Gesellschaft für Psychoanalyse. Arbeitet seit zehn Jahren individuell, humanitär und psychoanalytisch in ostafrikanisch städtischen Gebieten in unterschiedlichsten *mental health* und psychiatrischen Institutionen und Bereichen. Zahlreiche Vorträge und Veröffentlichungen zur weiblichen Sexualität, zur Bisexualität, zur Geschlechtsidentität, Geschlechterrolle, zu Alter und psychoanalytischem Prozess, zu Übergriffen in psychoanalytischen und psychotherapeutischen Behandlungen, zum Funktionieren oder Dysfunktionieren von Ethikkommissionen in psychoanalytischen Gesellschaften, über psychoanalytisches Arbeiten mit Babys und deren Flüchtlingsmütter (aus Somalia, Eritrea und Äthiopien).
barbara saegesser@bluewin.ch

Carl E. Scheidt, Arzt für Psychiatrie, Psychotherapie, Psychoanalyse (DPV/IPV), Thure von Uexkuell-Stiftungsprofessor für stationäre und teilstationäre Psychotherapie am Zentrum für psychische Erkrankungen, Klinik für Psychosomatische Medizin und Psychotherapie der Albert-Ludwigs-Universität Freiburg, Leiter der Sektion für Psychoanalytische Psychosomatik, Lehranalytiker und Supervisor am DGPT-Institut Freiburg.
carl.eduard.scheidt@uniklinik.freiburg.de

Anita Schmukler, M.D., Allgemeinärztin und Psychoanalytikerin (ApsaA/IPA), Lehranalytikerin am Philadelphia Center for Psychoanalysis, Past President Association for Child Psychychoanalysis (ACP). Zahlreiche Veröffentlichungen zur Therapie von Kindern und Jugendlichen, u. a.: *Saying Goodbye: A Casebook of Termination of Children and Adolescent Analysis and Therapy* (1991), (Antelope Island Press); zusammen mit Paula Atkenson: *Ethical Practice in Child and Adolescent Analysis and Psychotherapy* (2011), New York (Jason Aronson); *Teaching Effective Supervsion in Child and Adolescent Analysis* (2014), New York (Jason ARonson).
schmukler1012@comcast.net

Angelika Staehle, Dr. phil., Dipl.-Psych., Analytische Kinder- und Jugendlichenpsychotherapeutin und Psychoanalytikerin für Kinder, Jugendliche und Erwachsene (DPV/IPV), Lehranalytikerin und Supervisorin, Leiterin der Weiterbildung Kinder- und Jugendlichenanalyse der DPV, Gruppenlehranalytikerin (D3G, DGAZ/Zürich, o. M. Group Analytic Society London). Mitglied und ehemaliger Chair des Forums Kinderanalyse der Europäischen Psychoanalytischen Föderation (EPF). Niedergelassen in eigener Praxis in Darmstadt für Kinder, Jugendliche, Erwachsene einzeln und in Gruppe. Zahlreiche

Veröffentlichungen u. a.: Lillifee denkt, sie ist ein Arschloch. Erkenntnis und Behandlungstechnik in der Kinderanalyse. *Kinderanalyse* (2009); »ich bin du und du bist ich« Vom Leben als Schatten und Doppelgänger zu einer Psychisierung des Selbst, In: B. Nissen (Hrsg.): *Wendepunkt. Zur Theorie und Klinik psychoanalytischer Veränderungsprozesse* (2012).
a.staehle@t-online.de

Karin Trübel, Dr. med., Psychoanalytikerin (DGPT) für Kinder, Jugendliche und Erwachsene, Fachärztin für Psychosomatische Medizin, Fachärztin für Kinder- und Jugendlichenpsychiatrie und -psychotherapie. Derzeit tätig an der Universitätsklinik Bern mit dem Schwerpunkt frühe Eltern-Kind-Beziehungen und deren Behandlung.
k.truebel@gmx.de

Elisabeth Vogel-Urban, Dipl.-Psych., Psychoanalytikerin (DGPT) für Kinder, Jugendliche und Erwachsene. Niedergelassen in eigener Praxis in Ottobrunn bei München. Dozentin der Münchner Arbeitsgemeinschaft für Psychoanalyse e. V. (MAP).
elisabethvu@web.de

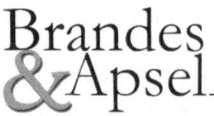

Brandes & Apsel

Der Frankfurter Verlag für
Psychoanalyse

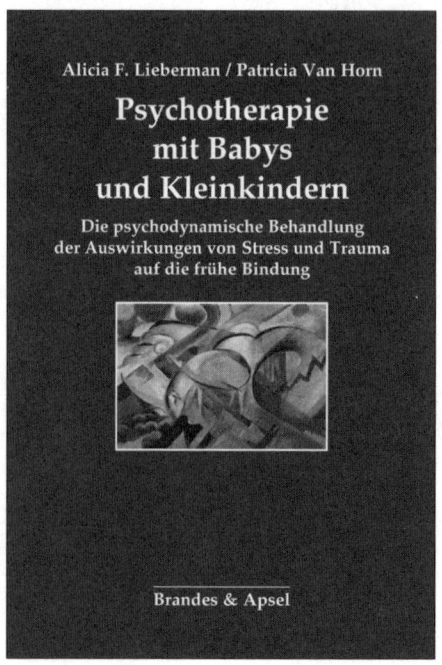

Alicia F. Lieberman
Patricia Van Horn

Psychotherapie mit Babys und Kleinkindern

Die psychodynamische Behandlung der
Auswirkungen von Stress und Trauma
auf die frühe Bindung

Vorwort von Sibylle Moisl

Aus dem Amerikanischen
übersetzt von Monika Noll

400 S., Pb. Großformat, € 39,90
ISBN 978-3-95558-152-7

Traumatische Erfahrungen in der frühen Kindheit können das ganze Leben nachdrücklich prägen und negativ beeinflussen. Oft entstehen sie durch die unbewusste transgenerationelle Weitergabe von eigenen traumatischen Erfahrungen der Eltern. Die wichtigste Rolle in der Therapie spielen deshalb die Eltern und primären Betreuungspersonen als mögliche Ursachen sowie als am besten geeignete Förderer einer gesunden Entwicklung ihrer Kinder.

Durch die Unterstützung der elterlichen Liebe und Hingabe an das Kindeswohl will die Therapie befriedigende Beziehungserlebnisse wiederauffinden und neu schaffen, damit sie sich als neue Erinnerungen einprägen und helfen, einerseits Ängste flexibler zu machen, andererseits bei Kind und Eltern mehr Vertrauen ins eigene Gefühl für den jeweils anderen und für sich selbst zu schaffen.

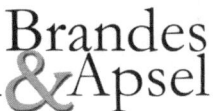
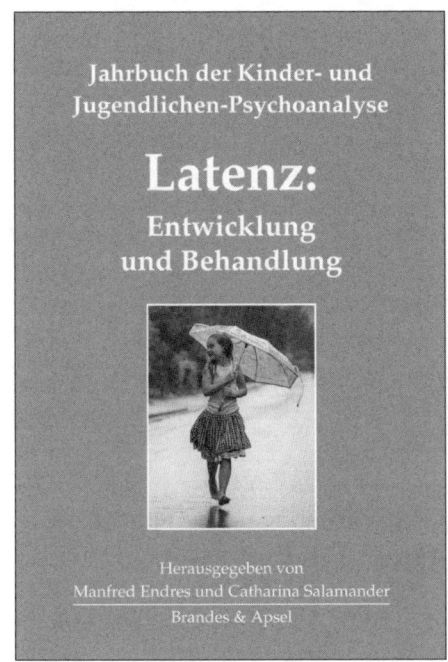

In der Latenz offenbaren sich
Probleme und Konflikte aus
vorausgegangenen Entwick-
lungsschritten, die nun psy-
chotherapeutisch bearbeitet
werden müssen.

Mit Beiträgen von
Dieter Bürgin
Maria Leticia Castrechini-Franieck
Yecheskiel Cohen
Elke Fietzek
Michael Günter
Hans Hopf
Ellen Lang-Langer
Dagmar Lehmhaus
Nick Midgley
Maria Mögel
Jack Novick
Kerry Kelly Novick
Fernanda Pedrina
Eva Rass
Sieglinde Eva Tömmel
Matthias Wencke
Ursula Wienberg

Manfred Endres
Catharina Salamander (Hrsg.)

Latenz: Entwicklung und Behandlung

*Jahrbuch der Kinder- und
Jugendlichen-Psychoanalyse, Bd. 3*

284 S., geb. Großformat, € 29,90
ISBN 978-3-95558-071-1

Unseren Psychoanalysekatalog erhalten Sie kostenlos:
Brandes & Apsel Verlag • Scheidswaldstr. 22 • 60385 Frankfurt am Main
info@brandes-apsel.de • www.brandes-apsel-verlag.de
Fordern Sie unseren Newsletter kostenlos an: newsletter@brandes-apsel.de

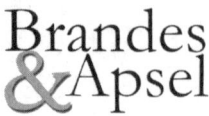
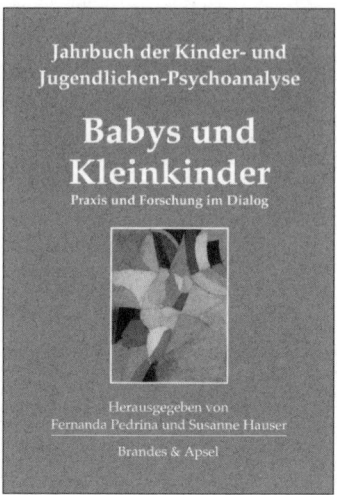

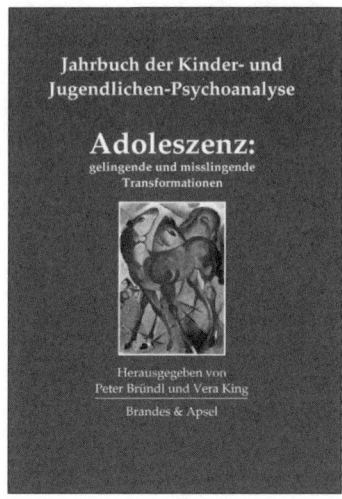

Fernanda Pedrina / Susanna Hauser

Babys und Kleinkinder

Praxis und Forschung im Dialog

Jahrbuch der Kinder- und Jugendlichen-Psychoanalyse, Bd. 2

324 S., geb., € 29,90
ISBN 978-3-95558-038-4

Entwicklungsstörungen in der Mutter-Kleinkind-Beziehung stehen im Mittelpunkt der durchweg innovativen und internationalen Beiträge aus Klinik und Forschung.

Mit Beiträgen von
T. Baradon, K. H. Brisch, A. Budke, F. Dammasch, B. Forstner, Y. Gauthier, C. Kern, S. Maiello, V. Menken, M. Mögel, C. Paul, F. Pedrina, I.-M. Pretorius, J. Quehenberger, S. Reisch, B. Salomonsson, F. Thomson-Salo, B. v. Kalckreuth, W. v. Kalckreuth, C. Wiesler

Peter Bründl / Vera King (Hrsg.)

Adoleszenz: gelingende und misslingende Transformationen

Jahrbuch der Kinder- und Jugendlichen-Psychoanalyse, Bd. 1

268 S., geb., € 29,90
ISBN 978-3-86099-934-9

Psychische Entwicklungen der Adoleszenz sind durch neue Anforderungen gekennzeichnet. Sie beinhalten spezifische Chancen, aber unter ungünstigen Voraussetzungen auch erhebliche Konflikt- oder Krisenpotenziale. Die Art ihrer Bewältigung hat nachhaltige Folgen für das Erwachsenenleben.

Mit Beiträgen von
P. Bründl, D. Bürgin, Y. Cohen, K. Flaake, B. Gerisch, S. Hauser, V. King, Z. Kovacs, F. Ladame, G. Monniello, J. Novick, K. K. Novick, K. Schier